◆ 医学临床诊疗技术丛书 ◆

心血管内科疾病
临床诊疗技术

苏彦超　王　丁　许　鹏　主编

U0326212

中国医药科技出版社

内容提要

本书较为系统、全面地介绍了心血管内科常见疾病和多发疾病的诊断方法和治疗技术，包括疾病的临床表现、辅助检查、诊断、鉴别诊断和治疗等方面的知识，并结合临床实际，重点突出了诊断和治疗处理上的临床经验的介绍，以及如何做好病情记录、医患沟通等方面的基本内容与要求，帮助年轻医师更好地提高临床诊疗能力和构筑和谐医患关系。本书立足临床实践，内容全面翔实，重点突出，力求深入浅出，方便阅读，是一部实用性很强的关于心血管疾病诊断的医学著作，适合心血管内科专业人员以及基层医务工作者使用。

图书在版编目（CIP）数据

心血管内科疾病临床诊疗技术/苏彦超，王丁，许鹏主编. —北京：中国医药科技出版社，2016.11

（医学临床诊疗技术丛书）

ISBN 978 - 7 - 5067 - 8593 - 8

Ⅰ. ①心… Ⅱ. ①苏… ②王… ③许… Ⅲ. ①心脏血管疾病 - 诊疗 Ⅳ. ①R54

中国版本图书馆 CIP 数据核字（2016）第 191232 号

美术编辑 陈君杞
版式设计 张 璐

出版　中国医药科技出版社
地址　北京市海淀区文慧园北路甲 22 号
邮编　100082
电话　发行：010 - 62227427　邮购：010 - 62236938
网址　www.cmstp.com
规格　787×1092mm $\frac{1}{32}$
印张　11
字数　238 千字
版次　2016 年 11 月第 1 版
印次　2016 年 11 月第 1 次印刷
印刷　三河市航远印刷有限公司
经销　全国各地新华书店
书号　ISBN 978 - 7 - 5067 - 8593 - 8
定价　**35.00 元**

编写人员名单

主　编　　苏彦超　王　丁　许　鹏

副主编　　宋增平　高向红　高菊芳

　　　　　周顺义　杜爱书　王　雷

编　委　　（按姓氏笔画排序）

　　　　　王　丁　　王　雷　　兰兴敏

　　　　　刘希梅　　齐亚超　　许　鹏

　　　　　孙海军　　苏彦超　　杜爱书

　　　　　杨晓军　　吴冬梅　　宋增平

　　　　　张跃军　　周顺义　　孟家瑞

　　　　　赵益增　　姚海涛　　高向红

　　　　　高菊芳

前　言

　　心血管系统是由心脏、血管以及在其内流动的血液组成，它的作用好比人体的发动机及其动力传输系统，将氧、酶等营养物质送到全身各组织，并将组织代谢的废物运走。心血管系统疾病是临床常见病、多发病，在内科疾病中所占比例较大，已成为影响人类的重要疾病。随着传染病的控制，心血管疾病在人口死亡原因中所占比例更为突出。因此，提高我国心血管系统疾病诊治水平，降低其发生率和病死率，已成为心血管内科医师共同努力的目标。近年来，随着对心血管系统疾病的深入研究，各种诊疗指南亦在不断更新，新的诊治手段及对疾病的新认识、新研究等不断涌现。为了在广大临床医师中普及和更新心血管疾病的诊断和治疗知识，进一步满足心血管内科相关专业人员的临床需要，帮助广大临床医师在临床工作中更好地认识、了解相关疾病，正确诊断与治疗疾病，并最终提高临床疾病的诊断率与治愈率，编者在参阅国内外相关研究进展的基础上，结合临床实践与经验编写了本书。

　　本书共分为十二章，基本包括了心血管系统的常见病和多发病的诊断和治疗要点。对涉及的每一种疾病的诊疗过程，包括临床表现、辅助检查、诊断、治疗方案和临床经验进行了清晰阐述。同时，结合我国当前医疗纠纷发生率呈现上升趋势的大背景，本书重点突出诊断和治疗处理上临床经验介绍，把有丰富临床经验高年资医师的临床思维方法和经验介绍给年轻医师，以期他们不走或少走弯路。书中还特别强调了如何做好病情告知和医患沟通，帮助年轻医师更好地构筑和谐医患关系。

本书立足临床实践，内容全面翔实，重点突出，力求深入浅出，方便阅读，是一部实用性很强的关于心血管疾病诊断与治疗的医学著作，适合心血管内科临床专业人员以及基层医务工作者使用。

本书在编写过程中，得到了多位同道的支持和关怀，他们在繁忙的医疗、教学和科研工作之余参与撰写，在此一并表示衷心的感谢。

由于编者水平所限，文中不足之处在所难免，望广大读者诚恳赐教。

编者

2016 年 8 月

目　录

第一章

心力衰竭 ◂▸▸

第一节　急性心力衰竭

急性心力衰竭（acute cardiac failure）又称急性心功能不全。是由心脏做功不正常引起血流动力学改变而导致的心脏和神经内分泌系统的异常反应的临床综合征。机械性循环障碍引起的心力衰竭称机械性心力衰竭。心脏泵血功能障碍引起的心力衰竭，统称泵衰竭。由各种原因引起的发病急骤、心排血量在短时间内急剧下降、甚至丧失排血功能引起的周围循环系统灌注不足称急性心力衰竭。

【诊断】

（一）症状

根据心脏排血功能减退程度、速度和持续时间的不同，以及代偿功能的差别，分下列4种类型表现：昏厥型、心源性休克型、急性肺水肿型、心脏骤停型。

1. 昏厥型　又称之心源性昏厥，以突发的短暂的意识丧失为主。发作时间短暂，发作后意识立即恢复。并伴随面色苍白、出冷汗等自主神经功能障碍的症状。

2. 心源性休克型　早期见神志清醒、面色苍白、躁动、冷汗、稍有气促；中期见神志淡漠、恍惚、皮肤湿冷、口唇四肢发绀；晚期见昏迷、发绀加重、四肢厥冷过肘膝、尿少。同时见颈静脉怒张等体循环淤血症状。

3. 急性肺水肿型 突发严重气急、呼吸困难伴窒息感、咳嗽，咯粉红色泡沫痰（严重者由鼻、口涌出）。

4. 心脏骤停型 意识突然丧失（可伴全身抽搐）和大动脉搏动消失，并伴呼吸微弱或停止。

（二）体征

1. 昏厥型 意识丧失，数秒后可见四肢抽搐、呼吸暂停、发绀，称阿－斯综合征。伴自主神经功能障碍症状，如冷汗、面色苍白。心脏听诊可发现心律失常、心脏杂音等体征。

2. 心源性休克型 早期脉搏细尚有力，血压不稳定，有下降趋势，脉压 $< 2.7\text{kPa}$（$< 20\text{mmHg}$）；中期神志恍惚、淡漠，皮肤呈花斑纹样，厥冷，轻度发绀，呼吸深快，脉搏细弱，心音低钝，血压低，脉压小，尿量减少；晚期昏迷状态，发绀明显，四肢厥冷过肘、膝，脉搏细或不能触及，呼吸急促表浅，心音低钝，呈钟摆律、奔马律。严重持久不纠正时，合并消化道出血，甚至 DIC。

3. 急性肺水肿型 端坐呼吸，呼吸频率快，30～40 次/分，严重发绀，大汗，早期肺底少量湿啰音，晚期两肺布满湿啰音，心脏杂音常被肺内啰音掩盖而不易听出，心尖部可闻及奔马律和哮鸣音。

4. 心脏骤停型 为严重心功能不全的表现，昏迷伴全身抽搐，大动脉搏动消失，心音听不到，呼吸微弱或停止，全身发绀，瞳孔散大。

（三）检查

1. X 线检查 胸部 X 线检查对左心衰竭的诊断有一定帮助。除原有心脏病的心脏形态改变之外，主要为肺部改变。

（1）间质性肺水肿：产生于肺泡性肺水肿之前。部分病例未出现明显临床症状时，已先出现下述一种或多种 X 线征象。①肺间质淤血，肺透光度下降，可呈云雾状阴影；②由于肺底间质水肿较重，肺底微血管受压而将血流较多地分布至肺尖，产生肺血流重新分配，使肺尖血管管径等于甚至大于肺底血管管径，肺尖纹理增多、变粗，尤显模糊不清；③上部肺野内静脉淤血可致肺门阴影模糊、增大；④肺叶间隙水肿可在两肺下野周围形成水平位的 Kerley-B 线；⑤上部肺野小叶间隙水肿形成直而无分支的细线，常指向肺门，即 Kerley-A 线。

（2）肺泡性肺水肿：两侧肺门可见向肺野呈放射状分布的蝶状大片雾状阴影；小片状、粟粒状、大小不一结节状的边缘模糊阴影，可广泛分布两肺，可局限一侧或某些部位，如肺底、外周或肺门处；重度肺水肿可见大片绒毛状阴影，常涉及肺野面积的 50% 以上；亦有表现为全肺野均匀模糊阴影者。

2. 动脉血气分析 左心衰竭引起不同程度的呼吸功能障碍，病情越重，动脉血氧分压（PaO_2）越低。动脉血氧饱和度低于 85% 时可出现发绀。多数患者二氧化碳分压（$PaCO_2$）中度降低，系 PaO_2 降低后引起的过度换气所致。老年、衰弱或神志模糊患者，$PaCO_2$ 可能升高，引起呼吸性酸中毒。酸中毒致心肌收缩力下降，且心电活动不稳定易诱发心律失常，加重左心衰竭。如肺水肿引起 $PaCO_2$ 明显降低，可出现代谢性酸中毒。动脉血气分析对早期肺水肿诊断帮助不大，但据所得结论观察疗效则有一定意义。

3. 血流动力学监护 在左心衰竭的早期即行诊治，多可挽回患者生命。加强监护，尤其血流动力学监护，对早期发现和指导治疗至关重要。

应用 Swan-Ganz 导管在床边即可监测肺动脉压（pulmonary arterial pressure，PAP）、肺毛细血管楔嵌压（PCWP）和心排血量（CO）等，并推算出心脏指数（CI）、肺总血管阻力（total pulmonary resistance，TPR）和外周血管阻力（systemic vascular resistance，SVR）。其中间接反映 LAP 和 LVEDP 的 PCWP 是监测左心功能的一个重要指标。在血浆胶体渗透压正常时，心源性肺充血和肺水肿是否出现取决于 PCWP 水平。当 PCWP 2.40～2.67kPa（18～20mmHg），出现肺充血，PCWP 2.80～3.33kPa（21～25mmHg），出现轻度至中度肺充血；PCWP 高于 4.0kPa（30mmHg），出现肺水肿。

肺循环中血浆胶体渗透压为是否发生肺水肿的另一重要因素，若与 PCWP 同时监测则价值更大。即使 PCWP 在正常范围内，若其与血浆胶体渗透压之差 <0.533kPa（4mmHg），亦可出现肺水肿。

若 PCWP 与血浆胶体渗透压均正常，出现肺水肿则应考虑肺毛细管通透性增加。

左心衰竭患者的血流动力学变化先于临床和 X 线改变，PCWP 升高先于肺充血。根据血流动力学改变，参照 PCWP 和 CI 两项指标，可将左心室功能分为 4 种类型。

Ⅰ型：PCWP 和 CI 均正常。无肺充血和末梢灌注不足。予以镇静剂治疗。

Ⅱ型：PCWP >2.40kPa（18mmHg），CI 正常，仅有肺淤血。予以血管扩张剂加利尿剂治疗。

Ⅲ型：PCWP 正常，CI <2.2L/(min·m²)。仅有末梢灌注不足。予以输液治疗。

Ⅳ型：PCWP >2.40kPa(18mmHg)，CI <2.2L/(min·m²)。兼有肺淤血和末梢灌注不足。予以血管扩张剂加强心药（如儿茶酚胺）治疗。

4. 心电监护及心电图检查 可以发现心脏左、右房室肥大及各种心律失常改变。严重致命的心律失常如室性心动过速、紊乱的室性心律、室颤、室性自律心律，甚至心室暂停、严重窦缓、Ⅲ度房室传导阻滞等有助于诊断。

5. 血压及压力测量

（1）动脉血压下降：心源性休克时动脉血压下降是特点，收缩压 <10.6kPa（80mmHg），一般均在 9.2kPa（70mmHg），脉压 <2.7kPa（20mmHg）；高血压者血压较基础血压下降 20% 以上或降低 4kPa（30mmHg）。

（2）静脉压增高：常超过 1.4kPa（14cmH$_2$O）。

（3）左心室充盈压测定：左心室梗死时达 3.3 ~ 4kPa（25 ~ 30mmHg），心源性休克时达 5.3 ~ 6kPa（40 ~ 45mmHg）。

（4）左心室舒张末期压力：以肺楔压为代表，一般均超过 2.77kPa（20mmHg）。

（5）冠状动脉灌注压：平均 <8kPa（60mmHg）。

（四）诊断要点

1. 病因诊断 急性心力衰竭无论以哪种表现为主，均存在原发或继发原因，足以使心排血量在短时间内急剧下降，甚至丧失排血功能。

2. 临床诊断

（1）胸部 X 线片见左心室阴影增大。

（2）无二尖瓣关闭不全的成人，于左心室区听到第三心音或舒张期奔马律。

（3）主动脉瓣及二尖瓣无异常而左心室造影见左心室增大，心排血量低于 2.7L/（min·m^2）。

（4）虽无主动脉瓣及二尖瓣膜病变，亦无左心室高度肥大，但仍有如下情况者：①左心室舒张末期压力为 1.3kPa（10mmHg）以上，右心房压力或肺微血管压力在 1.6kPa（12mmHg）以上，心排血量低于 2.7L/（min·m^2）；②机体耗氧量每增加 100ml，心排血量增加不超过 800ml，每搏排血量不增加；③左心室容量扩大同时可见肺淤血及肺水肿。

（5）有主动脉狭窄或闭锁不全时，胸部 X 线检查左心室阴影迅速增大，使用洋地黄后改善。

（6）二尖瓣狭窄或闭锁不全，出现左心室舒张末期压升高，左心房压力或肺微血管压力增高，体循环量减少，有助于诊断由瓣膜疾病导致的心力衰竭。

（五）鉴别诊断

急性心力衰竭应与其他原因引起的昏厥、休克和肺水肿鉴别。

1. 昏厥的鉴别诊断 昏厥发生时，心律、心率无严重过缓、过速、不齐或暂停，又不存在心脏病基础的，可排除心源性昏厥。可与以下常见昏厥鉴别。

（1）血管抑制性昏厥：其特点是①多发于体弱年轻女性；②昏厥发作多有明显诱因，如疼痛、情绪紧张、恐惧、手术、出血、疲劳、空腹、失眠、妊娠、天气闷热等，晕厥前有短时的前驱症状；③常在直立位、坐位时发生晕厥；④晕厥时血压下降，心率减慢，面色苍白且持续至晕厥后期；⑤症状消失较快，1～2日康复，无明显后遗症。

（2）直立性低血压性昏厥：其特点是血压急剧下降，心率变化不大，昏厥持续时间较短，无明显前驱症状。常患其他疾病，如生理性障碍、降压药物使用及交感神经截除术后、全身性疾病如脊髓炎、多发性神经炎、血紫质病、高位脊髓损害、脊髓麻醉、糖尿病性神经病变、脑动脉粥样硬化、急性传染病恢复期、慢性营养不良。往往是中枢神经系统原发病的临床症状之一。故要做相应检查，以鉴别诊断。

（3）颈动脉窦综合征：特点是①患者有昏厥或伴抽搐发作史；②中年以上发病多见，各种压迫颈动脉窦的动作，如颈部突然转动、衣领过紧均是诱因；③发作时脑电波出现高波幅慢波；④临床上用普鲁卡因封闭颈动脉窦后发作减轻或消失可支持本病诊断。

2. 心源性休克与其他类型休克的鉴别诊断 由心脏器质性病变和（或）原有慢性心力衰竭基础上的急性心力衰竭而

引发心源性休克，患者的静脉压和心室舒张末压升高，与其他休克不同。而且，其他类型休克多有明确的各类病因，如出血、过敏、外科创伤及休克前的严重感染等，可相应鉴别。另外，即刻心电图及心电监护有致命性心律失常，可有助于诊断。

3. 急性心力衰竭肺水肿与其他原因所致肺水肿的鉴别诊断

（1）由刺激性气体吸入中毒引起的急性肺水肿的特点是：①有刺激性气体吸入史；②均有上呼吸道刺激症状，重者可引起喉头水肿、肺炎及突发肺水肿，出现明显呼吸困难；③除呼吸道症状外，由于吸入毒物种类不同，可并发心、脑、肾、肝等器官损害。

（2）中枢神经系统疾病所致的肺水肿，有中枢神经系统原发病因存在，如颅脑创伤、脑炎、脑肿瘤、脑血管意外等。

（3）高原性肺水肿是指一向生活在海拔 1000m 以下，进入高原前未经适应性锻炼的人，进入高原后，短则即刻发病，长则可在两年后发病，大多在一个月之内发病，且多在冬季大风雪气候发病，亦与劳累有关。前驱症状有头痛、头晕，继之出现气喘、咳嗽、胸痛、咳粉红色泡沫样痰、双肺湿啰音、发绀等急性肺水肿症状。依其特定的发病条件不难诊断。

【治疗】

治疗原则为急性心力衰竭发生后，首先根据病因作相应处理。紧急镇静，迅速降低心脏前后负荷。

（一）心源性晕厥发作的治疗

1. 晕厥发生于心脏排血受阻者，给予卧位或胸膝位休息、保暖和吸氧后，常可缓解。

2. 晕厥由于房室瓣口被血栓或肿瘤阻塞者，发作时改变患者体位可使阻塞减轻或终止发作。

3. 由严重心律失常引起者，迅速控制心律失常。

4. 彻底治疗在于除去病因，如手术解除流出道梗阻，切除血栓或肿瘤，彻底控制心律失常。

（二）心源性休克的治疗

1. 常规监护和一般治疗　吸氧，保暖，密切监测血压、尿量、中心静脉压、肺楔压和心排血量的变化，随时调整治疗措施。

2. 补充血容量　根据血流动力学监测结果决定输液量，可以防止补充过多而引起心力衰竭。尤适于右心室心肌梗死并发的心源性休克。中心静脉压低于 5～10kPa（49～98cmH$_2$O），肺楔压在 0.8～1.6kPa（6～12mmHg）以下，心排血量低，提示血容量不足，可静脉滴注低分子右旋糖酐或10% 葡萄糖液。输液过程中如中心静脉压增高，超过 20cmH$_2$O，肺楔压高于 2.0～2.7kPa（15～20mmHg）即停止输液。

3. 血管收缩药的应用　当收缩压低于 10.7kPa（80mmHg），静脉输液后血压仍不上升，而肺楔压和心排血量正常时，可选用以下血管收缩药。

（1）多巴胺：10～30mg，加入 5% 葡萄糖注射液 100ml 中静脉滴注，也可和间羟胺同时滴注。

（2）间羟胺：10～30mg，加入 5% 葡萄糖注射液 100ml 中静脉滴注，紧急抢救时可以用 5～10mg 肌内注射或静脉推注1 次。

（3）多巴酚丁胺：20～25mg，溶于 5% 葡萄糖注射液100ml 中，以 2.5～10μg/（kg·min）的剂量静脉滴注，作用似多巴胺，但增加心排血量作用较强，增加心率的作用较轻，无明显扩张肾血管作用。

（4）去甲肾上腺素：作用与间羟胺相同，但较快、强而短。对长期服用利血平、胍乙啶的患者有效。上述药治疗无效时再选此药，以 0.5～1mg 加入 5% 葡萄糖注射液 100ml 中静脉滴注，渗出血管外时，易引起局部损伤、坏死。

4. 强心苷　可用毛花苷C 0.4mg加入50%葡萄糖注射液20ml中缓慢静脉推注，有心脏扩大时效果明显。

5. 肾上腺皮质激素　地塞米松每日20～40mg，分4次静脉注射，一般用3～5日即可。氢化可的松每日200～600mg，最大每日600～1000mg，分4～6次静脉滴注。

6. 纠正酸中毒和电解质紊乱，避免脑缺血和保护肾功能　可选用5%碳酸氢钠、11.2%乳酸钠或3.63%三羟甲基甲烷静脉滴注，依血的酸碱度和二氧化碳结合力测定结果调节用量，并维持血钾、钠、氯正常。

7. 血管扩张药　上述药物无效时，即血压仍不升，而肺楔压增高、周围血管阻力增高时，患者面色苍白、四肢厥冷并有发绀，可用血管扩张药减低周围阻力和心脏后负荷。需要在血流动力学监测下谨慎使用。硝普钠（每分钟15～400μg静脉滴注）、酚妥拉明（每分钟0.1mg静脉滴注）、硝酸异山梨醇（2.5～10mg舌下含服）等。

8. 辅助循环和外科手术　当药物治疗无效，可采用主动脉内气囊反搏器进行反搏治疗，或在反搏支持下行选择性冠状动脉造影。对病因是急性心肌梗死的，施行坏死心肌切除和主动脉旁–冠状动脉旁路移植术，可能挽救患者生命。

（三）急性肺水肿的治疗

1. 体位　使患者取坐位或半卧位，两腿下垂，使下肢回流血液减少。

2. 给氧　一般以鼻导管给氧或面罩给氧，以40%浓度氧吸入效果较好。另外适当的加压给氧，不仅能纠正缺氧，同时可增加肺泡和胸腔内压力，减少液体渗入肺泡内和降低静脉回心血量，利于液体自血管内进入组织间隙，减少循环血量。但注意肺泡压力过高，可影响右心室搏出量，此时应调整给氧压力，缩短加压给氧时间，延长间歇时间。

3. 镇静　吗啡3～5mg静脉推注，可迅速扩张体静脉，减少回心血量，降低左房压，还能减轻烦躁不安和呼吸困难。还可选用地西泮 10mg 肌内注射。

4. 硝酸甘油 当动脉收缩压 >13.3kPa（100mmHg）以后应用，可迅速降低肺楔压或左房压，缓解症状。首剂 0.5mg 舌下含服，5 分钟后复查血压，再给予 0.5mg，5 分钟后再次测血压（收缩压降低至 12kPa 以下时，应停药）。硝酸甘油静脉滴注时，起始剂量为每分钟 10μg，在血压监测下，每 5 分钟增加 5～10μg，使收缩压维持在 12kPa 以上。

5. 酚妥拉明 每分钟 0.1～1mg 静脉滴注，可迅速降压和减轻后负荷。注意有致心动过速作用，对前负荷作用弱。

6. 硝普钠 每分钟 15～20μg 静脉滴注，在血压监测下每 5 分钟增加 5～10μg，当收缩压降低 13.3kPa（100mmHg）时，或症状缓解时，以有效剂量维持到病情稳定。以后逐渐减量、停药，防止反跳。此药可迅速有效地减轻心脏前后负荷，降低血压，适用于高血压心脏病肺水肿。

7. 利尿剂 呋塞米 40mg，静脉注射，给药 15～30 分钟尿量增加，可减少血容量，降低左房压。

8. 强心苷 1 周内未用过洋地黄者，毛花苷 C 首剂 0.4～0.6mg，稀释后缓慢静脉注射。正在服用地高辛者毛花苷 C 使用从小剂量开始。

9. 低血压的肺水肿治疗 先静脉滴注多巴胺 2～10μg/(kg·min)，保持收缩压在 13.3kPa（100mmHg），再进行扩血管药物治疗。

10. 肾上腺皮质激素 地塞米松 5～10mg 静脉推注。

11. 放血疗法 上述疗效不佳时，尤其在大量快速输液，或输血所致肺水肿者，有人主张静脉穿刺放血 250ml，有一定疗效。

（四）心脏骤停的治疗

须紧急心肺复苏处理。

【病情观察】

应严密观察患者血压、呼吸、脉搏、血氧饱和度、尿量等，给予动态心电监护，严密观察神志、四肢末梢情况。注意维持水、电解质及酸碱平衡。

【病历记录】

1. 门急诊病历 记录患者就诊时间，详细记录患者就诊的主要症状。以往的心脏病病史、治疗药物及治疗效果。体检注意记录以下情况：血压、口唇发绀、颈静脉怒张、肺部啰音、心界大小、心率、心律、杂音、奔马律、腹水、水肿情况。记录血电解质、心电图、X线胸片等辅助结果。

2. 住院病历 详尽记录患者主诉、发病过程，门急诊及外院治疗经过、所用药物及效果如何。首次病程记录应提出相应诊断、鉴别诊断要点、详尽的诊疗计划。记录入院治疗后病情变化、治疗效果、上级医师查房意见，有关心电图、X线、超声心动图等检查结果。如需特殊检查治疗如临时起搏、电复律，应记录与患者或其直系亲属的谈话经过，无论同意与否，应请患者或其直系亲属签名。

【注意事项】

1. 医患沟通 急性心力衰竭为急危重病，病情变化快，应反复向患者直系亲属强调该病的高度危险性（如突发恶性心律失常而猝死等）。应随时记录患者的病情变化，及时向家属讲明治疗方案的选择、效果、预后及可能发生的突发事件，以取得患者家属的理解与支持，并签字为据。

2. 经验指导

（1）原有心脏病者，要注意自我保护，避免过度劳累、兴奋、激动。一旦发生突然烦躁的气急，如在家里，应从速送附近医院急救，分秒不能延误。如在医院发生，立即呼救，取坐位、双下肢下垂，尽量保持镇静，消除恐惧心。在大多数情况下，只要能及时就诊，用药得当，会度过危险期，挽救生命。

（2）对于急性肺水肿患者宜采取半卧位，双下肢下垂以减少下肢静脉回流，降低心脏前负荷，同时由于坐位时横膈下降有利于肺的换气功能。

（3）采用间歇或连续面罩加压供氧较鼻导管供氧为好。

（4）酌情应用消泡沫剂，降低肺泡内液体表面张力，减少或消除泡沫的作用。紧张和烦躁患者酌情应用地西泮、苯巴比妥钠等。

第二节　慢性心力衰竭

心力衰竭（heart failure）是指在有适量静脉血回流的情况下，由于心脏收缩和舒张功能障碍、心排血量不足维持组织代谢需要的一种病理状态。临床上以心排血量不足，组织的血液灌注不足，以及肺循环和体循环淤血为特征。慢性心力衰竭是由于器质性心脏病经过长期慢性心肌肥厚和扩张、心室重构所致。慢性心力衰竭是各种心脏疾病的严重阶段，其发病率高，5年生存率与恶性肿瘤相仿。

【诊断】

（一）症状

主要为左心衰竭，表现为肺部淤血和肺水肿、胸闷或呼吸困难、不能平卧、端坐呼吸，这时两肺满布干湿性啰音，咳白色或粉红色泡沫样痰。同时伴心、脑、肾等器官缺血和（或）淤血的表现，如头晕或意识淡漠、极度疲乏、肾功能不全、少尿等。若在慢性左心衰竭的基础上发生右心衰竭，即全心衰竭，则呈静脉系统淤血和全身液体潴留的表现，如颈静脉怒张、肝肿大、腹水、胸腔积液、全身低垂部位水肿。

（二）体征

1. 患者常有活动后呼吸困难，重症者有发绀、收缩压下降、脉快、四肢发冷、多汗等。

2. 通常在患者双侧肺底部可听到湿啰音，有时可闻及哮鸣音及干啰音。

3. 右心衰竭的患者可出现颈静脉怒张或肝静脉反流阳性、淤血性肝脏肿大与压痛。胸腔积液通常为双侧，如为单侧，多累及右侧。合并有心源性肝硬化的，则可见有腹腔积液，见于慢性右心衰竭或全心衰竭的晚期患者。

4. 呈对称性、凹陷性水肿，常见于身体下垂部位。可走动的患者，其心源性水肿最初常在傍晚时分出现于脚或踝部，经一夜休息后消失；卧床患者发生在骶部。晚期水肿加重并影响全身，可累及上肢、胸壁和腹壁，尤其是外阴部位。

5. 除基本心的脏病体征外，常发现心脏增大、奔马律、交替脉、相对性二尖瓣关闭不全的收缩期杂音。

（三）检查

1. 实验室检查

（1）肝功能：淤血性肝病时，可有血清球蛋白、转氨酶升高。

（2）血电解质测定：长期利尿治疗容易发生电解质紊乱，可见有低血钾、低血钠，这常是难治性心力衰竭的诱因。

2. 特殊检查

（1）二维超声及多普勒超声检查：可用于以下几方面：①诊断心包、心肌或心脏瓣膜疾病；②定量或定性房室内径、心脏几何图、室壁厚度、室壁运动、心包、瓣膜狭窄定量、关闭不全程度等，可测量左心室射血分数（LVEF）、左心室舒张末容量（LVEDV）和收缩末容量（LVESV）；③区别舒张功能不全和收缩功能不全，LVEF < 40% 为左心室收缩功能不全，LVEF 还能鉴别收缩功能不全或其他原因引起的心力衰竭；④LVEF 及 LVESV 是判断收缩功能和预后的最有价值的指标，左心室收缩末期容量指数（LVESVI = LVESV/表面面积）达 45ml/m^2 的冠心病患者，其病死率增加 3 倍；⑤为评价治疗效果提供客观指标。

（2）放射性核素与磁共振显像（MRI）检查：核素心血管造影可测定左、右心室收缩末期、舒张末期容积和射血分数。通过记录放射活性、时间曲线，可计算出左心室的最大充盈速率和充盈分数，以评估左心室舒张功能。核素心肌扫描可观察室壁运动有无异常和心肌灌注缺损，有助于病因诊断。由于 MRI 是一种三维成像技术，受心室几何形状的影响较小，因而能更精确地计算收缩末期、舒张末期容积、心搏量和射血分数。MRI 三维直观成像可清晰分辨心肌心内膜边缘，故可定量测定左心室重量。MRI 对右心室心肌的分辨率亦很高，亦可提供右心室的上述参数，此外还可比较右心室和左心室的心脏搏击量，以测定二尖瓣和主动脉瓣的反流量，有助于判断基础疾病的严重程度。

（3）X 线胸片：心脏的外形和各房室的大小有助于原发心脏病的诊断。心胸比例可作为追踪观察心脏大小的指标。肺淤血的程度可判断左心衰竭的严重程度。肺间质水肿时在两肺野下部肋膈角处可见到密集而短的水平线（Kerley – B 线）。当有肺泡性肺水肿时，肺门阴影呈蝴蝶状。X 线胸片还可观察胸腔积液的发生、发展和消退的情况。

（4）心电图：可有左心室肥厚劳损，右心室增大，V_1 导联 P 波终末负电势（$ptfV_1$）增大（每秒 $\geq 0.04mm$）等。

（5）运动耐量和运动峰耗氧量（VO_{2max}）测定：前者（最大持续时间，最大做功负荷）能在一定程度上反映心脏储备功能，后者是指心排血量能随机体代谢需要而增加的能力。但运动耐量更多地取决于外周循环的变化而非中心血流动力学变化，这是由于心力衰竭时外周血管收缩，因而心排血量的增加不一定伴有运动耐量的增加；运动耗氧量是动静脉血氧差和心排血量的乘积。在血红蛋白正常，无器质性肺部疾患时，动静脉血氧差恒定，因而运动峰耗氧量可反映运动时最大心排血量，是目前较好的能反映心脏储备功能的无创性指标，且可定量分级。VO$_{2max}$ 分级标准：A 级：每分钟 > 20ml/kg；B 级：每分钟 10 ~ 20ml/kg；C 级：每分钟 10 ~ 15ml/kg；D 级：每分钟 < 10ml/kg。

（6）创伤性血流动力学检查：应用漂浮导管和温度稀释法可测定肺毛细血管楔嵌压（PCWP）和心排血量（CO）、心脏指数（CI）。在无二尖瓣狭窄、无肺血管病变时，PCWP 可反映左心室舒张末期压力。

（四）诊断要点

1. 根据临床表现、呼吸困难和心源性水肿的特点，以及无创和（或）有创辅助检查及心功能的测定，一般不难做出诊断。临床诊断应包括心脏病的病因（基本病因和诱因）、病理解剖、生理、心律及心功能分级等诊断。

2. NYHA 心功能分级　Ⅰ级：日常活动无心力衰竭症状。Ⅱ级：日常活动出现心力衰竭症状（呼吸困难、乏力）。Ⅲ级：低于日常活动出现心力衰竭症状。Ⅳ级：在休息时出现心力衰竭症状。

（五）鉴别诊断

1. 左心衰竭的鉴别诊断　左心衰竭时以呼吸困难为主要表现，应与肺部疾病引起的呼吸困难相鉴别。虽然大多数呼吸困难的患者都有明显的心脏疾病或肺部疾病的临床证据，但部分患者心源性和肺源性呼吸困难的鉴别较为困难，慢性阻塞性肺部也会在夜间发生呼吸困难而憋醒，但常伴有咳痰，痰咳出后呼吸困难缓解，而左心衰竭者坐位时可减缓呼吸困难；有重度咳嗽和咳痰病史的呼吸困难常是肺源性呼吸困难。急性心源性哮喘与支气管哮喘发作有时鉴别较为困难，前者常见于有明显心脏病临床证据的患者，且发作时咳粉红色泡沫痰，或者肺底部有水泡音，则进一步支持本病与支气管哮喘的鉴别；呼吸系统疾病和心血管疾病两者并存时，有慢性支气管炎或哮喘病史者发生左心衰竭常并发严重的支气管痉挛，并出现哮鸣音，对支气管扩张剂有效者支持肺源性呼吸困难的诊断，而强心、利尿及扩张血管药有效，则支持心力衰竭是呼吸困难的主要原因。呼吸困难的病因难以确定时，肺功能测定对诊断有帮助。此外，代谢性酸中毒、过度换气及心脏神经官能症等，有时也可引起呼吸困难，应注意鉴别。

2. 右心衰竭的鉴别诊断 右心衰竭和（或）全心衰竭引起的肝肿大、水肿、腹水及胸腔积液等应与缩窄性心包炎、肾源性水肿、门脉性肝硬化引起者相鉴别；仔细询问病史，结合相关体征及辅助检查以资鉴别。

【治疗】

（一）一般治疗

1. 去除诱发因素 控制感染，治疗心律失常特别是心房颤动伴有快速心室律，纠正贫血、电解质紊乱。

2. 改善生活方式，降低新的心脏损害的危险性 戒烟、戒酒，肥胖患者应减轻体重，控制高血压、高血脂、糖尿病，饮食低脂和低盐。重度心力衰竭患者应限制摄入水量，应每日称体重以早期发现液体潴留；应鼓励心力衰竭患者做动态运动；重度心力衰竭患者，可在床边小坐，其他病情程度不同的心力衰竭患者，可每日多次步行，每次 3～5 分钟；心力衰竭稳定，心功能较好者，可在专业人员监护下进行限制性有氧运动，如步行每周 3～5 次，每次 20～30 分钟，但避免用力的长时间运动；在呼吸道疾病流行或冬春季节，可给予流感、肺炎球菌疫苗等，以预防感染。

（二）药物治疗

1. 血管紧张素转换酶抑制剂（ACEI） 是心力衰竭治疗的基石。全心衰竭患者，包括 NYHA Ⅰ 级、无症状性心力衰竭，除非有禁忌证或不能耐受，均须应用 ACE 抑制剂，而且须终身应用；治疗宜从小剂量开始，逐步递增至最大耐受量或靶剂量：依那普利 5～10mg，每日 2 次，口服；或用培哚普利 4mg，每日 1 次，口服；或用卡托普利 25～50mg，每日 3 次，口服。不良反应有咳嗽、高血钾、尿素氮增高、肌酐增高、蛋白尿、血管神经性水肿、血细胞减少等。注意儿童、孕妇、哺乳期妇女及对本品过敏者禁止使用。用药前及使用过程中应监测肾功能，肾功能不全、手术麻醉患者慎用。

2. 利尿剂 适用于所有有症状的心力衰竭患者。NYHA Ⅰ级、无症状心力衰竭患者不必应用，以免血容量降低致心输出量减少。通常从小剂量开始，如呋塞米 20mg，每日 1 次，口服；或用氢氯噻嗪 25mg，每日 1 次，口服，逐渐增加剂量直至尿量增加，体重每日减轻 0.5～1kg；仅有轻度液体潴留，而肾功能正常的心力衰竭患者，可选用噻嗪类尤其适用于伴有高血压的心力衰竭患者；有明显体液潴留，特别当伴有肾功能损害时宜选用袢利尿剂，如呋塞米，呋塞米的剂量与效应呈线性关系，故剂量不受限制。注意利尿剂可引起低血钾、低血镁而诱发心律失常。

3. β-受体阻滞剂 除非有禁忌证，所有 NYHA Ⅱ级、Ⅲ级病情稳定者均必须应用 β-受体阻滞剂。临床上须从极小剂量开始，如美托洛尔每日 12.5mg，口服；或用比索洛尔每日 1.25mg，口服；或用卡维地洛 3.125mg，每日 2 次，口服。每 2～4 周剂量加倍，达最大耐用量或目标剂量后长期维持。β-受体阻滞剂应用的禁忌证有支气管痉挛性疾病；心动过缓（心率＜60 次/分）；二度及以上房室传导阻滞（除非已安装起搏器）；有明显体液潴留，须大量利尿者。

4. 洋地黄 地高辛被推荐应用于发作性心力衰竭患者的临床状况，应与利尿剂、ACE 抑制剂和 β-受体阻滞剂联合应用；对于已开始 ACE 抑制剂或 β-受体阻滞剂治疗，但症状改善欠佳者，应及早使用地高辛，地高辛目前多采用自开始即用固定维持量的给药方法，即以每日 0.125～0.25mg 为维持量；对于 70 岁以上或肾功能损害者，宜用小剂量地高辛 0.125mg，每日 1 次或隔日 1 次，口服；为了控制心房颤动的心室率，可应用较大剂量地高辛，每日 0.375～0.50mg，口服，但不宜作为窦性心律心力衰竭患者的治疗剂量，而且在同时应用 β-受体阻滞剂的情况下一般并不需要；地高辛不能用于窦房结阻滞、二度或高度房室传导阻滞无永久起搏器保护的患者。地高辛的不良反应主要包括：①心律失常（期前收缩、折返性心律失常和传导阻滞）；②胃肠道症状（厌食、恶心和呕吐）；③神经精神症状（视觉异常、定向力障碍、昏睡及精神错乱）。目前，临床上不推荐地高辛用于无症状的左心室收缩功能障碍（NYHA I 级）的治疗，因为治疗这类患者的唯一理由是预防心力衰竭发展，然而尚无证据表明地高辛对这类患者有益。

5. 醛固酮受体拮抗剂 对近期或目前为 NYHA Ⅳ 级心力衰竭患者，可考虑应用小剂量的螺内酯，每日 20mg，口服，有关醛固酮拮抗剂在轻、中度心力衰竭的有效性和安全性则尚待确定。

6. 血管紧张素 II 受体阻滞剂（ARB） 对 ACE 抑制剂耐受良好或未用过 ACE 抑制剂者不必应用 ARB 替代；但对低血压、肾功能恶化和高钾血症的作用则 ARB 和 ACE 抑制剂相似。常用药物：氯沙坦 50mg，每日 1 次，口服；或用缬沙坦 80mg，每日 1 次，口服。

7. 环腺苷酸（cAMP）依赖性正性肌力药 包括 β-肾上腺素能激动剂（如多巴酚丁胺）、磷酸二酯酶抑制剂（如米力农），由于缺乏 cAMP 依赖性正性肌力药有效的证据，以及考虑到药物本身毒性，不主张对慢性心力衰竭患者长期、间歇地静脉滴注此类正性肌力药，对心脏移植前的终末期心力衰竭、心脏手术后心肌抑制所致的急性心力衰竭以及难治性心力衰竭可考虑短期支持应用 3～5 日，推荐剂量：多巴酚丁胺每分钟 2 ~ 5μg/kg；或用米力农，50μg/kg 负荷量，继以每分钟 0.375 ~ 0.75μg/kg 维持。

（三）心力衰竭伴有心律失常治疗

无症状性、非持续性室性和室上性心律失常不主张用抗心律失常药物治疗。持续性室性心动过速、心室颤动、心脏猝死复苏、室上性心动过速伴快速心室率或血流动力学不稳定者应予以治疗，治疗原则与非心力衰竭者相同。任何心力衰竭并发心律失常患者，均应注意寻找和去除各种可能引起心律失常的原因，如心力衰竭未控制、心肌缺血、低钾血症、低镁血症、各种正性肌力药和血管扩张药物的致心律失常作用，可用胺碘酮，常规剂量为 0.2g，每日 3 次，口服 5 ~ 7 日；然后 0.2g，每日 2 次，每周 5 日口服直至减量为 0.2g，隔日 1 次口服。

（四）起搏器同步化治疗

主要适用于药物效果不佳，QRS 波群时限 > 0.12 秒，EF 值≤0.35，QRS 波群呈完全左束支传导阻滞或室内传导阻滞的扩张型心肌病的患者。

（五）心脏移植

对严重的难治性心力衰竭患者，可考虑心脏移植，术后积极控制免疫排斥反应。

【病情观察】

1. 诊断明确者　门诊治疗应观察患者胸闷、气促、呼吸困难是否缓解，尿量是否增加，水肿是否消退，是否能平卧休息；住院患者亦应观察上述症状的改善。应注意观察血压变化、心电图变化，如血压正常而无禁忌证则应尽量加用 β-受体阻滞剂、ACE 抑制剂；如有严重心律失常应及时处理，严密观察各种药物应用后的不良反应，应及时停药或观察心率变化，如症状改善则心率变慢，奔马律逐渐消失，随时监测患者体重，记 24 小时入出量，观察患者的活动情况，肺部啰音的变化，有肝脏肿大者应观察其恢复情况。

2. 诊断不明确者 接诊时，应告知患者或其直系亲属慢性心力衰竭的常见症状和诊断方法，应行心脏超声等检查以明确诊断；亦可行诊断性治疗，嘱患者密切观察服药后尿量、体重、饮食、活动等情况。

【病历记录】

1. 门急诊病历 记录患者就诊的主要症状，如呼吸困难、心悸、水肿的特点，有无黑矇、晕厥、抽搐，有无病毒性心肌炎史、饮酒史、以往有无类似发作史、治疗效果，洋地黄、利尿剂、β-受体阻滞剂、血管紧张素转换酶抑制剂、抗心律失常药等使用情况。体检记录血压、口唇发绀、颈静脉怒张、肺部啰音、心界大小、心率、心律、杂音、奔马律、腹水、水肿情况。记录心电图、X 线胸片、超声心动图等辅助检查结果。

2. 住院病历 详尽记录患者主诉、发病过程、门急诊及外院治疗经过、所用药物及效果如何。记录本病的诊断依据、鉴别诊断要点、诊疗计划。记录患者入院治疗后病情变化、治疗效果，有关心电图、X 线胸片、超声心动图等检查结果，如需特殊检查治疗如临时起搏、电复律，应记录与患者或其亲属的谈话经过，无论同意与否，应请患者或其亲属签名。

【注意事项】

1. 医患沟通 应告知患者及其直系亲属，慢性心力衰竭是临床上常见的危重疾病，是多数器质性心脏病患者几乎不可避免的结局，治疗过程中可能有许多突发事件的发生，如恶性心律失常、可能猝死等，以期得到患者家属的充分认识及理解。对患者的饮食给予指导，嘱其戒烟酒、注意休息；常与患者交流，适时给予鼓励及信心，如患者诊断未明确，应向患者及家属解释行心脏超声等检查的必要性，可予以利尿剂试验性治疗，以尽快明确诊断。治疗中注意患者的病情变化，及时向上级医师汇报，以得到及时指导，从而准确处理，使患者转危为安。如需有创检查及治疗，则应告知必要性和风险，以征得患者同意，并签字为据。

2. 经验指导

（1）呼吸困难、踝部水肿和乏力是心力衰竭的特征性症状，特别是老年患者、肥胖者及妇女。外周水肿、静脉压增高和肝肿大是体循环静脉淤血的特征性体征，应当通过仔细的临床检查包括视诊、触诊和听诊发现心力衰竭体征。

（2）根据患者的主观症状评定心功能状态时，应注意与其他也可能产生心悸、气促等类似症状的疾病做鉴别，如慢性阻塞性疾病、甲状腺功能亢进、贫血、肺栓塞等；若心脏病患者同时存在上述疾病时，其鉴别更为困难，此时必须借助有关实验室和器械检查，才能做出较为合理的评估。

（3）体力活动应予限制，但不强调完全卧床休息。应予以心理治疗或兼药物辅助。

（4）过去重视钠盐摄入的控制，但由于目前应用的利尿剂均有强力排钠作用，故钠盐的控制不必过严，以免发生低钠血症。

（5）临床上应避免滥用利尿剂，注意合理应用。

①排钾利尿剂：具有强力排钾、排钠作用，宜间歇应用，以使机体电解质有一恢复平衡的过程。保钾利尿剂起效较慢，作用较弱，故宜持续应用。

②排钾与保钾利尿剂合用时：一般可不必补充钾盐。保钾利尿剂不能和钾盐合用。

③根据病情轻重选择应用：轻度患者可以噻嗪类或袢利尿剂间歇应用如氢氯噻嗪 25mg，每周 2 次，或呋塞米口服 20~40mg，每周 2 次；中度患者采用保钾利尿剂持续应用合并噻嗪类或袢利尿剂的间歇应用，后者可用呋塞米 20~40mg，一次肌内注

射；重症患者上述疗法无效时，可用保钾利尿剂和一种排钾利尿剂合并持续应用，配合另一种排钾利尿剂间歇应用。如以氢氯噻嗪与氨苯蝶啶合用，再予呋塞米每周注射2次。必要时可用氨茶碱0.25～0.58mg缓慢静脉滴注，可因增加肾小球滤过率而加强利尿。

④根据肾功能选择应用：肾功能不全时应选择袢利尿剂，因利尿作用不受体内酸碱平衡变化的影响。禁用保钾利尿剂，后者有时可引起严重的高钾血症。

⑤根据治疗反应调整剂量：利尿剂的不良反应多由强大利尿作用所致，而且利尿剂呋塞米的剂量与效应呈线性关系，因此，如20mg呋塞米已有利尿作用，就不宜再加大剂量；如无利尿作用，可再加量。氢氯噻嗪每日100mg已达最大效应剂量（剂量–效应曲线已达平台期），再增量亦无效。一旦患者肺部啰音消失，水肿消退，体重稳定，利尿剂即应改成维持量。

⑥注意水、电解质紊乱：特别是低钾、低镁和低钠血症。严重低钾血症时须同时补镁才较易纠正。可应用25%硫酸镁10～20ml溶于500～1000ml葡萄糖溶液中静脉滴注。缺钠性低钠血症和稀释性低钠血症应加以区别，因两者治疗原则不同。缺钠性低钠血症发生于大量利尿后，属容量减少性低钠血症，患者可有体位性低血压，尿少而比重高，治疗应予补充钠盐，轻者可进食咸食，重者须输盐水；稀释性低钠血症又称难治性水肿，患者钠、水均有潴留，而水潴留多于钠潴留，故属高血容量性低钠血症。患者尿少而比重偏低，严重时可有水中毒而致抽搐、昏迷。治疗应严格限制入水量，并以排水为主。一般利尿剂排钠作用均强于排水，不宜应用。可短期试用糖皮质激素，但效果常不理想。出现水中毒时，可酌情应用高渗盐水以缓解症状。

⑦注意药物的相互作用：如呋塞米可使氨基糖苷类和头

孢类抗生素的肾毒性增加。吲哚美辛可对抗呋塞米作用。

⑧噻嗪类：对脂质代谢、糖代谢均有不良作用，并可引起高尿酸血症，应予注意。

（6）患慢性心力衰竭后，要定期到正规医院诊治，心功能不全Ⅱ级以上，宜长期服药，低盐饮食，注意休息，保温不受凉，经常注意避免各种不良诱因。及时治疗病因，如属风湿性心脏病并发心功能不全，尽快进行人工瓣膜置换术。

第二章

冠状动脉粥样硬化性心脏病 ◀•••

第一节　稳定型心绞痛

稳定型心绞痛（stable angina）是指心绞痛反复发作的临床表现，持续在 2 个月以上，而且心绞痛发作性质基本稳定。由劳累引起的心肌缺血，表现为阵发性的前胸压榨性疼痛和窒息样感觉，主要位于胸骨后，可放射至左肩或上臂等部位，持续时间为 1～5 分钟，休息或含服硝酸甘油后可迅速缓解。冠状动脉供血不足，心肌氧的供需不平衡是心绞痛发作的病理生理基础。多发生于 40 岁以上男性，劳累、情绪激动、受寒、阴雨天气、急性循环衰竭等均为常见诱因，高血压、高脂血症、吸烟、饮酒、糖尿病、肥胖均为心绞痛高危因素。

【诊断】

（一）症状

稳定型劳力性心绞痛简称稳定型心绞痛，亦称普通型心绞痛，是最常见的心绞痛。由心肌缺血缺氧引起的典型心绞痛发作，其临床表现在 1～3 个月内相对稳定，即每日和每周疼痛发作次数大致相同，每次发作疼痛的性质和疼痛部位无改变，疼痛时限相仿（3～5 分钟），用硝酸甘油后也在相近时间内发生疗效。心绞痛发作时，患者表情焦虑，皮肤苍白、发冷或出汗。血压可略增高或降低，心率可正常、增快或减慢。

（二）体征

1. 可有血压升高、心率增快。

2. 皮肤黏膜可有发绀或苍白（须排除贫血）。

3. 胸廓对称，气管居中，肺部有时可闻及啰音。

4. 心脏听诊有第四、第三心音奔马律，心尖区可有收缩期杂音（二尖瓣乳头肌功能失调所致），第二心音有可逆分裂，还可有交替脉或心前区抬举性搏动等体征。

（三）检查

1. 实验室检查

（1）血常规：一般无血红蛋白下降，严重贫血亦会有心绞痛症状。

（2）血糖：测定空腹、餐后 2 小时血糖，部分患者有血糖升高。

（3）血脂：可见血脂升高。

（4）心肌酶谱：一般无异常变化。

2. 特殊检查

（1）心电图：是发现心肌缺血、诊断心绞痛最常用的方法，其种类包括：①稳定型心绞痛患者静息时心电图半数是正常的，最常见的心电图异常是 ST-T 改变；②近 95% 的患者心绞痛发作时出现有相当特征的心电图改变，可出现暂时性心肌缺血引起的 ST 移位，在平时有 T 波持续倒置的患者，发作时可变为直立（所谓"假正常化"）；③心电图负荷试验对怀疑有冠心病的患者给心脏增加运动负荷，而激发心肌缺血的心电图检查，心电图改变以 ST 段水平型或下斜型压低≥ 0.1mV（J 点后 60~80 毫秒）持续 2 分钟作为阳性标准；④从连续记录的 24 小时心电图中发现心电图 ST-T 改变和各种心律失常，出现时间可与患者的活动和症状相对照。

（2）超声心动图：稳定型心绞痛患者静息时，超声心动图大多数无异常。与负荷心电图一样，负荷超声心动图可以帮助识别心肌缺血的范围和程度。根据各室壁的运动情况，可将负荷状态下室壁运动异常分为运动减弱、运动消失、矛盾运动及室壁瘤。

（3）放射性核素检查：^{201}Tl-心肌显像或兼做负荷试验，休息时^{201}Tl显像所示灌注缺损主要见于心肌梗死后瘢痕部位；在冠状动脉供血不足部位的心肌灌注缺损仅见于运动后缺血区。

（4）冠状动脉造影：是目前诊断冠心病最准确的方法，可以准确反映冠状动脉狭窄的程度和部位。

（5）血管内超声：从血管腔内显示血管的横截面，不仅能够提供血管腔的形态，而且能够显示血管壁的形态、结构和功能状态。

（四）诊断要点

1. 有上述典型的发作特点和体征，含硝酸甘油后能缓解；存在上述冠心病易患因素。

2. 除外其他原因所致的心绞痛，结合发作时心电图检查特征，一般可建立诊断。

3. 发作时心电图检查可见以 R 波为主的导联中，ST 段压低，T 波低平或倒置；心电图无改变者可考虑作心电图负荷试验和 24 小时动态心电图，如心电图出现阳性变化或负荷试验阳性可做出诊断，诊断有困难者行放射性核素和冠状动脉造影术确诊。

（五）鉴别诊断

1. 急性心肌梗死 疼痛部位与心绞痛相仿，但性质更剧烈，持续时间多超过 30 分钟，可长达数小时，常伴有心律失常、心力衰竭和（或）休克，含服硝酸甘油多不能使之缓解。心电图中面向梗死部位的导联 ST 段抬高，并有异常 Q 波。实验室检查显示白细胞计数增高、红细胞沉降率增快，心肌坏死标志物（肌红蛋白、肌钙蛋白 I 或 T、CK-MB 等）增高。

2. 其他疾病引起的心绞痛　包括严重的主动脉瓣狭窄或关闭不全、风湿性冠状动脉炎、梅毒性主动脉炎引起冠状动脉口狭窄或闭塞、肥厚型心肌病、X 综合征（Kemp 1973 年）等病均可引起心绞痛，要根据其他临床表现来进行鉴别。其中 X 综合征多见于女性，心电图负荷试验常阳性，但冠状动脉造影则阴性且无冠状动脉痉挛，预后良好，被认为是冠状动脉系统毛细血管功能不良所致。

3. 肋间神经痛及肋软骨炎　疼痛常累及 1~2 个肋间，但并不一定局限在胸前，为刺痛或灼痛，多为持续性而非发作性、咳嗽、用力呼吸和身体转动可使疼痛加剧，肋软骨处或沿神经行经处有压痛，手臂上举活动时局部有牵拉疼痛，故与心绞痛不同。

4. 心脏神经官能症　患者常诉胸痛，但为短暂（几秒钟）的刺痛或持久（几小时）的隐痛，患者常喜欢不时地吸一大口气或作叹息性呼吸。胸痛部位多在左胸乳房下心尖部附近，或经常变动。症状多在疲劳之后出现，而不在疲劳的当时，做轻度体力活动反觉舒适，有时可耐受较重的体力活动而不发生胸痛或胸闷。含服硝酸甘油无效或在 10 多分钟后才见效，常伴有心悸、疲乏及其他神经衰弱的症状。

5. 不典型疼痛　还须与反流性食管炎等食管疾病、膈疝、消化性溃疡、肠道疾病、颈椎病等相鉴别。

【治疗】

治疗原则为改善冠脉供血，降低心肌耗氧，降脂、抗炎、抗凝、抗栓，稳定并逆转动脉粥样硬化斑块。

（一）一般治疗

发作时应立刻休息，一般患者在停止活动后症状即可消除，平时应尽量避免各种确知的足以引起发作的因素，如①

过度的体力活动、情绪激动、饱餐等，冬天注意保暖，平时避免烟酒，调整日常生活与工作量；②减轻精神负担；③保持适当的体力活动，以不发生疼痛为度；④治疗高血压、糖尿病、贫血等疾病。

（二）药物治疗

1. 发作时的治疗

（1）立即停止活动，安静休息。

（2）药物治疗：硝酸甘油 0.3 ~ 0.6mg 置于舌下含化，迅速为唾液吸收，1 ~ 2 分钟见效。长时间反复应用可产生耐受性，效力降低，停用 10 小时以上，即可恢复疗效。不良反应有头痛、头胀、面红、心悸等，偶有低血压。硝酸异山梨酯 5 ~ 10mg 舌下含化，2 ~ 5 分钟见效，可持续 2 ~ 3 小时。也可用上述药物的气雾剂喷雾。同时可考虑应用镇静剂。

2. 缓解期治疗

（1）抗血小板药物：阿司匹林可降低血液黏稠度，减少心绞痛发作，减少死亡和心肌梗死发生率，一般每日 75 ~ 150mg；氯吡格雷每日 75mg 单用或与阿司匹林合用。

（2）硝酸酯类制剂：硝酸异山梨酯 5 ~ 20mg 口服，每日 3 次，服后半小时起作用，持续 3 ~ 5 小时；缓释剂可持续 12 小时，可用 20mg，每日 2 ~ 3 次。5-单硝酸异山梨酯等长效硝酸酯类药物，每次 20 ~ 40mg，每日 2 次。硝酸甘油膏或贴片涂或贴在胸前或上臂皮肤而缓慢吸收，用于预防夜间心绞痛发作。要注意硝酸酯类药物的耐药性。

（2）β-受体阻滞剂：降低心率和血压，从而降低心肌耗氧，缓解心绞痛发作。注意与硝酸酯类合用有协同作用。只要无禁忌证，β-受体阻滞剂要坚持持续应用，不能停用，停用时要逐渐减量，以防反跳；哮喘患者禁用。常用口服制剂有：美托洛尔 25 ~ 150mg，每日 2 ~ 3 次，缓释片 100 ~ 200mg，每日 1 次；阿替洛尔 12.5 ~ 50mg，每日 1 ~ 2 次；比索洛尔

2.5～10mg，每日1次。兼有α-受体阻滞作用的卡维地洛25mg，每日2次。

（4）钙拮抗剂：扩张冠状动脉，解除冠状动脉痉挛；抑制心肌收缩力，减少心肌耗氧；扩张周围血管，降低动脉压，减轻心脏负荷，是治疗变异型心绞痛的首选药物。常用制剂有硝苯地平缓释片（10～20mg，每日2次）、硝苯地平控释片（30～60mg，每日1次）、地尔硫䓬（30～120mg，每日3次）、维拉帕米(40～80mg，每日3次）或缓释剂240～480mg每日1次）。

（5）中医中药：复方丹参制剂、通心络、脑心通、速效救心丸等均可在冠心病患者与其他西药合并使用，缓解心绞痛。

（三）介入治疗

临床观察显示，经球囊导管心肌血运重建术与内科保守疗法相比，前者能使稳定型心绞痛患者的生活质量提高（活动耐量提高），但是心肌梗死的发生和死亡率无显著差异；随着心血管新技术的出现，尤其新型药物涂层支架及新型抗血小板药物的应用，介入治疗不仅可以改善患者的生活质量，而且可以明显降低心肌梗死的发生率和死亡率。

（四）外科治疗

主要是行冠状动脉旁路移植术，手术适应证：①冠状动脉多支病变，尤其并发糖尿病患者；②冠状动脉左主干病变；③适合行介入治疗的患者；④心肌梗死伴有室壁瘤，须进行室壁瘤切除的患者；⑤狭窄远端管腔要通畅，血管供应区有存活心肌。

【病情观察】

1. 诊断明确者，对于稳定型心绞痛应观察药物治疗效果，注意心绞痛发作时心电图是否有变化；心绞痛发作次数、时间、性质有无变化，是否转为不稳定型心绞痛；对于不稳定型心绞痛，患者到医院就诊时应进行危险度分层（表2-1），低危险度患者可酌情短期留院观察，中度或高危险度患者应住院治疗。

表 2-1　不稳定型心绞痛临床危险度分层

分组	心绞痛类型	发作时 ST↓ 幅度	持续时间（分钟）	肌钙蛋白 T 或 I
低危险组	初发、恶化劳力型，无静息时发作	≤1mV	<20	正常
中危险组	A：1 个月内出现的静息心绞痛，但 48 小时内无发作者（多数由劳力型心绞痛进展而来） B：梗死后心绞痛	>1mV	<20	正常或轻度升高
高危险组	A：48 小时内反复发作静息心绞痛 B：梗死后心绞痛	>1mV	>20	升高

①陈旧性心肌梗死患者其危险度分层上调一级，若心绞痛是由非梗死区缺血所致时，应视为高危险组；②左心室射血分数（LVEF）<40%，应视为高危险组；③若心绞痛发作时并发左心功能不全、二尖瓣反流、严重心律失常或低血压（收缩压≤90mmHg），应视为高危险组；④当横向指标不一致时，按危险度高的指标归类。例如心绞痛类型为低危险组，但心绞痛发作时 ST 段压低 >1mV，应归入中危险组。

2. 诊断不明确者，应告知患者或亲属有关冠心病、心绞痛常用的诊断方法，建议患者行心电图负荷试验或 24 小时动态心电图检测，必要时建议患者住院行冠状动脉造影以明确诊断。

【病历记录】

1. 门急诊病历　记录患者就诊时间，记录患者就诊的主要症状，如，心前区疼痛的性质、部位、范围、持续时间、诱发因素、缓解方式等，有无高血压、糖尿病等病史，有无烟酒嗜好，以往有无类似发作史，如有，应记录其诊疗经过、用药情况、效果如何、是否维持治疗，并记录所用药物的名称剂量，以及有无心前区胸痛发作时的心电图记录等。体格检查注意心前区有无压痛点，胆囊区有无压痛。辅助检查记录心电图、平板运动试验、24 小时动态心电图等结果。

2. 住院病历　详尽记录患者主诉、发病过程、门急诊或外院诊疗经过、所用药物及效果如何。首次病程记录应提出相应诊断、与其他疾病的鉴别要点、详尽的诊疗计划。记录患者入院治疗后的病情变化、治疗效果、上级医师的查房意见，记录有关心电图、运动平板试验、放射性核素及心肌酶谱等检查结果。需特殊检查或治疗者（如行介入治疗）以及患者病情恶化，应记录与患者或其亲属的谈话经过，并要求其签署知情同意书。

【注意事项】

1. 医患沟通　患者诊断明确时，应告知患者或亲属有关冠心病、心绞痛的特点、治疗药物、治疗方法。告知患者调整饮食、戒烟酒，控制血压、血糖。心绞痛患者治疗后应进行长期随访。了解患者药物治疗的依从性、治疗疗效、不良反应、心绞痛发作情况、生活质量等。告知患者坚持长期、规则治疗的重要性，治疗后 1~2 个月应随访 1 次；如心绞痛发作频繁，疼痛性质、时间发生变化时，患者应立即来院诊治；如诊断不明确，应告知患者或其亲属有关运动平板试验、放射性核素检查以及冠状动脉造影的目的、过程、有无风险等，以得到患者的同意。一般应在上级医师的指导下，确定患者个体化的治疗方案，有关治疗效果、治疗中出现的并发症、需调整的治疗方案，或需做的特殊检查、使用的贵重药物以及行介入治疗时，应及时告知患者及其家属，以征得患者同意并签字为据。

2. 经验指导

（1）仔细询问病史，了解患者的既往病史对确定患者是否属于冠心病的范畴十分重要。多数本病患者均有不同程度的胸痛不适症状，典型的缺血性胸痛多为心前区或胸骨后压榨性疼痛或有窒息感，部分患者可能表现为胸闷、心前区烧灼感，常在劳累或情绪激动后发作。但应特别注意的是，少数患者的胸痛症状并不典型，这种情况多见于老年人、糖尿病或女性患者，其首发症状可能仅仅是胸闷、针刺样疼痛，无明显的放射痛；还有部分患者可能表现为上消化道症状或胸膜刺激症状，这些不典型的主诉症状是导致误诊或漏诊的主要原因。

（2）患者合并有心功能不全或血流动力学不稳定状态时，查体可有相应的肺部啰音、心率增快或血压下降等阳性发现。体格检查应注意排除非心源性疾病、非心肌缺血性疾病等。

（3）本病诊断一般依据患者的临床表现以及心电图检查结果，心电图可以明确患者有无缺血性 ST-T 改变，尤其是胸痛发作时的心电图。若心电图有 ST-T 动态变化，则提示患者处于高危状态；静息心电图无变化时，可以行运动平板试验或负荷超声心动图等检查。

（4）硝酸酯类和钙拮抗剂是对各类心绞痛都有效的药物，但以血管痉挛为发病机制的自发性心绞痛或变异性心绞痛，钙拮抗剂更为有效，β-受体阻滞剂为治疗稳定型劳力性心绞痛的主要有效药物，但不宜单独使用。临床用药时应注意各种药物的不良反应、禁忌证。

第二节　不稳定型心绞痛

不稳定型心绞痛（unstable angina，UA）是指介于稳定型心绞痛和急性心肌梗死（AMI）之间的一组临床综合征，包括如下亚型：①初发劳力型心绞痛：2 个月内新发生的心绞痛（无心绞痛或有心绞痛病史，但在近半年内未发作过心绞痛）；

②恶化劳力型心绞痛：病情突然加重，表现为胸痛发作次数增加，持续时间延长，诱发心绞痛的活动阈值明显减低，硝酸甘油缓解症状的作用减弱，病程 2 个月以内；③静息心绞痛：心绞痛发生在休息或安静状态，发作持续时间相对较长，含硝酸甘油效果欠佳，病程 1 个月以内；④梗死后心绞痛：指急性心肌梗死发病 24 小时后至 1 个月内发生的心绞痛；⑤变异型心绞痛：休息或一般活动时发生的心绞痛，发作时心电图显示 ST 段暂时性抬高。不稳定型心绞痛是由于动脉粥样硬化斑块破裂或糜烂并发血栓形成、血管收缩、微血管栓塞所导致的急性或亚急性心肌供氧减少所致。

【诊断】

（一）症状

不稳定型心绞痛患者中约有 20% 可发生心肌坏死而无 ST 段抬高即非 ST 段抬高性心肌梗死，两者的分界只能通过血液心肌肌钙蛋白和心肌酶学分析来判断。原有稳定的阻塞性冠状动脉病变者在下列情况时可诱发不稳定型心绞痛：贫血、感染、甲状腺功能亢进或心律失常等，有人将之称为继发性不稳定型心绞痛。下列线索有助于不稳定型心绞痛的诊断：①诱发心绞痛的体力活动阈值突然或持久地降低；②心绞痛发作频率、严重程度和持续时间增加、出现静息性或夜间心绞痛；③胸痛放射至附近的或新的部位；④发作时伴有新的相关特征，如出汗、恶心、呕吐、心悸或呼吸困难；⑤原来能使稳定型心绞痛缓解的常规休息或舌下含服硝酸甘油的方法只能暂时或不完全性地缓解症状。

（二）体征

1. 心脏听诊可闻及第三心音或第四心音，以及二尖瓣反流引起一过性的收缩期杂音。

2. 合并有心功能不全或血流动力不稳定状态时，可有相应的肺部啰音、心率增快、血压下降等阳性体征。

(三) 检查

1. 实验室检查

(1) 血常规：一般无血红蛋白下降。严重贫血者亦会引起心绞痛症状。

(2) 血糖：测定空腹、餐后 2 小时血糖，部分患者可有血糖升高。

(3) 血脂：部分患者有血脂升高。

(4) 心肌酶谱：无异常发现。

2. 特殊检查

(1) 心电图：①不稳定型心绞痛患者静息时心电图半数是正常的，最常见的心电图异常是 ST-T 改变；②近 95% 的患者心绞痛发作时出现明显有相当特征的心电图改变，可出现暂时性心肌缺血引起的 ST-T 改变，在平时有 T 波持续倒置的患者，发作时可变为直立（所谓的"假正常化"）；③从连续记录的 24 小时心电图中发现心电图 ST-T 改变和各种心律失常，出现时间可与患者的活动和症状相对照。

(2) 超声心动图：不稳定型心绞痛患者静息超声心动图大多数无异常。与负荷心电图一样，负荷超声心动图可以帮助识别心肌缺血的范围和程度。根据各室壁的运动情况，可将负荷状态下室壁运动异常分为运动减弱、运动消失、矛盾运动及室壁瘤。

(3) 运动负荷试验：①对于低危险组的不稳定型心绞痛患者，病情稳定 1 周以上可考虑行运动试验检查，若诱发心肌缺血的运动量超过 Bruce Ⅲ级，可采用内科保守治疗；若低于上述的活动量即诱发心绞痛，则须作冠状动脉造影检查以决定是否行介入治疗或外科手术治疗。②对于中危险和高危险组的患者在急性期的 1 周内应避免做负荷试验，病情稳定后可考虑行运动试验。如果已有心电图的缺血证据，病情稳定者也可直接行冠状动脉造影检查。

（4）冠状动脉造影：在冠心病的诊断和治疗基础上，冠状动脉造影是最重要的检查手段，中危险和高危险组的不稳定心绞痛患者，若条件允许，应作冠状动脉造影检查，目的是为了明确病变情况及指导治疗。不稳定型心绞痛患者具有以下情况时，为冠状动脉造影的适应证：①近期心绞痛反复发作，胸痛持续时间较长，药物治疗效果不满意者，可考虑行冠状动脉造影，以决定是否行急诊介入治疗或急诊冠状动脉旁路移植术（CABG）；②原有劳力型心绞痛近期突然出现休息时频繁发作者；③近期活动耐量明显减低，特别是低于Bruce Ⅱ级或4METs者；④梗死后心绞痛；⑤原有陈旧性心肌梗死，近期出现非梗死区缺血所致的劳力型心绞痛；⑥严重心律失常、左心室射血分数 <40% 或充血性心力衰竭。

（四）诊断要点

（1）原有的稳定型心绞痛性质改变，即心绞痛频繁发作、程度严重和持续时间延长。

（2）休息时心绞痛发作。

（3）最近1个月内新近发生的、轻微体力活动亦可诱发的心绞痛。

三项中的一项或一项以上，并伴有心电图 ST-T 改变者，可成立诊断。如果既往有稳定型心绞痛、心肌梗死、冠状动脉造影异常和运动试验阳性等病史，即便心电图无 ST-T 改变，但具有典型不稳定心绞痛症状，亦可确立诊断。心绞痛发生于心肌梗死后 2 周内者，则称为梗死后不稳定型心绞痛。

（五）鉴别诊断

1. 心脏神经官能症　患者诉胸痛，但多为短暂（几秒钟）的刺痛或较持久（几小时）的隐痛，喜欢不时地深吸一大口气或做叹气样呼吸，含服硝酸甘油无效或10多分钟才见效。

2. 稳定型心绞痛　与不稳定型心绞痛不同，稳定型心绞痛患者含服硝酸甘油后能缓解，发作时心电图检查可见以 R

波为主的导联中，ST 段压低，T 波低平或倒置。

3. 急性心肌梗死　疼痛更为剧烈，持续时间可达数小时，常伴有休克、心律失常及心力衰竭，并有发热的表现，含服硝酸甘油多不能使之缓解；心电图中梗死区的导联 ST 段抬高，并有异常 Q 波，实验室检查有心肌酶谱增高。

4. 肋间神经痛　常累及 1~2 个肋间，常为刺痛或灼痛，多为持续性、咳嗽、用力呼吸和身体转动可使疼痛加剧，沿神经行径处有疼痛，手臂上举时局部有牵拉疼痛。

5. 肺炎、气胸、胸膜炎等呼吸系统疾病　这些患者可有胸痛，但常伴有呼吸道感染症状，如咳嗽、咳痰，疼痛与呼吸有关，持续时间长，亦可有畏寒、发热等表现。

6. 胃肠道疾病　消化性溃疡、慢性胆囊炎等，其疼痛与进食、饮酒等有关而与体力活动无关，调节饮食和服药可缓解疼痛，X 线、B 超检查有助于诊断。

【治疗】

（一）一般治疗

不稳定型心绞痛急性期须卧床休息 1~3 日、吸氧、持续心电监护。对于低危险组患者留院观察期间未再发生心绞痛，心电图也无缺血改变，无左心衰竭的临床证据，在留院观察 12~24 小时期间未发现有 CK-MB 升高，心肌肌钙蛋白 T 或 I 正常者，可留院观察 24~48 小时后出院；对于中危险组或高危险组的患者，特别是肌钙蛋白 T 或 I 升高者，住院时间相对延长，并应强化内科治疗。

（二）药物治疗

1. 缓解疼痛　口服或舌下给予硝酸酯见"稳定型心绞痛"，静脉滴注硝酸甘油或硝酸异山梨酯，从每分钟 $10\mu g$ 开始，每 3~5 分钟增加 $10\mu g$，直至症状缓解或出现血压下降。如效果不佳，可用非二氢吡啶类钙拮抗剂，如地尔硫䓬静脉滴注 1~5$\mu g/$（$kg \cdot min$），常能控制发作。无禁忌证时，β-阻滞剂用至最大耐受剂量，应能够控制发作（参见"稳定型心绞痛"的治疗）。

2. 抗血小板治疗 阿司匹林仍为抗血小板治疗的首选药物。急性期阿司匹林使用的剂量为每日 150～300mg，口服，可达到快速抑制血小板聚集的作用，3 日后可改为小剂量口服，每日 50～150mg 维持治疗；对阿司匹林存在变态反应的患者，可采用噻氯匹定或氯吡格雷（clopidogrel）替代治疗，使用时应注意定时检查血象，一旦出现明显白细胞或血小板降低，应立即停药。

3. 抗凝血酶治疗 静脉肝素治疗一般用于中危险组和高危险组的患者，国内临床常采用先静脉推注 5000U 肝素，然后以每小时 1000U 维持静脉滴注，调整肝素剂量使激活的部分凝血活酶时间（APTT）延长至对照的 1.5～2 倍（无条件时可监测全血凝固时间或激活的全血凝固时间），静脉肝素治疗 2～5 日为宜，后可改为肝素 7500U，每 12 小时 1 次，皮下注射，治疗 1～2 日。目前已有证据表明低分子量肝素降低不稳定型心绞痛有更优或至少相同的疗效；由于低分子量肝素不需血凝监测、停药无反跳、使用方便，故可采用低分子量肝素替代普通肝素。

4. 硝酸酯类药物 使用此类药物的主要目的是控制心绞痛的发作，心绞痛发作时应口含硝酸甘油，初次含服硝酸甘油的患者以先含 1 片为宜，对于已有含服经验的患者，心绞痛症状严重时也可 2 片 1 次含服。心绞痛发作时，若含服 1 片无效，可在 3～5 分钟之内追加 1 片含服；若连续含服硝酸甘油三四片仍不能控制疼痛症状，须应用强镇痛剂以缓解疼痛，并随即采用硝酸甘油或硝酸异山梨酯静脉滴注，硝酸甘油剂量以每分钟 5μg 开始，以后每 5～10 分钟增加 5μg，直至症状缓解，最高剂量一般不超过每分钟 80～100μg，患者一旦出现头痛或血压降低（收缩压 <90mmHg）应迅速减少静脉滴注剂

量；硝酸甘油或硝酸异山梨酯维持静脉滴注的剂量以每分钟 10~30μg 为宜；对于中危险组和高危险组的患者，硝酸甘油持续静脉滴注 24~48 小时即可，以免产生耐药性而降低疗效。目前，常用的口服硝酸酯类药物为硝酸异山梨酯（消心痛）和 5-单硝酸异山梨酯。①硝酸异山梨酯作用的持续时间为 4~5 小时，故以每日 3~4 次口服给药为妥；②对劳力型心绞痛患者应集中在白天给药，5-单硝酸异山梨酯可采用每日 2 次给药；③白天和夜间或清晨均有心绞痛发作者，硝酸异山梨酯可采用每 6 小时给药 1 次，但宜短期治疗以避免耐药性；④对于频繁发作的不稳定型心绞痛患者，口服硝酸异山梨酯短效药物的疗效常优于服用 5-单硝类的长效药物，硝酸异山梨酯的使用剂量可从每次 10mg 开始，症状控制不满意时可逐渐加大剂量，但一般不超过每次 40mg，只要患者心绞痛发作时口含硝酸甘油有效，就应是增加硝酸异山梨酯剂量的指征；⑤若患者反复口含硝酸甘油不能缓解症状，常提示患者有极为严重的冠状动脉阻塞性病变，此时即使加大硝酸异山梨酯剂量也不一定能取得良好效果。

5. β-受体阻滞剂 此类药物对不稳定型心绞痛患者控制心绞痛症状以及改善患者近、远期预后均有好处，因此，除非有肺水肿、未稳定的左心衰竭、支气管哮喘、低血压（收缩压≤90mmHg）、严重窦性心动过缓或Ⅱ、Ⅲ度房室传导阻滞等禁忌证，一般都主张常规服用 β-受体阻滞剂。选择 β-受体阻滞剂药物时，应首选具有心脏选择性的药物，如阿替洛尔、美托洛尔和比索洛尔等。除少数症状严重者可采用静脉推注 β-受体阻滞剂外，一般主张口服给药，使用剂量应个体化，并根据患者症状、心率及血压情况调整剂量，如用阿替洛尔 12.5~25mg，每日 2 次，口服；或用美托洛尔 25~50mg，每日 2~3 次，口服；或用比索洛尔 5~10mg，每日 1 次，口服。不伴有劳力型心绞痛的变异性心绞痛不主张使用。

6. 钙拮抗剂 服用此类药物是以控制心肌缺血发作为主要目的的。

（1）硝苯地平：对缓解冠状动脉痉挛有独到的效果，故为变异性心绞痛的首选用药，用法为：①硝苯地平 10～20mg，每日 1 次，口服；②若仍不能有效控制变异性心绞痛的发作，还可与地尔硫䓬合用，以产生更强的解除冠状动脉痉挛的作用，病情稳定后可改为缓释和控释制剂；③短效二氢吡啶类药物也可用于治疗不稳定型心绞痛伴有高血压病患者，但应与 β-受体阻滞剂合用，该类药物的不良反应是加重左心功能不全，造成低血压和反射性心率加快，所以使用时须注意了解左心功能情况。

（2）地尔硫䓬：有减慢患者心率、降低心肌收缩力的作用，故地尔硫䓬较硝苯地平更常用于控制心绞痛发作，用法为：①地尔硫䓬 30～60mg，每日 3～4 次，口服；②该药可与硝酸酯类药物合用，亦可与 β-受体阻滞剂合用，但与后者合用时须密切注意患者心率和心功能变化，对已有窦性心动过缓和左心功能不全的患者，应禁用此类药物；③对于一些心绞痛反复发作，静脉滴注硝酸甘油不能控制的患者，也可试用地尔硫䓬静脉滴注，使用方法为 5～15mg/（kg·min），可持续静脉滴注 24～48 小时，静脉滴注过程中须密切观察患者心率、血压的变化；④静息心率 <50 次/min 者，应减少地尔硫䓬剂量或停用地尔硫䓬。

（3）维拉帕米：一般不与 β-受体阻滞剂配伍，维拉帕米多用于心绞痛合并支气管哮喘不能使用 β-受体阻滞剂的患者。总之，对于严重不稳定型心绞痛患者常须联合应用硝酸酯类、β-受体阻滞剂、钙拮抗剂。

7. 降脂治疗 常用的为羟甲基戊二酰辅酶 A 还原酶抑制剂（HMG-CoA 还原酶抑制剂，简称他汀类）。如用辛伐他汀（舒降之）20～40mg，每日 1 次，口服；或用普伐他汀（普拉固）10～40mg，每日 1 次，口服；或用氟伐他汀（来适司）20～40mg，每日 1 次。此类药物不宜与 β 类或烟酸类等药物合用，治疗过程中应注意肝功能及肌酸激酶的检测。

8. 伴随疾病的控制与治疗 如有高血压、糖尿病等，应予以相应治疗。

（三）不稳定型心绞痛的介入治疗和外科手术治疗

高危险组患者如果存在以下情况之一的，应考虑行紧急介入治疗或冠状动脉架桥术：①虽经内科加强治疗，心绞痛仍反复发作；②心绞痛发作时间明显延长超过 1 小时，药物治疗不能有效缓解缺血发作；③心绞痛发作时伴有血流动力学不稳定，如出现低血压、急性左心功能不全或伴有严重心律失常等。不稳定型心绞痛的紧急介入治疗的风险一般高于择期介入治疗，故在决定之前应仔细权衡利弊，紧急介入治疗的主要目标是以迅速开通病变的血管，恢复其远端血流为原则，对于多支病变的患者，可以不必一次完成全部的血管重建，如果患者冠状动脉造影显示为左冠状动脉主干病变或弥漫性狭窄病变不适宜介入性治疗时，则应选择急诊冠脉搭桥术（CABG）。对于血流动力学不稳定的患者最好同时应用主动脉内球囊反搏，力求稳定高危患者的血流动力学状态。除以上少数不稳定型心绞痛患者外，大多数不稳定型心绞痛患者的介入性治疗宜放在病情稳定至少 48 小时后进行。

【病情观察】

1. 诊断明确者，应观察药物的治疗效果，注意心绞痛发作时心电图有无变化，心绞痛发作次数、时间、性质有无变化。

2. 诊断不明确者，应告知患者或亲属有关冠心病、心绞痛常用的诊断方法，建议患者行心电图负荷试验或 24 小时动态心电图检测，必要时可建议患者住院行冠状动脉造影以明确诊断。

3. 对于中、高危险度的不稳定型心绞痛患者应收入住院行抗缺血治疗，并做心肌标志物及常规血液检查；对心电图正常或呈非特征性心电图改变的患者，应继续评估病情及治疗效果，并行包括心电监护、迅速测定血清心肌标记物浓度、二维超声心动图检查等床旁监测（床旁监测应一直持续到获得一系列血清标记物浓度结果），评估患者有无缺血或梗死证据，再决定继续观察治疗。

【病历记录】

1. 门急诊病历 记录患者就诊时间，详细记录患者就诊的主要症状，如心前区疼痛的性质、部位、范围、持续时间、诱发因素、含服硝酸甘油能否缓解，有无呼吸困难、出汗、恶心、呕吐或眩晕，有无晕厥、昏迷等。有无冠心病史及以往有无类似发作史，如有，应记录其诊疗经过、用药情况及其效果，以及是否维持治疗，如有，则应记录用药名称与剂量。询问既往有无高血压、糖尿病病史，有无烟酒嗜好。体格检查记录有无心率增快或减慢，听诊有无闻及第四心音（房性或收缩期前奔马律）、第三心音（室性）奔马律，有无第一、第二心音减轻、心包摩擦音和无收缩期杂音。辅助检查记录心电图、心肌酶谱等检查结果。

2. 住院病历 详尽记录患者主诉、发病过程、门急诊或外院诊疗经过、所用药物及效果如何。记录应提出本病的相应诊断、与其他疾病的鉴别要点、详尽的诊疗计划。病程记录记患者入院治疗后的病情变化、治疗效果、上级医师的查访意见，患者的心电图、运动平板试验、放射性核素及心肌酶谱等检查结果。需特殊检查或治疗者以及患者病情恶化的，应记录与患者或其亲属的谈话经过，无论同意与否，应请患者或亲属签名。

【注意事项】

1. 医患沟通 如患者心绞痛诊断明确，应告知患者或其亲属有关冠心病、心绞痛的特点、治疗药物及方法，告知患者调整饮食、戒烟酒，控制血压、血糖。心绞痛患者经治疗后应进行长期随访，了解患者药物治疗的依从情况及疗效、不良反应、心绞痛发作情况、生活质量等。如病程中心绞痛发作频繁，疼痛性质、时间发生变化时应立即来医院诊治；诊断不明确者，应告知患者或其直系亲属，有关运动平板试验、放射性检查以及冠状动脉造影的目的、过程、有无风险等，以得到患者的同意。对于中、高危险度的不稳定型心绞痛患者，多有发生急性心肌梗死危险尤其肌钙蛋白 T 或 I 增高的患者，此类患者病情极不稳定，死亡率高，应及时向家属交代清楚。一般应在上级医师的指导下，确定个体化的治疗方案，有关治疗的疗效、治疗中出现并发症、需调整治疗方案、需做特殊检查、需使用贵重药物以及行介入治疗的，应及时告知患者及其家属，以征得患者同意并签字为据。

不稳定型心绞痛患者出院后需定期门诊随访，低危险组的患者 1~2 个月随访 1 次，中、高危险组的患者无论是否行介入性治疗都应每月随访 1 次，如果病情无变化，随访半年即可。须嘱咐患者或家属，患者出院后仍需继续服用阿司匹林、β-受体阻滞剂和一些扩张冠状动脉的药物，不能突然减药或停药。

2. 经验指导

（1）不稳定型心绞痛诊断需注意以下几点：①不稳定型心绞痛的诊断应根据心绞痛发作的性质、特点、发作时的体征和发作时心电图改变以及冠心病危险因素等，结合临床综合判断，以提高诊断的准确性。②心绞痛发作时心电图 ST 段抬高和压低的动态变化最具诊断价值，应及时记录发作时和症状缓解后的心电图，动态 ST 段水平型或下斜型压低 ≥1mV 或 ST 段抬高（肢体导联 ≥1mV，胸导联 ≥2mV）有诊断意义。若发作时倒置的 T 波呈伪性改变（假正常化），发作后 T 波恢复原倒置状态；或以前心电图正常者近期出现心前区多导联 T 波深倒，在排除非 Q 波性急性心肌梗死后结合临床也应考虑不稳定型心绞痛的诊断。当发作时心电图显示 ST 段压低≥0.5mV但＜1mV 时，仍需高度怀疑患本病。③不稳定型心绞痛急性期应避免做任何形式的负荷试验，这些检查宜放在病情稳定后进行。

（2）不稳定型心绞痛诊断明确后应进行不稳定型心绞痛危险度分层。患者病情严重性的判断主要依据患者心脏病病史、体征和心电图，特别是发作时的心电图，病史中的关键点是近 1 个月来的心绞痛发作频次，尤其是近 1 周的发作情况，其内容应包括：①活动耐量降低的程度；②发作持续时间和严重性加重情况；③是否在原劳力型心绞痛基础上近期出现静息心绞痛。根据心绞痛发作状况、发作时 ST 段压低程度以及发作时患者的一些特殊体征变化，可将不稳定型心绞痛患者分为高、中、低危险组。

（3）不稳定型心绞痛因其发病机制及分型的不同，治疗应遵循个体化的治疗原则。除口服阿司匹林及硝酸酯类药物作为常规治疗外，初发或恶化劳力型心绞痛应用 β-受体阻滞剂，自发型（包括变异性）心绞痛可应用钙离子拮抗剂，但常需两药或三药合用以增加疗效。病情较重者，可使用肝素及硝酸甘油。高危险组患者如果存在上述急诊治疗指征者，应考虑行紧急介入性治疗，大多数不稳定型心绞痛患者的介入性治疗宜放在病情稳定至少 48 小时后进行。不适宜经皮腔内冠状动脉成形术（PTCA）而心绞痛反复发作，内科治疗病情不能稳定者，可考虑冠状动脉旁路移植术。

第三节　急性心肌梗死

急性心肌梗死（acute myocardial infarction，AMI）也称心

肌急性缺血性坏死，原因是在冠状动脉病变的基础上，心肌发生严重而持久的急性缺血所致。具体原因分为冠状动脉粥样硬化病变的基础上继发血栓形成；非动脉粥样硬化所导致的心肌梗死可由感染性心内膜炎、血栓脱落、主动脉夹层、动脉炎等引起。发生心肌梗死时临床表现有剧烈持久的胸痛、组织坏死反应和心肌急性损伤、缺血和坏死的系列性心电图病变和血清酶学动态变化；严重的患者易发展为严重的心律失常、心源性休克和心力衰竭，甚至猝死。

【诊断】

（一）症状

随梗死的大小、部位、发展速度和原来心脏的功能情况等而轻重不同。

1. 疼痛 是最先出现的症状，疼痛部位和性质与心绞痛相同，但常发生于安静或睡眠时，疼痛程度较重，范围较广，持续时间可长达数小时或数日，休息或含用硝酸甘油片多不能缓解，患者常烦躁不安、出汗、恐惧，有濒死之感。临床上 1/6 ~ 1/3 的患者疼痛的性质及部位不典型：如位于上腹部，常被误认为胃溃疡穿孔或急性胰腺炎等急腹症；位于下颌或颈部，常被误认为牙病或骨关节病；部分患者无疼痛，多为糖尿病患者或老年人，一开始即表现为休克或急性心力衰竭；少数患者在整个病程中都无疼痛或其他症状，而事后才发现患过心肌梗死。

2. 全身症状 主要是发热，伴有心动过速、白细胞增高和红细胞沉降率增快等，由坏死物质吸收所引起。一般在疼痛发生后 24 ~ 48 小时出现，程度与梗死范围常呈正相关，体温一般在 38℃ 上下，很少超过 39℃，持续 1 周左右。

3. 胃肠道症状 约 1/3 有疼痛的患者，在发病早期伴有恶心、呕吐和上腹胀痛，与迷走神经受坏死心肌刺激和心排血量降低组织灌注不足等有关；肠胀气也不少见；重症者可发生呃逆（以下壁心肌梗死多见）。

4. 心律失常　见于 75%～95% 的心肌梗死患者，多发生于起病后 1～2 周内，尤以 24 小时内最多见。各种心律失常中以室性心律失常为最多，尤其是室性期前收缩；如室性期前收缩频发（每分钟 5 次以上），成对出现，心电图上表现为多源性或落在前一心搏的易损期时，常预示即将发生室性心动过速或心室颤动。加速的心室自主心律时有发生，多数历时短暂，自行消失。各种程度的房室传导阻滞和束支传导阻滞也较多，严重者发生完全性房室传导阻滞。室上性心律失常则较少。

5. 充血性心力衰竭　急性心肌梗死患者 24%～48% 存在不同程度的左心衰竭。严重者发生肺水肿。严重右心室梗死可有右心衰竭的临床表现。

6. 休克　急性心肌梗死中心源性休克的发生率为 4.6%～16.1%，是由于心肌梗死面积广泛，心排出量急剧下降所致。

7. 不典型的临床表现　急性心肌梗死可以不发生疼痛。无痛病例绝大多数有休克、重度心力衰竭或脑血管意外等并发症。急性心肌梗死可表现为猝死。极少数心肌梗死患者急性期无任何症状，因其他疾病就诊作心电图检查时而发现陈旧性心肌梗死改变。这类人可能对疼痛的敏感性低，在急性期症状模糊而未被察觉。

（二）体征

1. 心脏可有轻至中度增大，其中一部分与以往陈旧性心肌梗死或高血压有关。

2. 心率可增快或减慢，听诊时可闻及第四心音（房性或收缩期前奔马律）、第三心音（室性）奔马律，第一、第二心音多减轻。

3. 部分患者发病第 2～3 日可闻及心包摩擦音；乳头肌功能障碍引起二尖瓣关闭不全时，可闻及收缩期杂音。

4. 右心室梗死严重时，可出现颈静脉怒张。

5. 除发病极早期可有一过性血压升高外，几乎所有患者病程中均有血压降低。

（三）检查

1. 实验室检查

（1）白细胞计数：白细胞增高常与体温升高平行发展，出现于发病的 24 ~ 48 小时，持续数日，计数在 $(10 ~ 20) \times 10^9/L$，中性粒细胞 75% ~ 90%，嗜酸粒细胞常减少或消失。

（2）红细胞沉降率：红细胞沉降率增快在病后 24 ~ 48 小时出现，持续 2 ~ 3 周。常为轻至中度增快。

（3）心肌坏死的生化指标：①急性心肌梗死的血清酶学动态改变曲线为 CK、CK-MB、LDH_1（LDH 同工酶）在胸痛后 4 ~ 6 小时开始升高，20 ~ 24 小时达高峰，48 ~ 72 小时恢复正常；LDH 在胸痛后 8 ~ 12 小时开始升高，2 ~ 3 日达高峰，1 ~ 2 周恢复正常，其中 CK-MB 和 LDH_1 特异性高；②肌钙蛋白 TnT 或 TnI 在临床事件发生后 24 日内超过正常（<0.01ng/ml）上限，可持续 7 ~ 10 日。

（4）血和尿肌红蛋白测定：尿肌红蛋白排泄和血清肌红蛋白含量测定，也有助于诊断急性心肌梗死。尿肌红蛋白在梗死后 5 ~ 40 小时开始排泄，平均持续达 83 小时。血清肌红蛋白的升高出现时间较肌钙蛋白和 CK-MB 的出现时间均略早，高峰消失较快，多数 24 小时即恢复正常。

（5）其他：血清肌凝蛋白轻链或重链、血清游离脂肪酸、C 反应蛋白在急性心肌梗死后均增高。血清游离脂肪酸显著增高者易发生严重室性心律失常。此外，急性心肌梗死时，由于应激反应，血糖可升高，糖耐量可暂时降低，2 ~ 3 周后恢复正常。

2. 心电图检查

（1）特征性改变：有 Q 波心肌梗死为：①宽而深的 Q 波；

②ST段呈弓背向上型抬高，与T波相连形成单相曲线；③T波倒置，常在梗死后期出现。无Q波心肌梗死为普遍性ST段压低≥0.1mV，但aVR（有时还有V_1）导联ST段抬高，或有对称性T波倒置。

（2）动态改变（有Q波心肌梗死者）：①起病数小时内的超急性期，出现异常高大且两支不对称的T波。②数小时后，ST段明显弓背向上抬高与逐渐降低的直立T波连接，形成单相曲线；出现病理性Q波或QS波，R波减低，为急性期改变。③ST段抬高持续数日至2周左右，逐渐回到基线水平，T波由低直、平坦、双向至倒置，为亚急性期改变。④数周至数月后T波尖锐倒置，回复至正常，或遗留程度不等的T波尖锐倒置（以后可回复至正常），或T波低平改变（为慢性或陈旧性心肌梗死）。病理性Q波也可为此期唯一的心电图改变。

3. 放射性核素检查　^{99m}Tc-MIBI心肌灌注断层显像可为急性心肌梗死的定位与定量诊断提供证据，方法简便易行。

4. 超声心动图检查　根据超声心动图上所见的室壁运动异常可对心肌缺血区作出判断。在评价有胸痛而无特征性心电图变化时，超声心动图有助于排除主动脉夹层，评估心脏整体和局部功能、乳头肌功能不全、室壁瘤和室间隔穿孔等。多巴酚丁胺负荷超声心动图检查还可用于评价心肌存活性。

（四）诊断要点

1. 有上述典型的临床表现、特征性的心电图改变及动态演变过程、实验室检查发现，诊断本病并不困难。

2. 老年患者，突然发生的严重心律失常、休克、心力衰竭而原因不明，或突然发生的较重而持久胸闷和胸痛者，都应考虑本病的可能。除应按急性心肌梗死处理外，短期内进行心电图和血清酶、肌钙蛋白测定等的动态观察，可以确定诊断。

（五）鉴别诊断

1. 心绞痛胸痛　很少超过15分钟，一般不伴有低血压或休克，心电图如有变化，一般为 ST 段下移，T 波倒置，且常随胸痛缓解而恢复如前，无动态演变规律，变异性心绞痛患者可有 ST 段抬高，但时间短暂，无坏死性 Q 波，无血清酶学升高。

2. 急腹症 如溃疡病穿孔、急性胰腺炎、急性胆囊炎等，患者多可查得相应的病史及客观体征，缺乏急性心肌梗死的心电图特征性改变和血清酶升高。

3. 急性肺动脉栓塞 突然发作胸痛、呼吸困难或有咯血、常伴有休克和右心室急剧增大、肺动脉瓣区搏动增强及第二心音亢进、三尖瓣区出现收缩期杂音等右心负荷加重的表现。心电图电轴右偏，出现 $S_1Q_{III}T_{III}$，V_1 导联呈 rSr 及 T 波倒置。

4. 主动脉夹层动脉瘤 胸痛剧烈呈撕裂样，常放射至背、腰部及下肢，血压多不下降反而上升，两上肢血压有时出现明显差别，且常出现主动脉瓣关闭不全等，X 线及超声心动图检查可发现主动脉进行性加宽。

【治疗】

对 ST 段抬高的急性心肌梗死（AMI）诊疗的关键是应早发现、早住院，加强院前就地处理。治疗原则是尽快恢复心肌的血流灌注，到达医院后 30 分钟内开始溶栓或 90 分钟内开始冠状动脉介入治疗，以挽救濒死的心肌、防止梗死范围扩大、缩小心肌缺血范围，并保护心脏功能。同时，应及时处理严重心律失常、泵衰竭和各种并发症，防止猝死。

对非 ST 段抬高的急性心肌梗死的治疗可以应用抗凝抗血小板的抗栓治疗，而不采用纤维蛋白溶解药物溶栓；是否进行 PCI 治疗，根据本地本医院条件和经验决定。

（一）ST 段抬高的急性心肌梗死

1. 一般治疗

（1）监测：持续心电、血压和血氧饱和度监测，及时发现和处理心律失常、血流动力学异常和低氧血症。

（2）卧床休息：可降低心肌耗氧量，减少心肌损害。对血流动力学稳定且无并发症的 AMI 患者卧床休息 1～3 日，而对病情不稳定及高危患者卧床时间应适当延长。

（3）建立静脉通道：保持给药途径畅通。

（4）镇痛：AMI 时剧烈胸痛使患者交感神经过度兴奋，产生心动过速、血压升高和心肌收缩功能增强，从而增加心肌耗氧量，并易诱发快速性室性心律失常，应迅速给予有效镇痛剂。可给哌替啶 50～100mg 肌内注射或吗啡 3～5mg 静脉推注，必要时 1～2 小时后重复 1 次，若有胸痛，每 4～6 小时可重复应用，注意该药可导致呼吸功能抑制，并有恶心、呕吐、低血压等不良反应。一旦出现呼吸抑制，可每隔 3 分钟静脉推注纳洛酮 0.4mg（最多 3 次）以拮抗之。

（5）吸氧：AMI 初发时即使无并发症，也应给予鼻导管吸氧，以纠正因肺淤血和肺通气或血流比例失调所致的缺氧。在严重左心衰竭、肺水肿和有机械并发症的患者，多伴有严重低氧血症，需要面罩加压给氧或气管插管机械通气给氧。

2. 再灌注治疗 对 ST 段抬高的 AMI 应该尽早进行心肌再灌注治疗。1 小时内溶栓治疗的开通率可达 80% 以上，随着时间的延长开通率不断降低，最佳时间是在发病后前 3 小时内。尤其对前壁心肌梗死、低血压（收缩压 <100mmHg）或心率增快（>100 次/min）的患者治疗意义更大。经皮介入治疗越早实施挽救心肌越多，患者预后越好。

（1）溶栓治疗：AMI 溶栓治疗与安慰剂相比可明显降低病死率，症状出现后越早进行溶栓治疗降低病死率效果越明显（IA），但对梗死后 6～12 小时仍有胸痛及 ST 段抬高的患者溶栓治疗仍可获益。溶栓治疗获益的机制为挽救濒死心肌和预防心肌梗死后心室重塑。溶栓治疗的具体方法及其适应证、禁忌证详见本节急性心肌醒死溶栓治疗的内容。

（2）药物治疗

1）硝酸酯类药物：AMI 患者使用硝酸酯类药物可轻度降

低病死率。AMI 早期通常给予硝酸甘油静脉滴注 24～48 小时。对 AMI 伴再发性心肌缺血、充血性心力衰竭或需处理的高血压患者更为适宜。①静脉滴注硝酸甘油应从低剂量（每分钟 10μg）开始，可酌情逐渐增加剂量，每 5～10 分钟增加 5～10μg，直至症状控制；②血压正常者动脉收缩压降低 10mmHg 或高血压患者动脉收缩压降低 30mmHg，为有效治疗剂量范围；③在静脉滴注过程中，如果出现心率明显加快或收缩压 ≤90mmHg，应减慢滴注速度或暂停使用；④静脉滴注硝酸甘油的最高剂量以不超过每分钟 200μg 为宜，过高剂量可增加低血压的危险，对 AMI 患者是不利的；⑤硝酸甘油持续静脉滴注的时限为 24～48 小时，开始 24 小时一般不会产生耐药性，后 24 小时若硝酸甘油的疗效减弱或消失可增加滴注剂量。因为中长效的硝酸酯类药物作用时间长，血流动力学不易纠正，所以中长效的硝酸酯不推荐在 AMI 时应用。

硝酸酯类药物的不良反应有头痛、反射性心动过速和低血压等。该药的禁忌证为 AMI 并发低血压（收缩压 ≤90mmHg）或心动过速（心率 >100 次/分），下壁伴右心室梗死时即使无低血压也应慎用。

2）抗血小板治疗：冠状动脉内斑块破裂诱发局部血栓形成是导致 AMI 的主要原因。在急性血栓形成中，血小板活化起着十分重要的作用。抗血小板治疗已成为 AMI 的常规治疗，溶栓前即应使用。阿司匹林和氯吡格雷是目前临床上常用的抗血小板药物。

①阿司匹林：阿司匹林通过抑制血小板内的环氧化酶使血栓烷 A_2（血栓素 A_2）合成减少，达到抑制血小板聚集的作用。阿司匹林的上述抑制作用是不可逆的。由于每日均有新生的血小板产生，而当新生血小板占到整体的 10% 时，血小板功能即可恢复正常，所以，阿司匹林需每日维持服用。阿司匹林口服的生物利用度为 70% 左右，1～2 小时内血浆浓度

达高峰，半衰期随剂量增加而延长。AMI 急性期阿司匹林使用剂量应在每日 150～300mg 之间，首次服用时应选择水溶性阿司匹林或肠溶阿司匹林嚼服以达到迅速吸收的目的，3 日后改为小剂量每日 75～150mg 维持。

②氯吡格雷：氯吡格雷主要抑制 ADP 诱导的血小板聚集。口服后起效快，不良反应明显低于噻氯匹定，现已替代噻氯匹定。初始剂量 300mg，以后剂量每日 75mg 维持。

3）抗凝治疗：凝血酶是使纤维蛋白原转变为纤维蛋白并形成血栓的关键环节。因此，抑制凝血酶至关重要。抑制途径包括抑制凝血活酶（Ⅹa 因子）生成和直接灭活凝血酶（Ⅱa 因子）。显然抑制上游Ⅹa 比抑制下游Ⅱa 对于预防血栓形成更有效。目前在防治急性冠脉综合征中，经大型临床试验证实有效的为普通肝素和低分子量肝素。

①普通肝素：对于 ST 段抬高的 AMI，肝素作为溶栓治疗的辅助用药，而对于非 ST 段抬高的 AMI，肝素则作为常规的治疗用药。一般使用方法是先静脉推注 5000U 冲击量，继之以每小时 1000U 维持静脉滴注，每 4～6 小时测定 1 次 APTT 或 ACT，根据 APTT 或 ACT 调整肝素剂量，使 APTT 保持在 50～80 秒。静脉给药肝素一般使用时间为 48～72 小时，以后可改用皮下注射肝素钙 7500U，每 12 小时注射 1 次，治疗 2～3 日。如果存在体循环血栓形成的倾向，如左心室附壁血栓形成、心房颤动或有静脉血栓栓塞史的患者，静脉肝素治疗时间可适当延长或改口服抗凝药物。肝素作为 AMI 溶栓的辅助治疗，随溶栓制剂不同，用法亦有不同。R-tPA 为选择性溶栓剂，半衰期短，对全身纤维蛋白原影响较小，血栓溶解后仍有再次血栓形成的可能，故需要充分抗凝治疗。尿激酶和链激酶均为非选择性溶栓剂，消耗因子Ⅴ和Ⅷ，大量降解纤维蛋白原。因此，溶栓期间不需要继续充分抗凝治疗，溶栓后 6 小时开始测定 APTT 或 ACT，待 APTT 恢复到对照值 2 倍以内

时（约 70 秒）开始给予皮下肝素治疗。对于就诊晚已失去溶栓治疗机会、临床未显示自发再通或经溶栓治疗临床判断未能再通的患者，肝素静脉滴注治疗是否有利并无充分证据。相反，对于大面积前壁心肌梗死的患者有增加心脏破裂的倾向。此情况下以采用皮下注射肝素治疗较为稳妥。

②低分子量肝素：低分子量肝素为普通肝素的一个片段，平均分子量在 4000～6500，抗 X a 因子的作用是普通肝素的 2～4 倍，但抗 II a 因子的作用弱于后者。由于倍增效应，预防血栓形成的效应，低分子量肝素优于普通肝素。大量随机临床试验研究 ESSENCE、TIMI11B 和 FRAXIS 等证明，低分子量肝素在降低不稳定性心绞痛患者的心脏事件方面优于或者等于静脉滴注普通肝素。鉴于低分子量肝素应用方便、不须监测凝血时间、出血并发症低等优点，建议用低分子量肝素代替普通肝素。

4）β-受体阻滞剂（IA）：β-受体阻滞剂通过减慢心率、降低血压和减弱心肌收缩力来减少心肌耗氧量，对改善缺血区的氧供需平衡、缩小心肌梗死面积、降低急性期病死率有肯定的疗效。在无禁忌证时应及早足量应用。常用的 β-受体阻滞剂为美托洛尔、阿替洛尔，前者常用剂量为每次 25～100mg，每日 2～3 次，后者为每次 6.25～50mg，每日 2 次。用药时须严密观察，使用剂量必须个体化。在急症情况下，如前壁 AMI 伴有剧烈胸痛和高血压，β-受体阻滞剂可静脉使用，美托洛尔静脉注射剂量为每次 5mg，间隔 3～5 分钟后可再给予 1～2 次，若血压和心率稳定，每次 50mg 每日 4 次口服，然后每次 75～100mg 每日 2 次维持治疗。β-受体阻滞剂治疗的禁忌证为：①病态窦房结综合征，窦性心率 < 50 次/分；②休克，收缩压小于 90mmHg；③中、重度左心衰竭（≥Killip III 级）；④II、III 度房室传导阻滞或 P-R 间期 > 0.26 秒；⑤哮喘；⑥末梢循环灌注不良。

相对禁忌证：①动脉收缩压 <100mmHg；②周围血管疾病；③胰岛素依赖性糖尿病；④心率 <60 次/分。

5）ACE 抑制剂：CCS-1（China cardiac study-1，中国心脏研究-1）研究已确定 AMI 早期使用 ACE 抑制剂能降低病死率，尤其是前 6 周的病死率降低最显著，而前壁心肌梗死伴有左心室功能不全的患者获益最大。在无禁忌证的情况下，溶栓治疗后血压稳定即可开始使用 ACE 抑制剂。ACE 抑制剂使用的剂量和时限应视患者情况而定。一般来说，AMI 早期 ACE 抑制剂应从低剂量开始逐渐增加剂量。如初始给予卡托普利 6.25mg 作为试验剂量，1 日内可加至 12.5mg 或 25mg，次日加至 12.5 ~25mg，每日 3 次。长期应用可以防止心肌梗死后的心室重塑。

ACE 抑制剂的禁忌证：①AMI 急性期动脉收缩压小于 90mmHg；②临床出现严重肾功能衰竭（血肌酐 >265μmol/L）；③有双侧肾动脉狭窄病史者；④对 ACE 抑制剂过敏者；⑤妊娠、哺乳妇女等。

（二）非 ST 段抬高的急性心肌梗死

1. 药物治疗 除了溶栓治疗外，所有 ST 段抬高的 AMI 的药物治疗均适用于非 ST 段抬高的 AMI 的治疗。此外，非 ST 段抬高的 AMI 适用的治疗措施如下。

（1）血小板膜糖蛋白（GP）Ⅱb/Ⅲa 受体拮抗剂：当血小板被活化后，血小板膜 GP Ⅱb/Ⅲa 受体改变，其构型与纤维蛋白原二聚体的一端结合完成血小板聚集，所以 GP Ⅱb/Ⅲa 受体被认为是血小板聚集的最后共同途径。目前，临床使用的血小板 GP Ⅱb/Ⅲa 受体拮抗剂有以下 3 种：阿昔单抗（abciximab，reopro）、依替非巴肽（eptifibatide，integrilin）和替罗非班（tirofiban）。临床研究显示，以上 3 种药物的静脉制剂在接受介入治疗的急性冠状动脉综合征（ACS）患者均有肯定的疗效，在非介入治疗的 ACS 患者中疗效不能肯定。口服制剂在治疗非 ST 段抬高的 ACS 患者中疗效不优于阿司匹林。

（2）低分子量肝素：临床试验研究显示，在非 ST 段抬高的 ACS 患者中使用低分子量肝素在降低心脏事件方面优于或等于静脉滴注肝素的疗效。由于其使用方便、不需监测凝血时间、不会产生普通肝素引起的血小板减少症，现已主张用低分子量肝素替代普通肝素治疗非 ST 段抬高的急性冠状动脉综合征患者。

（3）钙拮抗剂：在 AMI 治疗中不作为一线用药。临床试验研究显示，无论 Q 波或非 Q 波心肌梗死的早期或晚期，即使合用 β-受体阻滞剂，给予速效硝苯地平不能降低、甚至可增加再梗死发生率和病死率。因此，在 AMI 治疗中不宜使用钙拮抗剂。对于无左心衰竭的非 Q 波 AMI 患者，服用地尔硫䓬可能降低再梗死发生率，有一定的临床益处。AMI 并发快速心房颤动（心室率 >100 次/分），且无严重左心功能障碍的患者，可静脉使用地尔硫䓬，5 分钟内缓慢推注 10mg，随之 $5 \sim 15 \mu g/(kg \cdot min)$ 维持静脉滴注，静脉滴注过程中需密切观察心率、血压的变化，如心率 <55 次/分，应减少剂量或停用，静脉滴注时间不宜超过 48 小时。AMI 后心绞痛频发，禁忌应用 β-受体阻滞剂的患者，应用此药可获益。

2. 介入治疗 对非 ST 段抬高的 AMI 紧急介入治疗是否优于保守治疗现尚无充分证据。由于多支严重狭窄病变、陈旧性心肌梗死以及合并高血压、糖尿病在非 ST 段抬高的 AMI 患者中更常见，紧急介入治疗的风险反而大于 ST 段抬高的 AMI 患者。因此，较为稳妥的策略是：首先对非 ST 段抬高的患者进行危险性分层，低危险度的患者可择期行冠状动脉造影和介入治疗，对于中危险度和高危险度的患者紧急介入治疗应为首选，而高危险度患者合并心源性休克时应先插入主动脉内气囊反搏（IABP），尽可能使血压稳定后再行介入治疗。

（三）急性心肌梗死溶栓治疗

1. 溶栓治疗的适应证

（1）两个或两个以上相邻导联 ST 段抬高（胸导

联≥0.2mV、肢体导联≥0.1mV）或 AMI 病史伴新发生的左束支传导阻滞、起病时间 <12 小时、年龄 <75 岁（ACC/AHA 指南列为Ⅰ类适应证）。

（2）对前壁心肌梗死、低血压（收缩压 <100mmHg）或心率增快（ >100 次/min）的患者治疗意义更大。

（3）对 ST 段抬高且年龄≥75 岁这类患者无论是否溶栓治疗，AMI 死亡的危险性均很大。研究表明，年龄≥75 岁的患者溶栓治疗降低病死率的程度低于 75 岁以下患者，治疗益处相对降低，但是对年龄≥75 岁的 AMI 患者溶栓治疗每1000例患者仍可多挽救 10 人生命。因此，慎重权衡利弊后仍可考虑溶栓治疗（ACC/AHA 指南列为Ⅱa 类适应证）。

（4）ST 段抬高的 AMI 发病时间在 12～24 小时的，溶栓治疗获益不大。但是，对于有进行性缺血性胸痛、广泛 ST 段抬高并经过选择的患者，仍可考虑溶栓治疗（ACC/AHA 指南列为Ⅱb 类适应证）。

（5）对高危心肌梗死患者，就诊时收缩压 >180mmHg 和（或）舒张压 >110mmHg，由于此类患者颅内出血的危险性较大，应认真权衡溶栓治疗的益处与出血性脑卒中的危险性。先应镇痛、降压（如应用硝酸甘油静脉滴注、β-受体阻滞剂口服等），将血压降至 150/90mmHg 时再行溶栓治疗，降压是否能降低颅内出血的危险性尚未得到证实。对此类患者若有条件应考虑直接 PTCA 或支架置入术（ACC/AHA 指南列为Ⅱb 类适应证）。而对于虽有 ST 段抬高，但起病时间 >24 小时，缺血性胸痛已消失者或仅有 ST 段压低者，不主张溶栓治疗（ACC/AHA 指南列为Ⅲ类适应证）。

2. 溶栓治疗的禁忌证

（1）既往发生过出血性脑卒中、1 年内发生过缺血性脑卒中或脑血管事件；颅内肿瘤。

（2）近期（2～4 周）有活动性内脏出血（月经除外）。

（3）可疑主动脉夹层。

（4）入院时严重且未控制的高血压（＞180/110mmHg）或慢性严重高血压病史。

（5）目前正在使用治疗剂量的抗凝药（INR为2～3），已知的出血倾向。

（6）近期（2～4周）有创伤史，包括头部创伤、创伤性心肺复苏或较长时间（＞10分钟）的心肺复苏。

（7）近期（＜3周）接受外科大手术。

（8）近期（＜2周）在不能压迫部位的大血管穿刺。

（9）曾使用链激酶（尤其5日～2年内使用者）或对其过敏的患者，不能重复使用链激酶。

（10）妊娠。

（11）活动性消化性溃疡。

3. 溶栓治疗的并发症 轻度出血时是指皮肤、黏膜瘀斑、肉眼及显微镜下血尿，或小量咯血、呕血等（穿刺或注射部位少量瘀斑不作为并发症）；重度出血是指大量咯血或消化道大出血、腹膜后出血等引起失血性低血压或休克需要输血者；危及生命的出血包括颅内、蛛网膜下腔、纵隔内或心包出血。再灌注性心律失常是短暂的，尤其多见于溶栓治疗的结束阶段，应该注意监测，及时处理，并注意其对血流动力学影响。一过性低血压及变态反应多见于应用链激酶或重组链激酶时。

4. 溶栓剂的使用方法

（1）尿激酶：我国应用最广的溶栓剂，根据我国的大量临床试验结果，目前建议剂量为150万单位于30分钟内静脉滴注，配合肝素钙皮下注射7500～10000U每12小时1次或低分子量肝素4000～5000U腹部皮下注射，每日2次。

（2）链激酶或重组链激酶：根据国际上进行的大量临床试验及国内的研究，建议150万单位于1小时内静脉滴注，配合肝素钙皮下注射7500～10000U每12小时1次或低分子量肝素 4000～5000U 腹部皮下注射，每日 2 次。

（3）重组组织型纤溶酶原激活剂（rt-PA）：国外较为普遍的用法为加速给药方案（即 GUSTO 方案）。首先静脉注射 15mg，继之在 30 分钟内静脉滴注 0.75mg/kg（不超过 50mg），再在 60 分钟内静脉滴注 0.5mg/kg（不超过 35mg）。给药前静脉推注肝素 5000U 继之以每小时 1000U 的速率静脉滴注，以 APTT 结果调整肝素给药剂量，使 APTT 维持在 60～80 秒。鉴于东西方人群凝血活性可能存在差异，以及我国脑出血发生率高于西方人群，我国进行的 TUCC（中国 rt-PA 与尿激酶对比研究），临床试验应用 rt-PA 50mg（8mg 静脉注射，42mg 在 90 分钟内静脉滴注，配合肝素静脉应用，方法同上）也取得了较好疗效。其 90 分钟冠状动脉造影通畅率明显高于尿激酶。出血需要输血及脑出血发生率与尿激酶溶栓无显著差异。

【病情观察】

1. 急诊科对疑诊急性心肌梗死的患者应争取在 10 分钟内完成临床检查，描记 18 导联心电图并进行分析，对有适应证的患者在就诊后 30 分钟内开始溶栓治疗，或 90 分钟内开始直接急诊经皮冠脉腔内成形术（PTCA）。常规治疗时应注意监测和防治急性心肌梗死的不良事件或并发症。

2. 对非 ST 段抬高，但心电图高度怀疑缺血（ST 段下移、T 波倒置）或有左束支传导阻滞、临床病史高度提示心肌缺血的患者，应入院行抗缺血治疗，并做心肌标志物及常规血液检查；对心电图正常或呈非特征性心电图改变的患者，应在急诊科继续对病情进行评价和治疗，并进行床旁监测，包括心电监护、迅速测定血清心肌标志物浓度及二维超声心动图检查等；二维超声心动图可在缺血损伤数分钟内发现节段性室壁运动障碍，有助于急性心肌梗死的早期诊断，对疑诊主动脉夹层、心包炎和肺动脉栓塞的鉴别诊断具有特殊价值，床旁监测应一直持续到获得一系列血清标记物浓度结果，最后评估有无缺血或梗死证据，再决定继续观察或入院治疗。

3. 如果心电图表现无决定性诊断意义，早期血液化验结果为阴性，但临床表现高度可疑，则应以血清心肌标志物监测急性心肌梗死，推荐患者入院后即刻、2～4 小时、6～9 小时、12～24 小时采血，采用快速床旁测定，以迅速得到结果；如临床疑有再发心肌梗死，则应连续测定存在时间短的血清心肌标志物，如肌红蛋白、CK-MB 及其他心肌标志物，以确定再梗死的诊断和发生时间。

【病历记录】

1. 门急诊病历 记录患者就诊时间，详细记录患者就诊的主要症状，如心前区疼痛的性质、部位、范围、持续时间、诱发因素、含服硝酸甘油能否缓解等，有无呼吸困难、出汗、恶心、呕吐或眩晕、晕厥、昏迷等，以往有无类似发作史，如有，应记录其诊疗经过、用药情况、效果如何；是否维持治疗，如有，则应记录所用药物的名称与剂量。询问既往有无高血压、糖尿病病史，有无烟酒嗜好。体格检查注意有无心率增快或减慢，听诊有无第四心音（房性或收缩期前奔马律）、第三心音（室性）奔马律，有无第一、第二心音减轻，有无心包摩擦音，有无收缩期杂音。注意心前区有无压痛点。辅助检查记录心电图、心肌酶谱等检查结果。

2. 住院病历 入院病历应记录患者主诉、发病过程、门急诊或外院诊疗经过、所用药物及效果如何。首次病程记录应提出本病的相应诊断、与其他疾病的鉴别要点、详尽的诊疗计划。病程记录患者入院治疗后的病情变化、治疗效果。记录有关心电图、运动平板试验、放射性核素及心肌酶谱等检查的结果。需行介入治疗的，以及患者病情恶化的，记录与患者或其亲属的谈话经过，无论同意与否，应请患者或其亲属签名。

【注意事项】

1. 医患沟通 急性缺血性胸痛及疑诊急性心肌梗死的急

诊患者,临床上常用初始的 18 导联心电图来评估诊断其危险性,患者病死率随 ST 段抬高的心电图导联数的增加而增高。如患者伴有下列任何 1 项,即属于高危患者:女性、高龄(>70 岁)、既往有急性心肌梗死史、房颤、前壁心肌梗死、肺部啰音、低血压、窦性心动过速、糖尿病。肌钙蛋白水平越高,预测的危险越大、病情越危重、死亡率越高,应及时向家属交代清楚。在上级医师的指导下,确定个体化的治疗方案。有关治疗的效果、治疗中出现的并发症、需调整治疗方案,或需做特殊检查和行介入治疗时,应及时告知患者及其家属,以征得患者同意并签字为据。

2. 经验指导

(1)急性心肌梗死疼痛通常位于胸骨后或左胸部,可向左上臂、颌部、背部或肩部放射,有时疼痛部位不典型,可见于上腹部、颈部、下颌等部位。疼痛常持续 20 分钟以上,通常呈剧烈的压榨性疼痛或紧迫、烧灼感,常伴有呼吸困难、出汗、恶心、呕吐或眩晕等。诊断中应注意非典型疼痛部位、无痛性心肌梗死和其他不典型表现急性心肌梗死,女性常表现为不典型胸痛,而老年人更多地表现为呼吸困难。临床上要注意与急性肺动脉栓塞、急性主动脉夹层、急性心包炎及急性胸膜炎等引起的胸痛相鉴别。

(2)部分心肌梗死患者心电图不表现 ST 段抬高,而表现为其他非诊断性的心电图改变,常见于老年人及有心肌梗死病史的患者,因此血清心肌标志物浓度的测定对诊断心肌梗死有重要价值。应用心电图诊断急性心肌梗死时应注意到超急性期 T 波改变、后壁心肌梗死、右室梗死及非典型心肌梗死的心电图表现,伴有束支传导阻滞时,心电图诊断心肌梗死困难,需进一步检查确立诊断。

(3)急性心肌梗死患者被送达医院急诊室后,临床医师应迅速做出诊断并尽早给予再灌注治疗。对 ST 段抬高的急性心肌梗死患者，应在 30 分钟内收住冠心病监护病房（CCU）开始溶栓，或在 90 分钟内开始行急诊经皮冠脉腔内成形术（PTCA）治疗；典型的临床表现和心电图 ST 段抬高已能确诊为急性心肌梗死时，绝不能因等待血清心肌标志物检查结果而延误再灌注治疗的时间。

（4）急性心肌梗死患者行溶栓治疗时要注意溶栓的适应证和禁忌证；溶栓时间越早，病死率越低。同时要注意溶栓药物的不良反应。

（5）急性心肌梗死急性期不应对非梗死相关动脉行选择性经皮冠脉腔内成形术（PTCA），发病 12 小时以上或已接受溶栓治疗且已无心肌缺血证据者，不应进行直接（急诊）PT-CA；直接 PTCA 必须避免时间延误，必须由有经验的医师进行，否则不能达到理想效果，治疗的重点仍应放在早期溶栓上。

（6）心律失常处理上首先应加强针对急性心肌梗死、心肌缺血的治疗，溶栓、血运重建术（急诊 PTCA、冠状动脉架桥术）、β-受体阻滞剂、主动脉内球囊反搏（IABP）、纠正电解质紊乱等均可预防或减少心律失常的发生。药物治疗时要注意各种药物的适应证和禁忌证以及不良反应。

第三章

高血压病 ◀••

第一节　原发性高血压

　　原发性高血压即不明原因的血压升高，又称高血压病，占高血压人群的95%以上。无基础疾病者称为原发性高血压。高血压病是最常见的心血管疾病之一，也是导致人类死亡的常见疾病（如脑卒中、冠心病、心力衰竭等）的重要危险因素。

【诊断】

（一）症状

　　一般表现起病缓慢，早期可无症状或出现非特异性症状（如头晕、头痛、头胀、眼花、耳鸣、失眠、乏力等），而这些症状与血压水平之间常缺乏相关性。体检可听到主动脉瓣第二心音亢进和主动脉瓣第四心音。前者系主动脉内压力增高所致，后者则系为克服左心室心肌顺应性的降低，左心房代偿性收缩加强所致。当出现抬举性心尖搏动时，提示有左心室肥厚，多见于病程较久者。

　　1. 缓进型高血压病　有家族史者发病年龄提前，起病多数隐匿，病情发展慢，病程长。早期患者血压波动，血压时高时正常，为脆性高血压阶段，多在劳累、精神紧张、情绪波动时易有血压升高，休息和去除上述因素后，血压可降至正常。随着病情的发展，血压可趋向持续性升高或波动幅度变小。患者的主观症状和血压升高的程度可不一致，约半数患者无明显症状，只是在体格检查或因其他疾病就医时才发现有高血压，少数患者则在发生心、脑、肾等器官的并发症时才明确高血压病的诊断。早期患者由于血压波动幅度大，可有较多症状，而在长期高血压后即使在血压水平较高时也可无明显症状。因此，无论有无症状，都应定期检测患者的血压。

（1）神经精神系统表现：头晕、头痛和头胀是高血压病常见的神经系统症状，也可有头部或颈项扳紧感。高血压直接引起的头痛多发生在早晨，位于前额、枕部或颞部。这些患者舒张压多较高，经降压药物治疗后头痛可减轻。高血压引起的头晕可为暂时性或持续性，伴有眩晕者较少，与内耳迷路血管障碍有关，经降压药物治疗后症状可减轻，但要注意有时血压下降得过多也可引起头晕。少数患者有耳鸣、乏力、失眠、工作能力下降等。

（2）心血管系统表现：高血压时心脏最先受影响的是左心室舒张功能。左心室肥厚时舒张期顺应性下降、松弛和充盈功能受影响，甚至可出现在临界高血压和临床检查没发现左心室肥厚时，这可能是由于心肌间质已有胶原组织增加之故，但此时患者可无明显临床症状。

由于高血压可促进动脉粥样硬化，部分患者可因伴有冠状动脉粥样硬化心脏病而有心绞痛、心肌梗死的表现。

（3）肾脏表现：肾血管病变的程度和血压及病程密切相关。实际上，血压未得到控制的本病患者均有肾脏的病变，但在早期可无任何临床表现。随病程的进展可先出现蛋白尿，但是在缓进型高血压患者出现尿毒症前多数已死于心、脑血管并发症。

（4）其他表现：出现急性大动脉夹层者根据病变的部位可有剧烈的胸痛或腹痛；伴有冠状动脉粥样硬化心脏病者可有心绞痛、心肌梗死的表现；有下肢周围血管病变者可出现间歇性跛行。

2. 急进型高血压　在未经治疗的原发性高血压病患者中，约1%可发展成急进型高血压，发病可较急骤，也可发病前有病程不一的缓进型高血压病。典型表现为血压显著升高，舒张压多持续在130～140mmHg或更高。男女比例约3:1，多在中青年发病，近年来此型高血压已少见，可能和早期发现轻中度高血压患者并及时有效的治疗有关。其表现基本上与缓进型高血压病相似，头痛症状明显，病情严重、发展迅速、视网膜病变和肾功能很快衰竭等。常于数月至1～2年内出现严重的心、脑、肾损害，发生脑血管意外、心力衰竭和尿毒症。并常有视物模糊或失明，视网膜可发生出血、渗出物及视神经乳头水肿。由于肾脏损害最为显著，常有持续蛋白尿，24小时尿蛋白可达3g，并可有血尿和管型尿，如不及时治疗最后多因尿毒症而死亡。

3. 高血压危象　高血压危象包括高血压急症和高血压重症。高血压危象是指①加剧性的恶性高血压，舒张压常＞140mmHg，并伴有眼底乳头水肿、渗出、出血，患者可出现头痛、心悸、烦躁、出汗、恶心、呕吐、嗜睡、迷糊、失明、少尿甚至抽搐、昏迷等症状；②血压明显升高并有脑、心、肾等器官严重病变及其他紧急情况如高血压脑病、脑卒中、颅创伤、急性心肌梗死、急性心力衰竭、急性动脉夹层、急性肾炎、嗜铬细胞瘤、术后高血压、严重烧伤、子痫等。高血压脑病可发生在缓进型或急进型高血压患者，当平均血压上升到约180mmHg以上时，脑血管在血压水平变化时可自主调节舒缩状态以保持脑血流相对稳定的功能减弱甚至消失，由收缩转为扩张，过度的血流在高压状态进入脑组织导致脑水肿，患者出现剧烈头痛、头晕、恶心、呕吐、烦躁不安、脉搏多慢而有力，可有呼吸困难或减慢、视力障碍、黑矇、抽搐、意识模糊、甚至昏迷，也可出现暂时性偏瘫、失语、偏身感觉障碍等。检查可见视神经乳头水肿，脑脊液压力增高、蛋白含量增高。发作短暂者历时数分钟，长者可数小时甚至数日。高血压急症的患者应静脉给药尽快地（以分钟、小时计）将血压控制到适宜的水平。

（二）体征

1. 血压升高是本病最主要的体征。心界可向左下扩大；可闻及主动脉瓣第二音亢进，年龄大者可呈金属音，可有第四心音或主动脉收缩早期喷射音。若患者伴有靶器官受损，可有相关体征。

2. 高血压时，检查眼底可见有视网膜动脉变细、反光增强、狭窄及眼底出血、渗出等；检查颈、腹部有无血管杂音，以及颈动脉、上下肢及腹部动脉搏动情况，注意腹部有无肿块、肾脏是否增大等，这些检查有助于鉴别继发性高血压。

3. 部分患者体重明显超重，体重指数（BMI）均值升高[BMI = 体重（kg）/身高^2（m^2）]。

（三）检查

1. 实验室检查 尿液检查早期可呈阴性，随后可出现 β_2-微球蛋白增高或有少量蛋白尿和红细胞；晚期可有大量蛋白尿、尿中有红细胞和管型、尿浓缩和稀释功能减退、肾小球滤过率降低，血肌酐和尿素氮增高。

2. 胸部 X 线检查 后期患者并发高血压性心脏病时，有左心室增大。

3. 心电图检查 早期可正常，晚期并发高血压性心脏病时可有左心室肥厚或伴劳损。

4. 超声心动图检查 早期可无改变或仅见主动脉增宽，晚期并发高血压性心脏病时可有左心室肥厚、顺应性降低。

5. 动态血压监测 即在 24 小时内，每隔 15 分钟或 20 分钟自动连续测量血压和心率。此项检查目前尚无统一的正常值，故并不主要用于诊断，其应用的主要目的在于①排除"白大衣性高血压"：即在诊疗单位内血压升高，但在诊疗单位外血压正常。②了解血压昼夜模式：正常人血压有昼夜波动性。动态血压曲线呈双峰谷，即夜间血压最低，清晨起床后迅速上升，在上午 6～10 时及下午 4～8 时各有一高峰，继之缓慢下降。原发性高血压患者的血压昼夜模式即可与正常人相同，也可不相同，后一种情况多反映靶器官损害的程度较重。目前认为靶器官损害的程度与 24 小时动态血压参数相关而与偶测血压不相关。③了解心绞痛发作（即高血压Ⅲ期）时的心率与血压的乘积，为心绞痛分型提供依据。④评价降压药物的疗效，评价的主要指标是谷、峰比值，即服用降压药物后，最大的降压效应（血压最低值，称谷效应）与最小的降压效应（血压最高值，称峰效应）二者之间的比值应 <50%。

（四）诊断要点

1. 在非药物状态下，3 次或 3 次以上非同日多次重复血压测量均超过 140/90mmHg。动态血压监测可进一步明确诊断。

2. 既往有高血压史，即使服药后血压降至正常水平，仍可诊断高血压病。

3. 高血压病的诊断应包括：①确认高血压，即血压是否高于正常；②排除症状性高血压；③高血压分期、分级；④重要脏器心、脑、肾功能估计；⑤有无并发可影响高血压病病情发展和治疗的情况，如冠心病、高脂血症、高尿酸血症、慢性呼吸道疾病等。

（五）鉴别诊断

对突然发生明显高血压（尤其是青年人），高血压时伴有心悸、多汗、乏力或其他一些高血压病不常见的症状，上下肢血压明显不一致，腹部腰部有血管杂音的患者应考虑继发性高血压的可能性，须作进一步的检查以鉴别。此外，也要注意与主动脉硬化、高动力循环状态、心排血量增高时所致的收缩期高血压相鉴别。高血压患者均应作尿常规、肾功能、心电图、胸部X线检查、超声心动图、眼底检查等以了解重要脏器的功能，除有助于诊断病情外，也有治疗的参考价值。

【治疗】

（一）治疗原则

1. 血压控制的目标值　不同人群降压的目标值：一般人群降压的目标血压值是＜140/90mmHg；对于有糖尿病或肾病的高危高血压患者，血压目标是＜130/80mmHg；对于其他特殊人群，如脑卒中患者、心肌梗死后患者等，危险性分层属于高危患者，对其血压控制仍要求必须控制在＜140/90mmHg。老年收缩期高血压是高血压治疗的难点，尽量将收缩压控制在140mmHg以下。

2. 高血压防治策略

（1）低危患者：以改善生活方式为主，如6个月后无效，再给药物治疗。

（2）中危患者：首先是积极改善生活方式，同时观察患者的血压及其他危险因素数周，进一步了解情况，然后决定是否开始药物治疗。

（3）高危患者：必须立即给予药物治疗，同时要积极改善生活方式。

（4）很高危患者：必须立即开始对高血压及并存的危险因素和临床情况进行强化治疗。

部分轻型高血压患者改善生活方式后，可减少甚至免于降压药物治疗；病情较重的患者在改善生活方式后也可提高降压药物的治疗效果。

3. 防治原则　必须全方位把握心血管病的危险因素、靶器官的损害（TOD）和并存的临床情况（ACC），做好危险分层，全面降低心血管病的发病率和死亡率。

（二）非药物治疗

非药物治疗包括提倡健康的生活方式，消除不利于心理和身体健康的行为和习惯，尽力减少高血压以及其他心血管病的发病危险。

1. 减重　建议体重指数（kg/m^2）应控制在 24 以下。减重对健康的利益是巨大的，如在人群中平均体重下降 5～10kg，收缩压可下降 5～20mmHg；高血压患者体重减少 10%，则可使胰岛素抵抗、糖尿病、高脂血症和左心室肥厚改善。减重的方法一方面是减少总热量的摄入，强调减少脂肪并限制过多碳水化合物的摄入；另一方面则须增加体育锻炼，如跑步、打太极拳、跳健美操等。在减重过程中还须积极控制其他危险因素，老年高血压则须严格限盐等。减重的速度可因人而异，但首次减重最好达到减重 5kg 以增强减重信心，减肥可提高整体健康水平，包括减少癌症等许多慢性病，关键是"吃饭适量，活动适度"。

2. 合理膳食

（1）减少钠盐摄入：WHO 建议每人每日食盐量不超过 6g。我国膳食中约 80% 的钠来自烹调或含盐高的腌制品，因此限盐首先要减少烹调用盐及含盐高的调料，少食各种咸菜及腌制食品。北方居民减少日常用盐一半，南方居民减少 1/3，则基本接近 WHO 建议。

（2）减少膳食脂肪，补充适量优质蛋白质：有流行病学资料显示，即使不减少膳食中的钠和不减重，如果将膳食脂肪控制在总热量 25% 以下，P/S 比值维持在 1，连续 40 日可使男性收缩压和舒张压下降 12%，女性下降 5%。研究表明，每周吃鱼 >4 次与吃鱼最少者相比，冠心病发病率减少 28%。建议改善动物性食物结构，减少含饱和脂肪酸高的猪肉，增加含蛋白质较高而脂肪较少的禽类及鱼类。蛋白质占总热量15%左右，动物蛋白占总蛋白质20%。蛋白质含量依次为奶、蛋；鱼、虾；鸡、鸭；猪、牛、羊肉；植物蛋白中豆类最好。

（3）注意补充钾和钙：MRFIT研究资料表明钾与血压呈明显负相关，这一相关在INTERSALT研究中被证实。中国膳食低钾、低钙，应增加高钾高钙的食物，如绿叶菜、鲜奶、豆类制品等。

（4）多吃蔬菜和水果：研究证明增加蔬菜或水果摄入，减少脂肪摄入可使收缩压和舒张压有所下降，素食者比肉食者有较低的血压。其降压的作用可能基于水果、蔬菜、食物纤维和低脂肪的综合作用。人类饮食应是以素食为主，并辅以适当肉食最理想。

（5）限制饮酒：尽管有研究表明少量饮酒可能减少冠心病发病的危险，但是饮酒和血压水平及高血压患病率之间却呈线性相关，大量饮酒可诱发心脑血管疾病发作。因此不提倡用少量饮酒预防冠心病，提倡高血压患者应戒酒。因饮酒可增加服用降压药物的抗性。如果饮酒，建议饮酒量应少量，男性饮酒每日不超过30g，即葡萄酒 < 100 ~ 150ml，或啤酒 <250 ~ 500ml，或白酒 <25 ~ 50ml；女性则减半量，孕妇不饮酒；不提倡饮高度烈性酒。WHO对饮酒的新建议是越少越好。

3. 增加体力活动 每个参加运动的人特别是中老年人和高血压患者在运动前最好了解一下自己的身体状况，以决定自己的运动种类、强度、频度和持续运动时间。对中老年人应包括有氧、伸展及增强肌力练习三类，具体项目可选择步行、慢跑、太极拳、门球、气功等。运动强度必须因人而异，按科学锻炼的要求，常用运动强度指标可用运动时最大心率达到180（或170）减去年龄，如50岁的人运动心率为120 ~ 130次/分，如果求精确则采用最大心率的60% ~ 85%作为运

动适宜心率，须在医师指导下进行。运动频率一般要求每周
3~5次，每次持续20~60分钟即可，可根据运动者身体状况
和所选择的运动种类以及气候条件等而定。

4. 减轻精神压力，保持平衡心理　长期精神压力和心情
抑郁是引起高血压和其他一些慢性病的重要原因之一，对于
高血压患者，这种精神状态常促使他们酗酒、吸烟，继而降
低对抗高血压治疗的依从性。对有精神压力和心理不平衡的
人，应减轻精神压力和改变心态，要正确对待自己、他人和
社会，倡导健康的生活方式，积极参加社会和集体活动。

5. 其他方面　对高血压患者来说戒烟也是重要的。虽然
尼古丁只使血压一过性地升高，但它降低服药的依从性并导
致增加降压药物的剂量。

（三）药物治疗

降压药物治疗原则：已有证据表明降压药物治疗可以有
效地降低心血管疾病的发病率和死亡率，并可防治卒中、冠
心病、心力衰竭和肾病的发生和发展。降压药的共同作用为
降低血压，不同类别降压药可能有降压以外作用的差别，这
些差别是针对不同患者选用药物时的主要参考。

1. 常用药物的分类

（1）利尿剂：常用作高血压的基础治疗，主要用于轻中
度高血压。应注意这类药物可以影响电解质和血糖、血脂和
尿酸代谢，故应慎用于糖尿病、血脂异常患者，痛风患者禁
用。包括噻嗪类利尿剂，如氢氯噻嗪，在血肌酐 > 2.0mg/dl，
GFR < 15~20ml/min时噻嗪类作用明显降低，应该慎用；吲达
帕胺具有利尿剂与钙通道阻滞剂双重作用，对血脂的影响比
噻嗪类小，有引起低血钾的可能性，在肝脏内代谢，服药后4
周达到最大降压效果；保钾利尿剂包括螺内酯、阿米洛利，
有保钾作用，肾功能不良时慎用。

（2）α-受体阻滞剂：这类药物对血糖、血脂等代谢过程

无影响,包括哌唑嗪、特拉唑嗪、多沙唑嗪等。后两者与 α_1-受体亲和力较哌唑嗪弱,血压下降缓和,而直立性低血压发生率较低。

①哌唑嗪:哌唑嗪口服后,1~3小时血药浓度达高峰,半衰期为2~3小时,降压时间可持续4~6小时。

②特拉唑嗪:特拉唑嗪半衰期较长,约12小时,给药后1~2小时达血药浓度峰值。

③多沙唑嗪:多沙唑嗪起效缓慢,2~3小时血药浓度达峰值,半衰期为9~12小时。

(3)β-受体阻滞剂:降压作用较弱,起效时间较长(1~2周)。心脏传导阻滞,严重心动过缓、哮喘、慢性阻塞性肺病与周围血管病患者禁用;胰岛素依赖性糖尿病和高脂血症患者慎用。

(4)钙拮抗剂:可用于各种程度的高血压,在老年人高血压或并发稳定性心绞痛时尤为适用。非二氢吡啶类药物在心脏传导阻滞和心力衰竭时禁忌使用。不稳定性心绞痛和急性心肌梗死时不宜应用速效二氢吡啶类钙拮抗剂。

(5)血管紧张素转换酶抑制剂:适用于各种类型高血压,尤可用于下列情况如高血压并发左心室肥厚、心功能不全或心力衰竭、心肌梗死后、糖尿病肾损害、高血压伴周围血管病变等。妊娠和肾动脉狭窄、肾功能衰竭(血肌酐>265μmol/L或3mg/dl)患者禁用。

(6)血管紧张素Ⅱ受体阻滞剂:临床药理作用与ACE抑制剂相似,但不引起咳嗽等不良反应。临床主要适用于ACE抑制剂不能耐受的患者。

2. 高血压药物治疗方法 大多数慢性高血压患者应该在几周内逐渐降低血压至目标水平,这样对远期事件的减低有益。推荐应用长效制剂,其作用可长达24小时,每日服用1次,这样可以减少血压的波动、降低主要心血管疾病的发生和防治靶器官损害，并提高用药的依从性。强调长期有规律的抗高血压治疗，达到有效、平稳、长期控制的要求。根据基线血压水平、有无靶器官损害和危险因素，选用单药治疗或联合治疗。

（1）单药治疗：起始时用低剂量单药，如血压不能达标，增加剂量至足量或换用低剂量的另一种药物，如仍不能使血压达标，则将后一种药物用至足量，或改用联合药物治疗。起始用低剂量单药的优点是可以了解患者对各种药物的疗效和耐受性的反应，但需要时间。

（2）联合治疗：为了最大程度取得治疗高血压的效果，单药增大剂量易出现不良反应。随机临床试验证明，大多数高血压患者为控制血压需要用两种或两种以上降压药，合并用药时每种药物剂量不大，选用药物间有协同治疗作用或相加作用的药物，其不良反应相互抵消或至少不相加。合理的配方还要考虑到各类药物作用时间的协调性。高血压防治指南支持以下类别降压药组合：

①利尿药和β-受体阻滞剂。

②利尿药和 ACEI 或血管紧张素Ⅱ受体阻滞剂（ARB）。

③钙拮抗剂（二氢吡啶）和β-受体阻滞剂。

④钙拮抗剂和 ACEI 或 ARB。

⑤钙拮抗剂和利尿剂。

⑥α-受体阻滞剂和β-受体阻滞剂。

⑦必要时也可用其他组合，包括中枢作用药如 α_2-受体激动剂和咪哒唑啉受体调节剂合用，或者联合 ACEI 或 ARB。有些患者需要用到 3 种或 4 种药物联合应用。

（3）伴有其他疾病时降压治疗药物的选择：高血压并发其他心血管病时，需要考虑降压药物的器官保护作用，应该充分考虑现有大量临床试验的证据，选用对器官具有保护作用、降低相关临床情况病死率、提高生存率的抗高血压药物。

具体的选择方案可以参照美国高血压指南 JNC-7 的推荐（表 3 – 1）。

表 3 – 1　药物强适应证的临床试验和指南依据

强适应证	推荐药物					
	利尿剂	β-受体阻滞剂	ACEI	ARB	CCB	醛固酮受体拮抗剂
心力衰竭	●	●	●	●		●
心肌梗死后		●	●			●
冠心病高危因素	●	●	●		●	
糖尿病	●	●	●	●	●	
慢性肾病			●	●		
预防脑卒中复发	●		●			

（四）高血压急症的治疗

1. 治疗原则　高血压急症时必须迅速使血压下降至安全水平，以静脉给予降压药为宜，以便根据血压下降水平随时改变药物使用剂量。最初目标是在数分钟至 2 小时内使平均动脉压下降不超过 25%，以后的 2 ~ 6 小时使血压降至 160/100mmHg，避免血压下降过快、过猛而加重心、脑和肾脏缺血。

2. 常用治疗药物

（1）静脉用药：见表 3 – 2。

表 3 – 2　高血压急症时静脉用降压药

药物	作用机制	剂量与用法	起效时间	作用持续时间	不良反应和特殊适应证
硝普钠	动脉和静脉扩张剂	10g/min 开始，逐渐增加至 200 ~ 300g/min	即刻	停药后 1 ~ 2 分钟	恶心、呕吐、肌颤、出汗、硫氰酸盐中毒、高铁血红蛋白血症；对大多数高血压急症均适用

续表

药物	作用机制	剂量与用法	起效时间	作用持续时间	不良反应和特殊适应证
硝酸甘油	静脉和外周动脉扩张剂	10g/min 开始，逐渐增加至 200g/min	1～5 分钟	3～5 分钟	头痛、恶心、心动过速、长期使用产生耐受性；适用于冠状动脉缺血
肼苯达嗪	直接血管扩张剂	10～20mg 静脉注射，必要时 4～6 小时后重复给药	5～30 分钟	3～9 小时	心率增快、头痛、面红、心绞痛加重；尤其适用于子痫
尼卡地平	钙拮抗剂	5～15mg/h 静脉注射	5～10 分钟	30～40 分钟	心动过速、头痛、颜面潮红；适用于心力衰竭以外高血压急症
乌拉地尔	α-受体阻滞作用兼有中枢 5-羟色胺激动作用	首剂 12.5～25mg 随之 5～40mg/h 静脉输注	3～5 分钟	4～6 小时	头晕，恶心，疲倦；适用于各类高血压
酚妥拉明	α-阻滞剂	5～15mg 静脉注射	1～2 分钟	10～30 分钟	心动过速、头痛、潮红；尤其适用于嗜铬细胞瘤
地尔硫䓬	钙拮抗剂	10mg，或每分钟 5～15g/kg 静脉注射			低血压，心动过缓；适用于心绞痛
艾司洛尔	β-受体阻滞剂	250～500g/(kg·min) 静脉注射，此后 50～100μg/(kg·min) 静脉注射	1～2 分钟	10～20 分钟	低血压，恶心；适用于快速室上性心律失常

（2）如无静脉给药的条件，也可以口服给药。常见药物有卡托普利 12.5~25mg 口服或舌下给药，最大作用见于给药后 30~90 分钟内，血容量不足者，易有血压过度下降，肾动脉狭窄患者禁用。硝苯地平缓释片 10~20mg 口服，降压缓慢而持久；尼卡地平 10~30mg 口服或舌下给药，仅有少数患者心率增快，比硝苯地平疗效慢而降压时间更长，可致低血压和颜面潮红。

【病情观察】

治疗过程中应密切注意降压药物的疗效，注意观察治疗中可能产生的各种不良反应，及时加以纠正或调整用药。

【病历记录】

1. 门急诊病历 记录患者就诊时间，记录患者就诊的主要症状，如头昏、头痛、胸闷、胸痛等，有无诱发因素，如劳累、睡眠不足、情绪激动，有无停服、漏服药物等，记录患者发作时的血压、心电图、心脏超声、尿检等检查情况。

2. 住院病历 详细记录患者主诉、发病过程、门急诊及外院以往的治疗经过、以往所用药物及效果如何。首次病程记录应提出初步诊断，记录分级、危险分层，制定个体化的治疗方案。病程记录应记录患者对药物的治疗效果、不良反应。

【注意事项】

1. 医患沟通 对高血压患者进行宣教，让患者了解自己的病情，包括高血压、危险因素同时存在的临床情况，了解控制血压的重要性，了解终身治疗的必要性。为争取药物治疗取得满意疗效，随诊时应强调按时服药，并让患者了解该种药物治疗可能出现的不良反应，一旦出现，应及早报告。深入浅出地耐心向患者解释改变生活方式的重要性，使之理解治疗意义，自觉地将防治方案付诸实践，并长期坚持。

若患者血压升高仅属正常高值或 1 级，危险分层属低危，仅服一种药物治疗，可安排每 6 个月随诊 1 次；较复杂患者随诊的间隔时间应缩短，治疗后血压降低达到目标，其他危险因素得到控制，可以减少随诊次数；若治疗 6 个月，血压仍未达目标，应考虑将患者转至高血压专科门诊。应向患者讲明高血压患者一般须终身治疗，确诊为高血压后若自行停药，其血压（或迟或早）终将恢复到治疗前水平；但若患者的血压已长期控制，可以尝试小心、逐步地减少服药次数或剂量，尤其是正在进行非药物治疗、密切观察改进生活方式效果的患者，此类患者在试行这种"逐步减药"时，应注意监测血压。

2. 经验指导

（1）由于血压的波动性，应至少两次在非同日静息状态下测得血压升高时方可诊断高血压，而血压值应以连续测量 3 次的平均值计算，须注意情绪激动、体力活动时会引起一时性的血压升高，被测者手臂过粗，周径 >35cm 时，明显动脉粥样硬化者气袖法测得的血压可高于实际血压。

（2）高血压是最重要的心血管危险因素，应该积极防治。患者应该坚持健康的生活方式，做到：①胸襟开阔、乐观豁达、劳逸结合、积极参加文体活动，减轻体重、不吸烟、少吃盐等都对本病有积极意义；②开展群防群治工作，定期健康检查，对有高血压家族史或本人血压曾有过高记录者，定期随访观察，则有利于对本病的早期发现和早期治疗；③提倡每个医师都将血压列入常规检查，这有助于发现无症状的高血压患者，并为他们提供早期防治的机会。

（3）根据目前认识，药物治疗高血压应采取以下原则：①采用最小的有效剂量以获得较满意疗效而使不良反应降至最小，如治疗有效，可以根据患者年龄和反应逐步递增剂量以获得最佳的疗效。②为了有效地防止靶器官损害，要求 1 日 24 小时内降压稳定，并须防止从夜间较低血压到清晨血压突然升高而导致猝死、脑卒中和心脏病发作，要达到此目标，最好使用每日 1 次给药而有持续 24 小时降压作用的药物，其标志之一是降压谷峰比值 > 50%（即给药后 24 小时仍保持50% 以上的最大降压效应），此种药物还能增加治疗的依从性。③为使降压效果增大且不增加药物的不良反应，当用低剂量单药治疗疗效不够时，可以采用两种或两种以上药物联合治疗。

第二节 继发性高血压

继发性高血压亦称症状性高血压。此种高血压存在明确的病因，占所有高血压患者的 5% 左右。症状性高血压本身的临床表现和危害性，与高血压病甚相似。因此当原发病的其他症状不多或不太明显时，容易被误认为高血压病。由于症状性高血压和高血压病的治疗方法不尽相同，且有些症状性高血压的原发病是可以治愈的，治愈后高血压亦随之而消失，因此在临床工作中，两者的鉴别关系到是否能及时正确地进行治疗。

【诊断】

（一）症状

症状性高血压患者的临床表现主要是有关的原发系统性疾病的症状和体征，高血压仅是其中的一个症状。但有时也可由于其他症状和体征不甚显著而使高血压成为主要的临床表现。症状性高血压本身的症状、体征和临床过程，与高血压病相类似。但在不同病因的高血压中，可各有自身的特点。

（二）体征

1. 血压升高是本病最主要的体征。心界可向左下扩大；可闻及主动脉瓣第二心音亢进，年龄大者可呈金属音，可有第四心音或主动脉收缩早期喷射音。若患者伴有靶器官受损，可有相关体征。

2. 高血压时，检查眼底可见有视网膜动脉变细、反光增强、狭窄，眼底出血、渗出等；检查颈、腹部有无血管杂音，以及颈动脉、上下肢及腹部动脉搏动情况，注意腹部有无肿块、肾脏是否增大等，这些检查有助于鉴别继发性高血压。

3. 部分患者体重明显超重，体重指数均值升高。

（三）检查

1. 实验室检查

（1）血常规：红细胞和血红蛋白一般无异常，急进型高血压时可有 Coombs 试验阴性的微血管性溶血性贫血，伴畸形红细胞、血液黏度增加。

（2）尿常规：早期患者尿常规正常，肾浓缩功能受损时尿比重逐渐下降，可有少量尿蛋白、红细胞，偶见管型；随肾病变进展，尿蛋白量增多，良性肾硬化者如 24 小时尿蛋白在 1g 以上时，提示预后差，红细胞和管型亦可增多，管型主要为透明和颗粒管型。

（3）肾功能：早期患者检查并无异常，肾实质受损害到一定程度时，尿素氮、肌酐开始升高；成人肌酐 > 114.3μmol/L，老年人和妊娠者 > 91.5μmol/L 时提示有肾损害，酚红排泄试验、内生肌酐清除率等可低于正常。

（4）其他检查：可见有血清总胆固醇、三酰甘油、低密度脂蛋白胆固醇增高和高密度脂蛋白胆固醇、载脂蛋白 A1 的降低；部分患者血糖升高和高尿酸血症；部分患者血浆肾素活性、血管紧张素 II 的水平升高。

2. 特殊检查

（1）X 线胸部检查：可见主动脉升部、弓部纡曲延长，其升部、弓部或降部可扩张；高血压性心脏病时有左心室增大，有左心衰竭时左心室增大更明显，全心衰竭时则可左右心室都增大，并有肺淤血征象；肺水肿时则见肺间质明显充血，呈蝴蝶形模糊阴影。

（2）心电图检查：左心室肥厚时心电图可显示左心室肥大或劳损的表现，左心室舒张期顺应性下降，左心房舒张期负荷增加，可出现 P 波增宽、切凹、pv_1 的终末电势负值增大等，上述表现甚至可出现在心电图发现左心室肥大之前，可见室性早搏、心房颤动等心律失常。

（3）动态血压监测：推荐以下参考标准正常值：24 小时平均 <130/80mmHg，白昼平均 <135/85mmHg，夜间平均小于 125/75mmHg。正常情况下，夜间血压均值比白昼血压均值低 10% ~20%。

（4）超声心动图检查：目前认为，此项检查和 X 线胸部检查、心电图比较，超声心动图是诊断左心室肥厚最敏感、可靠的手段；可在二维超声定位基础上记录 M 型超声曲线或直接从二维图进行测量，室间隔和（或）心室后壁厚度 >13mm 者为左心室肥厚。高血压病时左心室肥大多是对称性的，但有 1/3 左右以室间隔肥厚为主（室间隔和左室后壁厚度比 >1.3），室间隔肥厚上端常先出现，提示高血压最先影响左心室流出道。此外，超声心动图尚可观察其他心脏腔室、瓣膜和主动脉根部的情况并可作心功能检测。左心室肥厚早期虽然心脏的整体功能如心排血量、左心室射血分数仍属正常，但已有左心室收缩期和舒张期顺应性减退，如心肌收缩最大速率（V_{max}）下降，等容舒张期延长、二尖瓣开放延迟等。出现左心衰竭后，超声心动图检查可发现左心室、左心房心腔扩大，左室壁收缩活动减弱。

（5）眼底检查：测量视网膜中心动脉压可见增高，在病情发展的不同阶段可见下列的眼底变化。Ⅰ级：视网膜小动脉普遍变细，反光增强；Ⅱ级：视网膜动脉狭窄，动脉交叉压迫；Ⅲ级：眼底出血或棉絮状渗出；Ⅳ级：出血或渗出物体有视神经乳头水肿。

（四）诊断要点

引起症状性高血压的疾病，较常见者有下列五类，诊断时必须抓住这些线索。

1. 肾脏疾病 包括：①肾实质性病变，如急性和慢性肾小球肾炎、慢性肾盂肾炎、妊娠高血压综合征、先天性肾脏病变（多囊肾、马蹄肾、肾发育不全）、肾结核、肾结石、肾肿瘤、继发性肾脏病变（各种结缔组织疾病、糖尿病性肾脏病变、肾淀粉样变、放射性肾炎、创伤和泌尿道阻塞所致的肾脏病变）等；②肾血管病变，如肾动脉和肾静脉狭窄阻塞（先天性畸形、动脉粥样硬化、炎症、血栓、肾蒂扭转）；③肾周围病变，如炎症、脓肿、肿瘤、创伤、出血等。肾脏疾病引起的高血压，是症状性高血压中最常见的一种，称为肾性高血压。占肾脏病的 19.6% ~ 57.7%，占成人高血压的 2% ~ 4%。

2. 内分泌疾病 如原发性醛固酮增多症、皮质醇增多症（库欣综合征）、嗜铬细胞瘤、有高血压的肾上腺变态综合征、甲状旁腺功能亢进、垂体前叶功能亢进、绝经期综合征和女性长期口服避孕药等。内分泌疾病伴有高血压的并不少见。

3. 血管病变 如主动脉缩窄、多发性大动脉炎等，主要引起上肢血压升高。

4. 颅脑病变 如脑部创伤、脑瘤、脑干感染等。

5. 其他 妊娠高血压综合征、红细胞增多症、高原病、药物（糖皮质激素、拟交感胺、甘草）。

（五）鉴别诊断

1. 肾小球肾炎 儿童与青少年期的症状性高血压，以肾小球肾炎引起者最为常见。急性肾小球肾炎的临床表现具有特征性：发病前可有链球菌等细菌或病毒的感染史，有发热、水肿、血尿，严重者可并发心力衰竭或高血压脑病；尿检查有蛋白、红细胞和管型；血中尿素氮、肌酐水平可略增高；X

线检查可见心脏普遍增大，静脉肾盂造影常因肾小球滤过率明显降低而不显影；眼底检查视网膜动脉痉挛、水肿等。诊断一般并不困难。慢性肾小球肾炎的症状可能比较隐蔽，与高血压病的鉴别有时不易，在血压显著升高或发生肾功能衰竭时，就更不易与第三期高血压病以及急进型高血压病相鉴别。患者可能均有肾功能衰竭的临床表现，尿中有蛋白、红细胞和管型，并伴氮质血症和视网膜动脉硬化、出血、视神经乳头水肿等病变。如患者过去有肾小球肾炎的病史，或有反复水肿史，有较明显贫血、血浆白蛋白降低和氮质血症而视网膜病变还不明显，蛋白尿出现在高血压之前，或蛋白尿持续而血压增高不显著，静脉肾盂造影显示造影剂排泄延迟，双侧肾影缩小等情况，有利于慢性肾小球肾炎的诊断。反之，如患者有多年的高血压史后出现尿的变化，则高血压病的可能性较大。如血压长期地停留在极高水平（收缩压≥250mmHg 和（或）舒张压≥130mmHg），则以急进型高血压更为多见。

2. 慢性肾盂肾炎　慢性肾盂肾炎常伴有高血压，有时临床表现如高血压病，甚至可伴高血压性心脏病。若肾脏症状不明显时，可误诊为高血压病，必须详细询问病史和详查尿常规、肾功能和尿培养等方可鉴别。本病多有尿路感染的病史，临床表现包括发热、腰酸痛、尿频、尿痛、尿中出现红细胞等，即使是发生在多年以前仍有意义。急性期和慢性活动期尿细菌培养多为阳性（菌落数＞1000/ml），尿中白细胞增多（离心沉淀10分钟，高倍视野下有10个以上），也可同时有蛋白、红细胞和颗粒管型，后期尿浓缩功能差，比重可在1.012以下。静脉肾盂造影可显示肾盂与肾脏的瘢痕和萎缩性变化（杆状肾盂和肾轮廓扭曲），并可能发现下泌尿道有阻塞。单侧慢性肾盂肾炎病肾萎缩或排尿功能明显受损，但当膀胱中的尿主要为健侧肾所排时，则尿常规检查时可能阴性，需特别注意。

3. 妊娠高血压综合征　妊娠高血压综合征与高血压病的鉴别，有时颇为困难，且两者常可同时存在。原有高血压的患者，妊娠后约 30% 发生妊娠中毒症。两者的鉴别要点是：高血压患者在妊娠早期血压即已增高，过去有高血压病史，多不伴有明显的蛋白尿；妊娠高血压综合征则一般在妊娠晚期出现高血压，且逐渐增高，并伴有水肿和蛋白尿。

4. 肾动脉狭窄　本病可为单侧性或双侧性。病变性质可为先天性、炎症性（在我国常为多发性大动脉炎的一部分）或动脉粥样硬化性等。后者主要见于老年人，前两者则主要见于青少年，其中炎症性者尤多见于 30 岁以下的女性。凡突然发生高血压（尤其青年或老年人），高血压呈恶性或良性高血压突然加重，以及对药物治疗无反应的高血压患者，都应怀疑本症。本病患者多呈舒张压的中、重度固定性增高，体检时约 50% 患者可在上腹部或背部肋脊角处听到高音调的收缩 - 舒张期或连续性杂音。对怀疑本病者，可作①静脉肾盂造影，如见一侧肾排泄造影剂迟于对侧、肾轮廓不规则或显著小于对侧（直径 1.5cm 以上）、造影剂密度深于对侧或输尿管上段与肾盂有压迹（可能为扩大的输尿管动脉的压迹）、提示有肾血管病变的可能；②放射性核素肾图测定，通过分析曲线血管相、实质相和排泄相，有助于判断两侧肾脏的血液供应、肾小管功能和排尿情况，从而估计有无肾缺血的存在；③腹部超声波检查；④药物（如血管紧张素转换酶抑制剂）筛选试验。对有阳性发现者，可进一步作肯定性诊断试验，即选择性肾动脉造影和分侧肾静脉血浆肾素测定。前者用以确定狭窄部位，后者通过证实患侧肾脏肾素产生增多而评定肾动脉狭窄的功能意义。分侧肾素测定如显示病侧的肾素活性为健侧 1.5 倍或以上，且健侧的肾素活性不高于下腔静脉血，可诊断本病且预测手术治愈率可达 80% ~ 90%。测定前给予一定的激发措施，包括倾斜体位、低盐饮食或给予血管扩张剂、利尿剂或转换酶抑制剂（如测定前 24 小时口服卡托普利 25mg）可刺激患侧肾脏释放肾素。转换酶抑制剂刺激患侧肾脏分泌肾素增加的机制为降低血压和阻断血管紧张素 Ⅱ 对肾素释放的反馈性抑制。如不作激发或测定前未停用抑制肾素分泌的降压药（β-受体阻滞剂，交感神经抑制剂和神经节阻滞剂），可导致假阴性结果。

5. 其他肾脏疾病 多囊肾患者常有家族史或家族中有中年死于尿毒症者。肾脏肿瘤和多囊肾可在肾区打到肿块，肾盂造影或超声波检查有助于明确肾脏肿块为囊性或实质性。马蹄肾和肾发育不全可通过静脉肾盂造影来发现。肾结核、肾结石和继发性肾脏病变本身的临床表现比较明显，诊断一般不难。

6. 嗜铬细胞瘤 对以下高血压患者要考虑本病的可能：血压波动明显，阵发性血压增高伴有心动过速、头痛、出汗、苍白等症状，对一般降压药无反应，高血压伴有高代谢表现和体重减轻、糖代谢异常，以及对诱导麻醉和降压药治疗的升压反应。进一步的诊断需证实患者血浆或尿中儿茶酚胺或其代谢产物的浓度增高，然后经 CT、放射性核素检查或血管造影对肿瘤进行定位。前者包括 24 小时尿儿茶酚胺、3-甲氧基-4 羟基苦杏仁酸（VMA）和 3-甲氧基肾上腺素测定，对增高者可作血浆儿茶酚胺测定，测定前患者须充分休息。嗜铬细胞瘤患者的血浆儿茶酚胺水平较高血压病患者明显增高，而 VMA 水平在两种疾病可有相当大的重叠。对有一定症状而休息时血浆儿茶酚胺水平在临界状态的高血压患者，可在给予可乐定后复查血浆儿茶酚胺水平，正常人和高血压病患者的儿茶酚胺水平将下降，而嗜铬细胞瘤患者则不受影响。但对已在接受降压药治疗者应慎用，曾有报道可乐定抑制试验引起严重的低血压。大多数患者使用 CT 可对嗜铬细胞瘤作出定位诊断，约 10% 患者的嗜铬细胞瘤由于较小（直径 1.0cm 以下）或位于肾上腺外，不能用 CT 对肾上腺的检查而发现，可用[131]碘-间碘苯甲酸胍作嗜铬细胞瘤显像。以上两种方法检查均可有假阴性存在，因此必要时可作选择性血管造影或分侧静脉插管测定局部血浆儿茶酚胺水平，但这些方法都有一定的危险性，要严格掌握应用指征。

7. 皮质醇增多症（库欣综合征）　本病除高血压外，还有向心性肥胖、面色红润、皮肤紫纹、毛发增多，以及血糖增高等临床体征，诊断一般并不困难。但本病为一组较复杂的疾病，尤其是病因多种，症状可稍不同，诊断治疗方案各异。

8. 原发性醛固酮增多症　本病多见于成年女性，临床上以长期的血压增高和顽固的低血钾为特征。表现为肌无力、周期性四肢麻痹或抽搐、烦渴、多尿等。实验室检查有低血钾、高血钠、代谢性碱中毒、尿比重低而呈中性或碱性、尿中醛固酮排泄增多、血浆肾素活性低且对缺钠的反应迟钝、尿 17-酮皮质类固醇和 17-羟皮质类固醇等正常。高血压患者伴有低血钾时要考虑到本病的可能，但也要注意排除失钾性肾炎、长时间应用利尿剂引起尿排钾过多和各种原因所致的继发性醛固酮增多症。正常的血钾水平也不能排除原发性醛固酮增多症，特别是在患者饮食中限制钠盐摄入或摄钾增多的情况下。在不控制饮食的情况下所测的血浆肾素活性和血浆或尿中醛固酮水平对原发性醛固酮增多症的诊断没有帮助。给予高钠饮食 3 日后所测得的 24 小时尿中醛固酮排出量，如超过 14.0μg 则可诊断本病。应用 CT 可对多数病例的病变进行定位，鉴别为增生或肿瘤。如鉴别有困难，可经皮穿刺直接抽肾上腺静脉抽血测定醛固酮水平，患侧增高不到健侧两倍则提示为双侧增生，超过 3 倍者提示为腺瘤。肾上腺静脉造影对肾上腺肿瘤的定位十分精确，但有较高的腹膜后或肾上腺内出血的发生率，现已较少使用。

9. 其他内分泌疾病 伴有高血压的内分泌疾病尚有多种，如先天性肾上腺皮质增生、前（腺）脑垂体功能亢进症、甲状旁腺功能亢进症、更年期综合征等。

10. 主动脉缩窄 先天性主动脉缩窄或多发性大动脉炎引起的降主动脉和腹主动脉狭窄，都可引起上肢血压增高，多见于青少年。本病的特点是上肢血压高而下肢血压不高或降低，因上肢血压高于下肢而形成反常的上下肢血压差别（正常平卧位用常规血压计测定时下肢收缩压读数较上肢高 2.7 ~ 5.3kPa（20 ~ 40mmHg），同时伴下肢动脉搏动减弱或消失，有冷感和乏力感。在胸背和腰部可听到收缩期血管杂音，在肩胛区、胸骨旁、腋部和中上腹部，可能有侧支循环动脉的搏动、震颤和杂音。胸部 X 线片可显示肋骨受侧支循环动脉侵蚀引起的切迹，主动脉造影可以确立诊断。多发性大动脉炎在引起降主动脉或腹主动脉狭窄的同时，还可以引起主动脉弓在头臂动脉分支间的狭窄或一侧上肢动脉的狭窄，这时一侧上肢血压增高，而另一侧则血压降低或测不到，应予注意。

11. 颅脑病变 本类病变的神经系统表现多具有特征性，诊断一般并不困难，有时需与高血压病引起的脑血管病变相鉴别。

【治疗】

治疗原则为症状性高血压的治疗。

症状性高血压的治疗，主要是针对其原发疾病，进行病因治疗。如单侧肾脏病变、肾脏肿瘤、肾动脉狭窄、泌尿道阻塞、嗜铬细胞瘤、肾上腺皮质肿瘤或增生、主动脉缩窄、多发性大动脉炎、脑瘤和脑外伤等可行手术治疗，及时而成功的手术可使血压下降，甚至可完全根治。对原发病不能手术或术后血压仍高者，除采用其他针对病因的治疗外，对高血压可按治疗高血压病的方法进行降压治疗。α-受体阻滞剂酚苄明 10～30mg（开始用小剂量逐渐增加），每日 1～2 次，或合并应用 β-受体阻滞剂，对控制嗜铬细胞瘤所致高血压有效，可在手术准备阶段或术后使用。醛固酮拮抗剂螺内酯 20～40mg，每日 3 次，可用于原发性醛固酮增多症手术前的准备阶段，有利于控制血压和减少钾的排泄，对术后血压仍高或不能手术者，可长期给予螺内酯控制血压。

【病情观察】

治疗过程中应密切注意降压药物的疗效，注意观察治疗中可能产生的各种不良反应，及时加以纠正或调整用药。

【病历记录】

1. 门急诊病历 记录患者就诊时间；记录患者就诊的主要症状，如头昏、头痛、胸闷、胸痛等；有无诱发因素，如劳累、睡眠不足、情绪激动和有无停服、漏服药物等；记录患者发作时的血压、心电图、尿检、心脏超声等检查。

2. 住院病历 详细记录患者主诉、发病过程、门急诊及外院以往的治疗经过、以往所用药物及效果如何。首次病程记录应提出初步诊断，记录分级、危险分层，制定个体化的治疗方案。病程记录应记录患者对药物的治疗反应、不良反应。

【注意事项】

1. 医患沟通 对高血压患者进行宣教，让患者了解自己的病情，包括高血压、危险因素同时存在的临床情况，了解控制血压的重要性，了解终身治疗的必要性，为争取药物治疗取得满意疗效，随诊时应强调按时服药，让患者了解该种药物治疗可能出现的不良反应，后者一旦出现，应及早报告；深入浅出地耐心向患者解释改变生活方式的重要性，使之理解治疗意义，自觉地将治疗方案与生活方式转变付诸实践，长期坚持。

2. 经验指导

(1) 突然发生的明显高血压（尤其是青年人），高血压时伴有心悸、多汗、乏力或其他一些高血压病不常见的症状，上下肢血压明显不一致、腹腰部有血管杂音的患者，应考虑继发性高血压的可能性，需做进一步的相关检查予以鉴别。此外，要注意与主动脉硬化、高动力循环状态、心排量增高时所致的收缩期高血压相鉴别。

(2) 降压治疗药物的选用应根据治疗对象的个体状况，以及治疗药物的作用、代谢、不良反应和药物相互作用，参考以下几点做出决定：①治疗对象是否存在心血管病危险因素；②治疗对象是否已有靶器官损害，如心血管疾病（尤其是冠心病）、肾病、糖尿病的表现；③治疗对象是否合并有受降压药影响的其他疾病，如高血压并糖尿病或肾功能不全，不宜使用利尿剂，可用血管紧张素转换酶抑制剂；④与治疗合并疾病所使用的药物之间有无可能发生相互作用；⑤选用的药物是否已有减少心血管病发病率与死亡率的证据及其力度；⑥所在地区降压药物品种供应与价格状况及治疗对象的支付能力。

(3) 近年来研究认为，为了最大程度取得治疗高血压的疗效，就要求更大程度地降低血压，而做到这一点单药治疗常力不能及，或是剂量增大而易出现不良反应。国际大规模临床试验证明，合并用药有其实际需要和应用价值。合并用药可用两种或多种降压药，每种药物的剂量不大，药物的治疗作用应有协同或至少相加的作用，其不良作用可以相互抵消或至少不重叠或相加；合并用药时所用的药物种数不宜过多，过多则可有复杂的药物相互作用。现今认为比较合理的配伍为：①ACEI（或血管紧张素Ⅱ受体拮抗剂）与利尿药；②钙拮抗剂与β-受体阻滞剂；③ACEI与钙拮抗剂；④利尿药与β-受体阻滞剂；⑤α受体阻滞剂与β-受体阻滞剂。合理的配方还应考虑到各药作用时间的一致性。合并用药：一种是可以采用各药的按需剂量配比，其优点是易根据临床调整品种和剂量；另一种是采用固定配比的复方，其优点是方便，有利于提高患者的顺从性。

（4）治疗的目标是总体上减少心血管病危险性。因此，治疗高血压患者的其他危险因素和存在的临床疾病也同样重要。在对合并或伴有糖尿病、高胆固醇血症、冠心病、脑血管病或肾脏疾病病患治疗时，经治医师应请有关专科进行检查，为患者综合制订适宜的生活方式和药物治疗。

第四章

先天性心脏病 ◀···

第一节 动脉导管未闭

动脉导管未闭（PDA）占先心病发病总数的 15%，可分为管型、漏斗型及窗型。

本畸形使流经主动脉的血液向肺动脉分流，致肺循环的血流量增多，左心室的容量负荷加重，导致左心室扩大、肥厚以及肺动脉高压。

【诊断】

（一）症状

轻者可无症状，病变较重者有劳累后气急、心悸、乏力和其他心力衰竭表现。患者较易发生感染性心内膜炎。

（二）体征

1. 胸骨左缘第 2 肋间有粗糙响亮的连续性机器样杂音，多数伴有震颤。严重肺动脉高压者，往往只有收缩期杂音。

2. 心界向左下外侧移位，心尖搏动常强而有力。

3. 分流量大者，心前区有相对性二尖瓣狭窄的短促低调舒张期杂音。

4. 收缩压稍增高、舒张压降低、脉压增大、有水冲脉等周围血管体征。

5. 肺动脉高压时，肺动脉瓣区 P_2 增强。

6. 伴右向左分流者，可出现发绀，其特征为下肢较上肢明显，故可能仅表现为杵状指。

（三）检查

1. X 线检查 左向右分流程度较轻者，X 线胸片可正常。病变较重，则示左心室及左心房增大，肺动脉段突出，肺血管增粗，主动脉结增宽。严重肺动脉高压时，右心室增大，肺动脉主干显著增粗而肺野外围血管细小。

2. 心电图检查 病变轻者，心电图可在正常范围内；若病变较重，则示左心室肥大。有肺动脉高压时，出现左、右心室肥大或右心室肥大图形。

3. 超声心动图检查 左心室和左心房增大，并可直接显示经未闭动脉导管从主动脉流入肺动脉的高速湍流。

4. 右心导管检查 肺动脉血氧含量高于右心室（>0.6%容积），有时心导管可通过未闭动脉导管进入降主动脉中。

5. 主动脉逆行造影 可清楚显示动脉导管的形态和大小。

（四）诊断要点

1. 症状 动脉导管细小者临床上可无症状；动脉导管粗大者可有咳嗽、气急、生长发育落后等；并发严重肺动脉高压时可出现差异性青紫。

2. 查体 胸骨左缘第 2 肋间可闻及连续性机器样杂音，伴震颤。

3. 辅助检查 X 线检查，心电图，超声心动图和核磁共振可以明确动脉导管大小、形态及肺动脉压等，心导管检查可以直接测定压力。

（五）鉴别诊断

典型动脉导管未闭临床诊断并不困难，但以下疾病在心前区均可出现连续性杂音应注意鉴别。

1. 主－肺动脉间隔缺损 本病较为罕见。症状重，杂音位置偏低，在胸骨左缘 3、4 肋间隙最响。X 线胸片示主动脉结小或无明显扩大。右心导管检查，若导管经缺损进入升主动脉即可确诊。必要时行升主动脉逆行造影。

2. 室间隔缺损合并主动脉瓣关闭不全 本病杂音位置偏低，在胸骨左缘 3、4 肋间隙可听到收缩期和舒张期杂音。右心导管检查心室水平由左向右分流。

3. 主动脉窦瘤破裂 本病发病常较突然，多在体力活动后出现心力衰竭症状。心前区可听到表浅粗糙的连续性杂音。若窦瘤破入右心，则右心导管检查右心房或右心室血氧含量增加。升主动脉造影可以明确诊断。

4. 冠状动脉－心腔瘘 杂音可出现在心前区各个部位。确定诊断依赖于升主动脉造影。

【治疗】

治疗原则为防止心内膜炎及心力衰竭，无自然闭合可能的应及早行根治性治疗。

（一）内科治疗

同房间隔缺损的治疗。

（二）介入治疗

1. 适应证

（1）Amplatzer 法：①左向右分流不合并须外科手术的心脏畸形的 PDA；PDA 最窄直径 ≥2.0mm，年龄通常 ≥6 个月，体重 ≥4kg。②外科术后残余分流。

（2）弹簧栓子法：①左向右分流不合并须外科手术的心脏畸形的 PDA；PDA 最窄直径（单个 Cook 栓子 ≤2.0mm；单个 Pfm 栓子 ≤3mm）。年龄通常 ≥6 个月，体重 ≥4kg。②外科术后残余分流。

2. 禁忌证

（1）依赖 PDA 存在的心脏畸形。

（2）严重肺动脉高压并已导致右向左分流。

（3）败血症，封堵术前 1 个月内患有严重感染。

3. 术后处理

（1）综合心电监护 24 小时。

（2）常规应用抗生素 3～5 日。

（3）术后 24 小时、1 个月、3 个月、6 个月及 12 个月复查超声心动图、心电图及 X 线胸片。

（三）手术治疗

根据病变特点可行导管结扎术或导管切断缝合术。

【病情观察】

1. 观察胸骨左缘的连续性机器样杂音、有无呼吸道感染、心力衰竭。如患者出现不明原因长期发热，应考虑合并感染性动脉内膜炎可能。应做血培养和使用有效抗生素治疗。

2. 如果患者外科手术结扎导管，应注意监测血压，患者可有术后高血压发生。此外，在患者清醒后应注意有无声音嘶哑，因 PDA 结扎术最主要的并发症是喉返神经损伤。

【病历记录】

1. 不同患者病情差异很大，所有病历上要详细记录患者的表现、各项检查结果，以及医方与患方沟通的过程、诊疗措施。

2. 对于需手术或介入治疗的患者，手术风险要交代清楚并要有患者签字。

【注意事项】

1. 医患沟通

（1）对 PDA 的治疗，患方的配合起着很重要的作用，PDA 的病情变化大，需特殊处理，患者需手术，故在与患方沟通时要针对患者的实际情况，做全程沟通。

（2）与患方进行沟通时，对患者病情仅做客观性描述，对患者病情变化尽量少做评价，应嘱患者多随访。

2. 经验指导

(1) PDA 的诊断不仅要确诊病变，而且必须同时对血流动力状况做出评估，并应在治疗前评估左→右分流量的大小及对患者心肺功能的影响。

(2) 明确有无严重肺动脉高压或艾森曼格综合征存在。

(3) 对于粗大的动脉导管，还必须明确有无导管钙化、有无动脉导管瘤形成，这对手术方式的选择及手术风险的评估有很大的影响。

(4) PDA 合并心内膜炎或导管内有赘生物的患者禁止做介入性封堵治疗。

(5) 动脉导管破裂出血和喉返神经损伤是 PDA 外科治疗中最主要的并发症，前者的应急措施不健全的情况下有极高的死亡率，后者将造成患者终身的痛苦。

第二节 房间隔缺损

房间隔缺损（ASD）占先心病发病总数的 5% ~ 10%，可分为原发孔型缺损和继发孔型缺损。原发孔型房间隔缺损常伴有二尖瓣裂缺和（或）各种类型的房室通道。继发孔型缺损又可分为中央型、上腔型、下腔型和混合型房间隔缺损。其中，中央型缺损最常见，约占 75%。房间隔缺损早期存在心房水平向右分流，经过右心房、右心室和肺部的血流量显著增加；晚期因肺动脉高压可发生右向左分流或双向分流。

【诊断】

（一）症状

轻者可无症状，仅在体检时发现。分流量大时可有发育障碍，患者可表现劳累后乏力、气急、胸闷等，并因肺充血易患支气管炎，尤其是婴幼儿。

（二）体征

缺损较小的患者可能无明显的体征，而缺损较大的患者可能发育较差，体格瘦小，左前胸隆起，甚至胸脊柱后凸。

1. 心脏浊音界增大，心前区近胸骨左缘处有抬举性搏动，提示右心室增大。

2. 胸骨左缘第 2 肋间可听到 2～3 级有时达 4 级的收缩期吹风样杂音，呈喷射型，为肺循环血流量增多及相对性肺动脉瓣狭窄所致，多数不伴有震颤。

3. 肺动脉瓣区第二心音明显分裂并增强，此种分裂在呼吸周期和 Valsalva 动作时无明显改变（固定分裂）。

4. 在肺动脉瓣区可听到出现在杂音之前、第一心音之后的短促而高亢的肺动脉收缩喷射音。肺动脉压显著增高时亦可听到由于相对性肺动脉瓣关闭不全而引起的舒张期吹风样杂音，但少见。

5. 极少数患者在胸骨左缘下端三尖瓣区可听到由相对性三尖瓣狭窄引起的隆隆样舒张中期杂音。

（三）检查

1. X 线检查 典型的改变为肺野充血，肺动脉增粗，肺动脉总干弧明显凸出；肺门血管影粗而搏动强烈，形成所谓肺门舞蹈症；右心房和右心室增大，主动脉弓影缩小。第一孔未闭型伴有二尖瓣关闭不全者则左心室亦有增大。

2. 心电图检查 可表现不完全性右束支传导阻滞、完全性右束支传导阻滞和右心室肥大图形。

3. 超声心动图检查 右心房、右心室增大，肺动脉增宽，彩色多普勒血流显像可显示分流部位。

4. 磁共振电脑断层显像 磁共振断层显像可在不同水平显示心房间隔的缺损。

5. 心脏导管检查和选择性指示剂稀释曲线测定 右心导管检查可发现从右心房开始至右心室和肺动脉的血液氧含量增高。目前心导管检查仅用于那些临床情况有矛盾或怀疑存在显著肺动脉高压的患者。

(四) 诊断要点

1. 随缺损大小而有区别。缺损小的可全无症状，缺损较大时影响患儿生长发育，患者易反复呼吸道感染，严重者可发生心力衰竭。

2. 胸骨左缘第 2 ~ 3 肋间可闻及收缩期杂音，性质柔和、局限，多数伴有第二心音固定分裂。

3. X 线检查和心电图为辅助检查项目，超声心动图可明确房间隔缺损的位置、大小、形态、边缘以及周围组织的关系、房间隔最大径、心房大小等，超声心动图和心导管检查为介入或手术治疗前的一项重要的检查措施，核磁共振不作为常规检查。

(五) 鉴别诊断

根据典型的体征和实验室检查结果，诊断本病不太困难，下列情况要注意鉴别：

1. 本病体征不很明显的患者需与正常生理情况相鉴别
正常儿童可在胸骨左缘第 2 肋间听到 2 级吹风样收缩期杂音，伴有第二心音分裂或亢进。如怀疑患本病，可进行 X 线、心电图和超声心动图等检查来确诊。

2. 较大的心室间隔缺损 因左至右的分流室间隔缺损的患者，其体征类似高位心室间隔缺损，右心导管检查结果则类似心房间隔缺损，也要注意鉴别。

3. 原发性肺动脉高压 其体征和心电图表现，与本病颇相类似；X 线检查亦可发现肺动脉总干弧凸出，肺门血管影增粗，右心室和右心房增大；但肺野不充血或反而清晰。超声心动图、右心导管检查可发现肺动脉压明显增高而无左至右分流的证据。

4. 瓣膜型单纯肺动脉口狭窄 其体征、X 线和心电图的表现，与本病有许多相似之处，有时可造成鉴别诊断上的困难。

【治疗】

（一）内科治疗

原发孔型房间隔缺损要避免剧烈活动，防止感染和心力衰竭。

（二）介入治疗

经导管介入治疗先天性心脏病具有创伤小、恢复快、疗效高、并发症低、术后不留瘢痕等优势，目前已成为先天性心脏病根治的重要治疗手段。

1. 适应证

（1）年龄通常≥3岁。

（2）缺损直径≥5mm，伴右心容量负荷增加，≤36mm的继发孔型左向右分流ASD。

（3）缺损边缘至冠状静脉窦；上、下腔静脉及肺静脉的距离≥5mm；至房室瓣≥7mm。

（4）房间隔的直径应大于所选用封堵伞左房侧的直径。

（5）不合并必须外科手术的其他心脏畸形。

2. 禁忌证

（1）原发孔型及静脉窦型ASD。

（2）心内膜炎及出血性疾患。

（3）封堵器安置处有血栓存在，导管插入处有静脉血栓形成。

（4）严重肺动脉高压导致右向左分流。

（5）伴有与ASD无关的严重心肌疾患或瓣膜疾病。

3. 介入治疗术后处理

（1）综合心电监护24小时。

（2）术后肝素抗凝48小时，按100U/kg计算，每12小时1次，共用4次。

（3）口服阿司匹林3~5mg/（kg·d），共6个月；封堵器直径≥30mm，患者可酌情加服波立维每日75mg（成人）。

（4）常规应用抗生素3~5日。

（5）术后 24 小时，1、3、6 及 12 个月复查超声心动图、心电图及 X 线胸片。

（三）手术治疗

分流量较大的 ASD 须手术治疗。多在体外循环心内直视下进行缺损修补。

【病情观察】

1. 对未手术治疗者应注意有无心力衰竭、反复肺炎等表现。房间隔缺损患者并发感染性心内膜炎很少，但发生风湿性心脏病的概率比正常者多。房间隔缺损常见的并发症为肺炎，至青年期可有气促和心悸，中年时期可合并心律失常，如期前收缩、阵发性心动过速、心房扑动、心房颤动、传导阻滞，以及肺动脉高压及心力衰竭。房室共同通道或心内膜垫缺损的临床表现比第二孔型缺损的表现早而重，可在婴儿期出现心力衰竭、肺动脉高压。

2. ASD 手术后应注意监测 CVP，避免容量过多而致左心功能不全、肺水肿。保持水、电解质和酸碱平衡。注意监测 ECG，及时发现并处理房性和室上性心律失常。

【病历记录】

在现病史及过去史中记录能排除支气管异物、喘息性支气管炎、哮喘等能导致反复咳嗽的描述。对患者的过去史中应记录有无风湿热病史，在体格检查中记录排除风湿性瓣膜病所致杂音与生理性杂音的描述。在病程记录中记载确诊依据、治疗内容及疗效观察，出院小结中记录出院后门诊随访的时间、复查内容与出院医嘱。记录疾病的动态情况，有助于判别疾病的进展情况。听取患者的描述对鉴别其他心脏病有帮助。

【注意事项】

1. 医患沟通

（1）先心病是一种出生后就存在解剖学异常和血流动力

学异常的心脏病，在治疗上分为解剖学矫治和血流动力学矫治，理论上讲两者应一致，这也是医师所追求的目标，但临床实际有时却达不到或不能达到，如大 ASD 修补时，如果左心室发育较小时，缺损并不完全封闭而留有一小孔（直径0.5~1.0cm）就是部分的解剖学和血流动力学矫治，而有的复杂性先心病不能做解剖学矫治，只能做完全的或部分的血流动力学矫治，甚至是分期矫治。关于这点术前应向家属交代清楚。

（2）先心病手术后改变了患者自出生后即存在的异常血流动力学状态，有的甚至是重大的改变，患者的循环系统有一个适应的过程，这一过程有的时间较长，有的甚至是终身。因此，术后的内科治疗可延续很长的时间，对于 ASD 合并有严重肺动脉高压或肺血管阻塞性病变的患者尤其如此。术前应让患者及其家属了解，以便术后配合治疗。

2. 经验指导

（1）由于心房间压力阶差小，房间隔缺损的分流量一般较小，临床一般无症状，心脏杂音较弱，因此，早期容易漏诊。临床上遇到胸骨左缘 2~3 肋间柔和的杂音患儿，一定要仔细听诊，不要轻易认为是生理性杂音，房间隔缺损的杂音特点是尽管较弱，但是第二心音较强，且伴有固定分裂，结合心电图右束支传导阻滞，心脏彩超可见房间隔回声缺失等特点，完全可以早期诊断。

（2）继发孔型房间隔缺损的治疗需要考虑两个问题：一是无症状的患者是否需要治疗；二是选择合适的手术方法。一般认为，房间隔缺损自然闭合率极低，无症状的房缺患者如果 X 线胸片上显示肺血增多，心脏增大；心电图见右束支传导阻滞，右心室肥大伴劳损；心脏彩超见室间隔矛盾运动，说明右心室容量负荷过重，应考虑手术治疗。为预防发生肺动脉高压等并发症，有症状的患者应考虑在 4~5 岁择期手术治疗。对于单纯的中央型房间隔缺损，如果经济条件允许，可以考虑介入封堵治疗，也可开胸手术治疗。对于有并发症的患者，应选择在体外循环下停跳心脏行房间隔修补术，并同时矫正其他心脏畸形。

第三节　室间隔缺损

心室间隔缺损（ventricular septal defect，VSD）可单独存在，亦可作为法洛四联症或艾森曼格综合征的一部分而存在。一般所称室间隔缺损是指单纯的心室间隔缺损，而不是并发其他畸形的室间隔缺损。室间隔缺损是临床最常见的先天性心脏病，其中又以膜部间隔周围的缺损最为常见。本病在男性略多见。

【诊断】

（一）症状

缺损小、分流量小的患者可无症状，生长发育不受影响。缺损大者可有发育不良、劳累或运动后心悸、气喘、咳嗽，以及乏力、肺部感染等症状。后期可有心力衰竭。当肺动脉压显著增高而有右至左分流时可有发绀。易发生感染性心内膜炎，个别患者伴有心脏传导阻滞。

（二）体征

肺动脉高压，由于先天性缺陷使胎儿期肺循环的高阻力状态持续至出生后 1~2 年，仍不转为低阻力状态而引起，患儿的肺小动脉中膜增厚，肺动脉阻力持续增高，在儿童期即可出现发绀。

1. 典型的体征是位于胸骨左缘第 3、4 肋间的响亮而粗糙的全收缩期吹风样反流型杂音，其响度常可达 4~5 级，常将心音湮没，几乎都伴有震颤。此杂音在心前区广泛传播。

2. 缺损大的患者，发育较差，可有心脏增大，心尖搏动增强，肺动脉瓣区第二心音亢进与分裂，心尖区有舒张期隆隆样杂音（相对性二尖瓣狭窄）。

3. 肺动脉显著高压的患者，胸骨右缘第3、4肋间收缩期杂音减轻，但在肺动脉瓣区可能有舒张期吹风样杂音，有右向左分流时有发绀和杵状指（趾）。

（三）检查

1. X线检查　缺损小的可无异常发现，缺损大的有肺充血、肺血管影增粗，肺动脉总干弧凸出及左、右心室增大。肺动脉显著高压时有显著右心室肥大。

2. 心电图和心电向量图检查　缺损大时可示左心室肥大、左右心室合并肥大、右束支传导阻滞等变化。

3. 超声心动图检查　可见室间隔回声连续性中断，同时左心室内径增大，二尖瓣前瓣叶 EF 段下降斜率增快。彩色多普勒血流显像对探测小的缺损和对缺损定位和分型很有价值。

4. 磁共振电脑断层显像　有助于缺损定位和大小。

5. 心导管检查　右心导管检查发现从右心室开始至肺动脉，血液氧含量较右心房高出 0.9% 容积以上，即显示右心室水平由左至右分流。肺动脉和右心室压可增高。

（四）诊断要点

1. 症状　决定于缺损大小和心室间压差，小型缺损可无症状，缺损较大时患儿多生长迟缓，易反复呼吸道感染，严重者可导致心力衰竭。并发严重肺动脉高压时，可出现右向左分流和青紫。

2. 查体　胸骨左缘第3~4肋间可闻及响亮的全收缩期杂音，可伴震颤。

3. 辅助检查　X线检查，心电图，超声心动图和核磁共振可以明确 VSD 的位置、大小、形态、数目及与瓣膜的关系等，心导管检查可进一步证实诊断及进行血流动力学检查，并可评价肺动脉高压程度等。

（五）鉴别诊断

1. 房间隔缺损 大于室间隔缺损。尤其在儿童患者，须与房间隔缺损相鉴别。

2. 肺动脉口狭窄 漏斗型的肺动脉口狭窄，杂音常在胸骨左缘第 3、4 肋间听到，易与室间隔缺损的杂音混淆。

3. 肥厚梗阻型原发性心肌病 肥厚型原发性心肌病有左心室流出道梗阻者可在胸骨左下缘听到收缩期杂音，其位置和性质与心室间隔缺损的杂音类似，但此病杂音在下蹲时减轻，半数患者在心尖部有反流性收缩期杂音，脉搏呈双峰状，X 线示肺无主动性充血，心电图示左心室肥大和劳损的同时有异常深的 Q 波，超声心动图见心室间隔明显增厚、二尖瓣前瓣叶收缩期前移（SAM），心导管检查未见由左至右分流，而左心室与流出道间有收缩期压力阶差，选择性左心室造影示心室腔小、肥厚的心室间隔凸入心腔。

【治疗】

（一）内科治疗

要避免剧烈活动，防治感染和心力衰竭的发生。

（二）介入治疗

1. 适应证

（1）年龄通常 ≥3 岁。

（2）对心脏有血流动力学影响的单纯性 VSD。

（3）VSD 上缘距主动脉右冠瓣 ≥2mm，无主动脉右冠瓣脱入 VSD 及主动脉瓣反流。

（4）外科手术后残余分流。

2. 禁忌证

（1）活动性心内膜炎，心内有赘生物，或引起菌血症的其他感染。

（2）封堵器安置处有血栓存在，导管插入处有静脉血栓形成。

（3）缺损解剖位置不良，封堵器放置后影响主动脉瓣或房室瓣功能。

（4）重度肺动脉高压伴双向分流者。

3. 介入治疗术后处理

（1）综合心电监护 24 小时。

（2）地塞米松 0.1～0.25mg/（kg·d），术后常规应用 5 日。

（3）口服阿司匹林 3～5mg/（kg·d），服用 6 个月；封堵器直径≥30mm，患者可酌情加服波立维每日 75mg（成人）。

（4）常规应用抗生素 3～5 日。

（5）术后 24 小时、1 日、3 日、6 日及 12 个月复查超声心动图、心电图及 X 线胸片。

（三）手术治疗

无自然闭合可能的较大室间隔缺损可行体外循环下直视手术修补。

本病治疗须在体外循环的条件下行缺损的直视修补。缺损较小的，可以直接缝合，较大的有时需要补上塑料海绵人工组织补片。一般认为缺损小、X 线和心电图表现正常的患者，可不必施行手术治疗；肺动脉显著高压，引起右至左分流的患者，不宜手术治疗。防止感染性心内膜炎。

类似于治疗房间隔缺损的导管介入治疗方法，也已开始用于治疗直径不太大的膜部、肌肉部室间隔缺损。

【病情观察】

1. 对未手术治疗者应注意有无心力衰竭、反复肺炎、感染性心内膜炎等表现。婴儿期心力衰竭控制后应用地高辛维持治疗，注意有无肺动脉高压的表现，P_2 增强、收缩期杂音减轻和缩短、心电图右心室肥厚等。对手术治疗者，观察手术后症状、体征尤其是杂音是否消失，3～6 个月后心电图、X 线胸片及超声心电图等恢复正常，生长发育逐渐恢复正常。介入治疗后除症状、体征消失外，于治疗后次日患者即可下地活动，心电图、X 线胸片及超声心动图等亦逐步恢复。

2. 手术修补 VSD 后应注意发生完全性房室传导阻滞，如果在术中发现则应拆除补片重新修补，并安放临时起搏器治疗。术中发生 AVB 多为一过性，可用药物治疗（常用异丙肾上腺素持续静脉给药），根据心率的快慢调整给药量。完全性 AVB 的唯一治疗方法就是安装永久性起搏器。

3. 术中心脏复跳后应注意有无残余漏，主要表现为右心室表面可扪及收缩期震颤，右房、右室血氧含量有明显的差别。有时在术后 3~5 日可出现残余漏，应重新修补。

【病历记录】

在现病史及过去史记录能排除支气管异物、喘息性支气管炎、哮喘等能导致反复咳嗽的描述。在体格检查中记录能排除风湿性瓣膜病所致杂音的描述。在病程记录中记载确诊依据、治疗内容及疗效观察，在出院小结中记录出院后门诊随访的时间、复查内容与出院医嘱。记录疾病的动态情况，有助于判别疾病的进展情况。听取患者的描述，对鉴别其他心脏疾病有帮助。

【注意事项】

1. 医患沟通

（1）先心病是一种出生后就存在解剖学异常和血流动力学异常的心脏病，在治疗上分为解剖学矫治和血流动力学矫治，理论上讲两者应一致，但临床实际有时却达不到或不能达到。关于这点术前应向家属交代清楚。

（2）先心病手术后改变了患者自出生后即存在的异常血流动力学状态，有的甚至是重大的改变，患者的循环系统有一个适应的过程，这一过程有的时间较长，有的甚至是终身。因此，术后的内科治疗可延续很长的时间，术前应让患者及其家属了解，以便术后配合治疗。

（3）对于心内有补片、起搏导管等异物的先心病患者，应在术后严格防止并积极治疗感染性疾病。

（4）有关的手术风险和手术可能发生的并发症均应在术前向患者家属一一交代。

2. 经验指导

（1）临床上遇到胸骨左缘闻及 3～4 级全收缩期粗糙杂音伴震颤的患者，应考虑先天性室间隔缺损的诊断。如果杂音在胸骨左缘 2～3 肋间，应想到高位室间隔缺损、肺动脉瓣狭窄和动脉导管未闭等三个可能的诊断。如杂音较粗糙，伴震颤，第二心音亢进，应考虑干下型室间隔缺损或者动脉导管未闭伴轻、中度肺动脉高压；如第二心音减弱，甚至消失，应考虑肺动脉瓣狭窄。如果胸骨左缘 2～3 肋间收缩期和舒张期闻及杂音，应仔细听诊，明确是双期杂音还是连续性杂音。双期杂音见于干下型室间隔缺损合并主动脉瓣关闭不全的患者；连续性杂音见于动脉导管未闭、主-肺动脉间隔缺损。3～4 肋间闻及连续性杂音见于主动脉窦瘤破入右心等疾病。根据上述特点得出初步判断，但是，由于心脏大小、位置、功能状态、胸壁厚薄等的不同，有时杂音不典型，必须依据心脏彩超等辅助检查做出判断。

（2）术后早期出血是体外循环手术常见的并发症，应注意复查 ACT、血小板及其他血液学检查，以明确有无鱼精蛋白中和量不够或其他凝血机制上的异常。

（3）对合并主动脉瓣脱垂的患者，术前应做好主动脉瓣置换的准备，以便一旦主动脉瓣成形术失败即改为主动脉瓣置换。

（4）绝大多数的 VSD 均可自然闭合，但巨大 VSD 和肺动脉瓣下的 VSD 较难闭合，应尽早手术治疗。对并发主动脉瓣脱垂的患者，术前应做好主动脉瓣置换的准备，以便一旦主动脉瓣成形术失败即改为主动脉瓣置换。对于"针孔型 VSD"术中难点在于发现缺损的部位，应 UCG 的提示及右心室表面震颤的位置来寻找缺损，将右室血吸净后胀肺可看到血自缺损处涌出。这种缺损切勿在心脏跳动下做，否则很难找到缺损部位。

第四节 法洛四联症

法洛四联症（Tetralogy of Fallot，TOF）占先心病的 10%。法洛四联症有四种解剖畸形：肺动脉狭窄、室间隔缺损、主动脉骑跨、右心室肥厚，其中以肺动脉狭窄最明显。本病是最常见的发绀型先天性心脏血管病。只有心室间隔缺损、肺动脉口狭窄和右心室肥大而无主动脉骑跨的患者，被称为非典型的法洛四联症。

【诊断】

（一）症状

1. 发绀是突出症状，其程度与循环血中氧合血红蛋白含量和动脉血氧饱和度有关。

2. 活动时喜蹲踞也是本病特征之一。

3. 活动后气促，在剧烈活动、哭闹或清晨刚醒时可有缺氧发作，患儿突然呼吸困难、青紫加重，严重可致抽搐、昏厥。

4. 其他并发症尚有心力衰竭、脑血管意外、感染性心内膜炎、肺部感染等。如不治疗，体力活动大受限制，且不易成长。

（二）体征

可见发育较差，胸前部可能隆起，有发绀与杵状指（趾）。胸骨左缘第 2、3 肋间有收缩期吹风样喷射性杂音，可伴有震颤。

非典型的法洛四联征和肺动脉口狭窄程度较轻，而在心室水平仍有左至右分流者，还可在胸骨左缘第 3、4 肋间听到由室间隔缺损引起的收缩期杂音。

肺动脉瓣区第二心音减弱并分裂，但亦可能呈单一而响亮的声音（由主动脉瓣区第二心音传导过来）。主动脉瓣区可听到收缩喷射音，并沿胸骨左缘向心尖部传导。心浊音界可无增大或略增大。心前区和中上腹可有抬举性搏动。

（三）检查

1. X 线检查 肺野异常清晰，肺动脉总干弧不明显或凹入，右心室增大，心尖向上翘起，在后前位片上心脏阴影呈木鞋状（有如横置的长方形）。近 1/4 的患者可见右位主动脉弓。

2. 心电图和心向量图检查 电轴右偏，右心室肥大劳损，部分患者可表现右心房肥大。

3. 超声心动图检查 主动脉前后径增宽，位置偏前，骑跨于室间隔上，与左右心室相通，室间隔与主动脉前壁连续中断。

4. 心血管造影 选择性右心室造影，可见主动脉和肺动脉同时显影，并可了解肺动脉口狭窄情况，此外还有可能见到造影剂经室间隔缺损进入左心室。

5. 心导管检查 右心室压力增高，右心室与肺动脉间有明显压力阶差，根据连续测压的压力曲线可判别狭窄类型，有时导管直接由右心室插入主动脉或左心室，表明有主动脉骑跨和室间隔缺损。

6. 化验检查 红细胞计数、血红蛋白含量和红细胞压积显著增高，动脉血氧饱和度降低。

（四）诊断要点

1. 症状 主要表现为发绀、蹲踞症状、杵状指（趾）、阵发性缺氧发作（表现为阵发性呼吸困难），严重者可引起突然昏厥、抽搐，甚至死亡。

2. 查体 患儿生长发育迟缓，心前区略隆起，胸骨左缘第 2、3、4 肋间可闻及粗糙喷射性收缩期杂音。

3. 辅助检查 X 线检查及心电图、超声心动图和核磁共振检查为确诊法洛四联症的主要检查方法，心导管检查可进一步测定压力及造影显示肺血管发育情况。

（五）鉴别诊断

1. 法洛三联征 即肺动脉口狭窄合并房间隔缺损伴有右至左分流，本病发绀出现较晚，一般无蹲踞或缺氧发作，收缩期杂音以胸骨左缘第 2 肋间最响，X 线检查右心房、右心室均扩大，肺动脉段突出，超声心动图和心血管造影可准确鉴别。

2. 主动脉干永存 此病只有一组半月瓣跨于两心室之上，肺动脉和头臂动脉均由此发出，常伴有室间隔缺损，选择性右心室造影对鉴别诊断很有帮助。

【治疗】

治疗原则为内科对症处理，及早外科手术根治本病。

（一）内科治疗

重症患者因红细胞增多、血黏度高，血流变慢，易引起栓塞，因此当患者出现腹泻、呕吐、高热时应及时补液，以防脱水。若患者有缺氧发作，立即给予吸氧、镇静，取屈膝位，并给予 5% 碳酸氢钠 5ml/kg 和普萘洛尔 0.1 ~ 0.2mg/kg 静脉推注，经常有缺氧发作者可给予普萘洛尔 1 ~ 2mg/kg，分 3 次口服，以解除右心室流出道痉挛，预防缺氧发作。

（二）外科治疗

本病的手术治疗有姑息性和纠治性两种。

1. 姑息性手术 在体循环与肺循环之间造成分流，以增加肺循环的血流量，使氧合血液得以增加。本手术并不改变心脏本身的畸形，是姑息性手术，但可为将来的纠治性手术创造条件。

2. 纠治性手术 在体外循环的条件下切开心脏修补室间隔缺损，切开狭窄的肺动脉瓣或肺动脉，切除右心室漏斗部的狭窄，是彻底纠正本病畸形的方法，疗效好，宜在 5 ~ 8 岁后施行，症状严重者 3 岁后亦可施行。

【病情观察】

1. 诊断明确者 应观察患者的病情变化，有心力衰竭、感染性心内膜炎、心律失常等，予对症治疗。治疗时要注意治疗药物的不良反应，并评估治疗效果。

2. 诊断不明确者 应向患者及家属讲明先心病的临床特点，需行超声心动图、心导管等检查明确诊断。

【病历记录】

1. 门急诊病历 记录患者就诊的主要症状，如呼吸困难、心悸等，记录有无黑矇、晕厥、抽搐等症状，注意记录以往的发作史、治疗效果。体检记录血压、心界大小、心率、心律、杂音等变化。记录患者有无口唇发绀、颈静脉怒张、肺部啰音、腹水、水肿等情况。辅助检查记录心电图、X 线、超声心动图等检查结果。

2. 住院病历 记录患者主诉、发病过程、门急诊及外院治疗经过；记录本病的诊断依据、鉴别诊断要点；病程记录应记录患者入院治疗后病情变化、治疗效果；记录有关心电图、X 线、超声心动图等检查结果；如需手术治疗或行心导管检查或介入治疗，患者及家属应签署知情同意书。

【注意事项】

1. 医患沟通 诊断明确者，应告诉患者或其亲属有关先天性心脏病的特点、治疗方法、预后情况等。诊断不明确者，应告知患者及家属尽早行超声心动图、心导管等检查，以明确诊断。应住院治疗者，须在上级医师指导下确定治疗方案，并应将有关治疗方案治疗效果、治疗中可能出现的并发症等及时告知患者或家属，需行心导管检查或介入治疗时，应征得患者或家属同意，签字为据。

2. 经验指导

（1）先心病常见的症状为心悸、气急、易疲劳、胸痛、头晕、晕厥、咯血、发绀等。心悸、气急、易疲劳及易患呼吸道感染等多见于室间隔缺损、动脉导管未闭等；胸痛多发生于先天性主动脉瓣狭窄、冠状动脉瘘及艾森曼格综合征等，多在体力活动后发生；晕厥多见于发绀型先心病、主动脉瓣狭窄及先天性心律失常等疾病；头痛、头晕多见于先天性主动脉缩窄；左向右分流型心脏病伴严重肺动脉高压者，可因肺动脉扩张压迫喉返神经而引起声音嘶哑。不同先心病对患者生长发育可有不同程度的影响，重者表现为生长发育迟缓、体重不增、营养不良等。临床上患者就诊时，应详细询问患者的症状特点，可有助于本病的及时、正确诊断。

（2）临床医师首先应掌握先心病血流动力学异常的临床表现与特征，当临床上遇到患者有相应的临床症状和心脏听诊异常时，头脑中就有一个初步的临床印象，再行心电图、X线胸片、超声心动图等检查便可明确诊断。

（3）对已明确诊断而暂时无法手术的患者应做好解释工作，告知患者及其家属平时的注意事项及合理的药物治疗，有基础症状的患者应及时进行对症治疗，以减轻症状，避免病情加重。

（4）随着外科技术和介入治疗技术的发展，绝大多数患者可以获得良好的治疗效果。临床须注意的是，应根据患者的具体情况，严格掌握适应证，并根据所在医院的实际条件，选用合适的治疗方案，适时行手术治疗或介入治疗。

第五节　肺动脉狭窄

肺动脉狭窄（pulmonary stenosis）是由于胎儿周围环境因素（如病毒感染、接触放射线、药物影响、孕母患有代谢性疾病等）、遗传因素（如染色体畸变）等作用，造成肺动脉、肺动脉瓣、漏斗部发育异常而产生的先天性心脏病。本病按狭窄部位不同可分为肺动脉瓣狭窄（瓣膜型狭窄）、肺动脉瓣下狭窄（漏斗部型狭窄）、肺动脉瓣上狭窄（肺动脉狭窄）、肺动脉分支狭窄和混合型狭窄，其中以肺动脉瓣狭窄最常见。

【诊断】

（一）症状

劳累后有心悸、气促、胸痛或晕厥，严重可有发绀和右心衰竭。轻度狭窄患者可无症状。

（二）体征

1. 一般表现　注意有无生长发育落后。

2. 心脏检查　注意心前区有无隆起，胸骨左缘下方搏动是否较强。肺动脉瓣区是否可扪及收缩期震颤，并可听到响亮的喷射性全收缩期杂音，向颈部传导。杂音的响度与狭窄的程度有关，轻、中度为2~3级，重度狭窄杂音可达5级，但如为极重度狭窄，杂音反而减轻。杂音部位与狭窄类型有关。瓣膜型狭窄以第2肋间最响，漏斗部型狭窄以第3~4肋间最响，混合型狭窄杂音范围较广泛。肺动脉瓣区第二音有不同程度的减低甚至消失，可有收缩早期喷射音/喀喇音。注意有无肝脏明显肿大、颈静脉怒张、下肢水肿、发绀等右心衰竭表现。如右心室扩大，可闻及因三尖瓣关闭不全产生的收缩期吹风样杂音。

（三）检查

1. 实验室检查　中度狭窄者，血 PaO_2 降低，动脉血氧饱和度降低。

2. 特殊检查

（1）X线检查：X线胸片肺纹理减少，肺野清晰；轻、中度肺动脉狭窄者心胸比例可在正常范围。瓣膜型者肺动脉段可有狭窄后扩张；漏斗部型和混合型肺动脉段多平直。重度狭窄者右心室甚至右心房增大。

（2）心电图检查：轻度狭窄者可表现为正常范围心电图。

中、重度狭窄者可有电轴右偏、右心室肥大、不完全性右束支传导阻滞，部分患者右心房肥大。

（3）超声心动图检查：右心室和右心房内径增宽，右心室前壁及室间隔增厚，中度以上狭窄可见肺动脉瓣于收缩期提前开放。扇形切面显像可见肺动脉瓣增厚，活动受限。漏斗部狭窄可见右心室流出道狭小。可应用连续性多普勒估测跨瓣压差。

（4）心导管检查：右心室收缩压增高，肺动脉收缩压降低，将导管自肺动脉拉回右心室的同时连续测压，则可记录肺动脉和右心室之间的压力阶差，轻度狭窄者压力阶差为 $10 \sim 30mmHg$，重度狭窄者 $>60mmHg$。连续压力曲线还有助于狭窄类型鉴别。

（5）选择性右心室造影：可进一步确定梗阻部位，评定狭窄的严重程度，并可发现有无合并其他畸形。

（四）诊断要点

1. 无症状或自幼易有活动后气急、心悸、乏力、胸痛及生长发育落后，一般无发绀。

2. 肺动脉区触及收缩期震颤并听到响亮的喷射性全收缩期杂音，该杂音向颈部传导。P_2 减轻甚至消失。

3. X 线胸片示肺血减少，心电图、超声心动图均表现有右心室肥厚，连续性多普勒彩色血流显像可示狭窄部位及严重程度。右心导管检查结果显示右心室压力增高，并记录肺动脉和右心室之间压力阶差 $>10mmHg$。右心选择性造影可排除其他畸形。

具备上述第 1 ～ 3 项可确诊本病。

（五）鉴别诊断

1. 室间隔缺损 肺血量增多而不像肺动脉狭窄肺血量减少。室间隔缺损的杂音占全收缩期，在心音图上呈一贯形，而肺动脉狭窄的杂音为喷射样，在心音图上呈菱形；心导管检查可协助鉴别。

2. 房间隔缺损 杂音相对柔和，P_2 增强且呈固定分裂，心电图表现右心室舒张期负荷增大，X 线胸片示肺血增多。

3. 原发性肺动脉扩张 X 线胸片提示肺血不减少，且超声心动图及心电图无右心室增大表现。

【治疗】

1. 一般治疗 注意营养与休息，重度狭窄伴发绀者予以吸氧，心功能不全者给予低盐饮食。

2. 药物治疗 发生心功能不全时，应用洋地黄、利尿剂及扩血管药物等纠正之。对缺损本身内科治疗无效。

3. 其他治疗

（1）介入治疗：中度至重度的瓣膜型狭窄，首选应用经皮球囊导管扩张肺动脉瓣成形术，多少可以获得满意的疗效，即使在婴儿期亦可采用。

（2）手术治疗：轻度狭窄者无须手术。对瓣膜显著增厚或漏斗部有狭窄者，球囊导管扩张效果不佳时，宜选用在直视下手术解除狭窄。婴儿右心室压力 150～200mmHg 者，为严重梗阻，应紧急手术。

【病情观察】

重度狭窄早期发生心力衰竭，注意观察心率、呼吸，有无肝脏明显肿大、颈静脉怒张、下肢水肿、发绀等。

【病历记录】

现病史、过去史及体格检查中应记录能排除后天性心脏病如病毒性心肌炎、风湿性心瓣膜病的描述。病历中记录建议行瓣膜成形术及其原因。在病程记录中记载确诊依据、治疗内容及疗效观察，在出院小结中记录出院后门诊随访的时间、复查内容与出院医嘱。

【注意事项】

1. 医患沟通 向患者及家属介绍有关肺动脉狭窄的基本

知识。告知肺动脉瓣成形术必要性，并将球囊扩张肺动脉瓣成形术及外科手术成形术大概费用及利弊告知家属，以供患方选择。对少数术后留有轻至中度压力阶差者，应密切观察，并告知患方随着时间推移，该状况几乎都会消失。

2. 经验指导

（1）对体检时发现的肺动脉瓣区喷射性全收缩期杂音，伴 P_2 减轻甚至消失，应询问患者自幼或患儿哭闹时有无发绀，有无反复呼吸道感染的情形，如平时易气急，尤其是活动后气急者应考虑本病的可能性。进行有关检查，判定 X 线胸片上右心室、右心房是否增大；心电图电轴是否右偏，右心室、右心房是否增大；超声心动图是否有右心室和右心房内径增宽，以及右心室前壁及室间隔是否增厚，符合诊断标准者可诊断为肺动脉狭窄。如需行瓣膜成形术则应做右心导管检查和右心室选择性造影，进一步了解肺动脉狭窄部位、程度及排除有无合并其他畸形。

（2）在心导管检查中，导管不易通过右心室流出道而达肺动脉，有时导管可勉强通过右心室流出道而达肺动脉，但由于导管本身的占位可使狭窄的通道立即阻断，患者在手术台上可发生昏厥甚至猝死，所以，如果右心室收缩压达到150mmHg 时，最好不要企图将导管插入肺动脉，即使已经进入，导管停留数秒钟必须迅速抽出。

（3）有些肺动脉狭窄者在儿童时期无症状，在 10 多岁后发生疲倦、发绀、右心衰竭表现而病情急速恶化，主要原因是长期心肌缺氧而发生心肌纤维化所致，也可能与漏斗部进行性肥厚有关。因此，对中、重度狭窄者，应尽早进行球囊扩张肺动脉瓣成形术，多数可以获得满意的疗效。当肺动脉瓣膜增厚、合并其他畸形时宜选用外科手术治疗。

第六节 主动脉缩窄

主动脉缩窄是较常见的先天性血管畸形，多见于男性，男女患者比例为（4～5）:1，患者以发达地区多见。本病是指不同程度的主动脉管腔缩小，可为局限性或弥漫性。缩窄部位通常在动脉导管（或动脉韧带）之近端或偶可发生在胸主动脉的其他节段或腹主动脉。常并发其他先天性缺损如动脉导管未闭、主动脉瓣狭窄和室间隔缺损。

主动脉缩窄时的血流动力学改变主要取决于以下因素：①管腔缩窄程度；②缩窄节段的部位及长度，决定了侧支循环的状况；③并发的缺损。

【诊断】

（一）症状与体征

患者在15岁之前往往无明显的自觉症状，30岁以后症状趋于明显：由高血压引起的头痛、头胀、耳鸣、失眠等；由下肢血供不足引起的下肢无力、冷感、酸痛、麻木等；以及由粗大的侧支循环动脉压迫脊髓而引起的下肢瘫痪，以及压迫臂神经丛而引起的上肢麻木与瘫痪等。本病可发生感染性动脉内膜炎、心力衰竭、脑血管意外、主动脉破裂等而危及生命。

1. 上肢血压高，而下肢血压显著地低于上肢（正常人用常规血压计测量时，同侧腘动脉收缩压较肱动脉收缩压读数高20～40mmHg）。胸骨上窝和锁骨上窝常有搏动（由锁骨下动脉增粗引起）。腹主动脉、股动脉、腘动脉和足背动脉脉搏微弱或不能触及。上肢血压增高常在10岁以后才明显。缩窄部位在左锁骨下动脉开口的近端者，左上肢血压可低于右上肢。

2. 侧支循环动脉曲张、搏动显著和伴震颤，较常见于肩胛区、腋部、胸骨旁和中上腹部。

3. 心脏体征示心脏浊音界向左向下扩大。沿胸骨左缘、中上腹、左侧背部有收缩中后期吹风样杂音（2~4级）；肩胛骨附近、腋部、胸骨旁可听到侧支循环的收缩期或连续性血管杂音。伴有二叶式主动脉瓣者，主动脉瓣区可有收缩期杂音或兼有舒张期杂音。

4. 成年患者体格多较魁梧，个别患者有 Turner 综合征表现。

（二）检查

1. X 线检查　可见①左心室增大；②升主动脉扩大并略向右凸出，且搏动明显；缩窄后主动脉段也扩大，形成向左凸出阴影，如同时有左锁骨下动脉扩张，则形成"3"字形向左凸出的阴影；③肋骨下缘因曲张肋间动脉的侵蚀而呈凹陷状，出现在第 3 肋骨以下的肋骨，且多半在后半段。在儿童常不明显。

2. 心电图和心向量图检查　可正常或有左心室肥大兼劳损的表现。

3. 超声心动图检查　胸骨上凹切面可清楚显示主动脉缩窄段的部位、范围和形态。

4. 逆行主动脉造影　能清楚显示缩窄段的部位、程度、范围及其与锁骨下动脉及动脉导管的关系。

5. 矢面和左前斜位磁共振或 X 线电脑断层显像　可见主动脉缩窄的部位和形态，有时可见到扩张的侧支循环血管。

（三）诊断要点

1. 上肢血压增高，明显高于下肢 > 1.3kPa（10mmHg）；下肢血压降低或测不到。部分患者无明显症状，因检查高血压病因而发现本病。

2. 患者可有头晕、头痛、耳鸣、鼻出血；以及下肢无力、发冷、麻木、酸痛、奔跑时腓肠肌部疼痛或间歇性跛行。严重者，有胸闷、胸痛、心力衰竭。

3. X 线检查示左心室扩大，升主动脉及锁骨下动脉影扩大，第 3～9 肋骨下缘常有侧支血管的侵蚀切迹。

4. 心电图示轻者可正常，较重者有左心室肥厚或伴有劳损。

5. 超声心动图示左心室肥厚，可扩大。二维超声于胸骨上窝探查时常可直接观察到主动脉缩窄。多普勒示血流速度增快，说明存在压力阶差。

6. 在缩窄上方的主动脉内注射造影剂，可显示缩窄部位及侧支血管情况，从而了解缩窄的位置、长短及程度。左心导管可以测出缩窄部位上下的压力阶差。

7. 核磁共振成像（MRI）可清楚显示主动脉缩窄的部位及长度。

（四）鉴别诊断

1. 本病需与高血压病或其他症状性高血压相鉴别。

2. 由后天性炎症引起的多发性大动脉炎可以导致主动脉炎症性的狭窄，其临床表现和实验室检查发现与先天性主动脉缩窄极相类似，甚难鉴别。但前者狭窄段往往较长，且常是多处动脉受累，可作为鉴别诊断的参考。

3. 先天性主动脉弓离断（interrupted aortic arch，IAA）是最严重的左室流出道梗阻病变，主动脉弓在动脉导管前完全断开，主动脉弓只供应上半身血流，胸降主动脉与粗大的动脉导管与肺动脉相连。常合并较复杂的心内畸形，患者出生后即有明显的差异性发绀和严重的心力衰竭，患者的存活必须依赖通畅的 PDA，因此一旦诊断明确，就必须静脉应用前列腺素（PGE1）以保证 PDA 不闭合或狭窄，UCG 和心导管均可明确诊断，确诊是唯一的手术指征。

【治疗】

治疗原则为可行外科手术。将主动脉的缩窄部切除，然后作对端吻合；缩窄段较长切除后不能作对端吻合时，可行同种异体血管或人造血管移植；不能切除时也可行旁路移植术。

(一)一般治疗

1. 强心、利尿控制心力衰竭。

2. 新生儿有严重心力衰竭时用 PGE1 可保持 PDA 通畅，减轻心力衰竭。

3. 合并感染性心内膜炎时，应根据血培养和药敏情况应用适当的抗生素。

(二)外科治疗

1. 缩窄段切除、主动脉端-端吻合术（Crafoord） 手术经后外侧切口进胸，充分游离主动脉弓峡部，将主动脉缩窄上下方阻断，切除缩窄的一段主动脉，将主动脉行端-端吻合。改良的手术方法是在缩窄段主动脉切除后用一小段人造血管置换，但要做两个吻合口。Crafoord 修补术主要适用于有丰富侧支循环形成的、>4 岁的儿童或成年患者，否则需建立左心转流后手术，以避免发生脊髓损伤。其缺点是有发生再缩窄的可能，但随着目前高分子可吸收缝线的发明和应用，这样的并发症可以减少。

2. 左锁骨下动脉垂片成形术 手术径路同上，将左锁骨下动脉切断，远端结扎，近端沿外侧纵向剖开并向下纵向剖开直至缩窄远端，将纵向剖开的锁骨下动脉与剖开的胸主动脉缝合，以解除主动脉狭窄。这一方法的优点是用自身组织成形修补不会再狭窄，补片会随着患儿的体格一起长大。缺点有两点，其一有左上肢发生坏死的报道；其二，在动脉导管处有可能发生动脉瘤。改良的方法之一是将内乳动脉离断后，近端与成形的主动脉吻合，可避免左上肢坏死的发生。

3. 人造血管补片成形术 是目前应用最多的手术方法，手术中将缩窄处主动脉纵向切开，用人造血管片修补扩大缩窄的主动脉。这种手术方法用于 >4 岁的儿童或成年患者，因人造血管不会生长，用于太小的婴儿会造成将来的再缩窄。

4. Vosschulte 主动脉缩窄成形术　方法类似于补片成形术，但不用补片修补，将缩窄的主动脉纵向切开，横向缝合。

5. 人造血管旁路移植术　对缩窄的主动脉不做任何处理，将人造血管的两端分别在缩窄前后的主动脉上吻合"架桥"，将近端血流引向缩窄远端。

（三）其他治疗

用介入方法治疗新生儿主动脉缩窄的患者是有争议的，因其可引起主动脉的撕裂、形成夹层动脉瘤、股动脉并发症和残余压力阶差。

【病情观察】

（一）观察内容

1. 出血　是所有血管外科最主要的并发症，应注意胸腔引流量、心律和血压（术后的高血压可增加出血）风险。

2. 血压增高　反应性高血压是主动脉缩窄手术后早期最常见的并发症，是由于上半身血压降低至正常后，颈动脉压力感受器重建和儿茶酚胺分泌增加所致。晚期出现的以舒张压增高为特征的高血压可能与肾素－血管紧张素系统激活有关。

3. 喉返神经损伤　所有在动脉导管周围进行的手术均有可能损伤喉返神经，术后应注意有无声音嘶哑或呛咳。

4. 脊髓损伤　主动脉缩窄手术后脊髓损伤的发生率约0.4%，可造成程度不同的下肢瘫痪。主要原因是：主动脉侧支循环建立不良、术中肋间动脉切断过多、脊髓血管的变异、主动脉阻断时间过长而且未采取有效的脊髓保护措施。因此，最安全的方法是阻断主动脉之前最好用肝素涂层（heparin-coat）的主动脉插管建立临时性的旁路，以保证下半身的血供，可避免发生脊髓缺血性损伤。

【病历记录】

1. 病历中应详细记录患者的血压情况、上下肢血压差别等。

2. 记录心脏杂音的强度、性质及其与心脏收缩舒张期的关系，这对与其他先天性心脏病的鉴别诊断有效。

【注意事项】

1. 医患沟通

（1）除了血管外科手术的常规风险之外，有关术后小肠坏死和喉返神经损伤的可能应向患者家属交代。

（2）术后远期有发生再狭窄的可能。

2. 经验指导

（1）主要必须明确有无合并的心内畸形，以便确定治疗方案。

（2）患者晚期出现血压增高，可持续静脉滴注硝普钠或 β-受体阻滞剂降低血压，出院后可口服卡托普利治疗。

（3）主动脉缩窄手术主要是防止脊髓缺血性损伤，在无法确定下半身侧支循环是否建立之前，最稳妥的方法是在阻断主动脉前先建立上下半身的临时"桥"。

（4）主动脉缩窄手术后 5% ~ 10% 的患者会发生再狭窄，可以再次手术将狭窄的主动脉做节段性切除并用人造血管进行置换。为防止发生脊髓缺血性损伤，最好在左心转流下手术，较安全。

第五章

瓣膜性心脏病 ◄●●●

第一节　二尖瓣疾病

一、二尖瓣狭窄

二尖瓣狭窄是指二尖瓣口面积缩小，使血液流经二尖瓣时造成血流梗阻，绝大多数是由风湿性瓣膜病变所致，其次为老年退行性瓣膜病变，少数为先天性瓣膜病变。风湿性二尖瓣狭窄患者，多为 20~40 岁的青壮年，女性占 2/3。几乎均有风湿热引起，但仅约 50% 的患者有此病史。从风湿性心肌炎到出现二尖瓣狭窄症状一般历时 10~20 年。正常成人二尖瓣口面积为 4.0~5.0cm^2，按瓣口大小可将二尖瓣狭窄的程度分为：轻度（<2.0cm^2）、中度（1.0~1.5cm^2）及重度（<1.0cm^2）。

【诊断】

（一）症状

从初次风湿性心肌炎到出现明显二尖瓣狭窄的症状一般可长达 10 年，此后 10~20 年逐渐丧失活动能力。

1. 呼吸困难　劳动性呼吸困难为最早期的症状，此后逐渐日常活动即出现呼吸困难，可发展为端坐呼吸，劳累、情绪激动、呼吸道感染、性交、妊娠或快速心房颤动发作时，可诱发急性肺水肿。

2. 咳嗽 夜间睡眠时及劳动后咳嗽，多为干咳。并发支气管炎或肺部感染时，咳黏液样痰或脓痰。

3. 咯血 痰中带血或血痰，与支气管炎、肺部感染、肺充血或毛细血管破裂、肺梗死有关，常伴夜间阵发性呼吸困难；大量咯血（由于左心房压力突然增高，致支气管静脉破裂造成），多见于早期仅有轻度或中度肺动脉压增高的患者；发生急性肺水肿时咳粉红色泡沫样痰。

4. 胸痛 约15%的患者有胸痛，可能是肥大的右心室壁张力增高，同时心排血量降低致右心室缺血引起，二尖瓣分离术或扩张术后可缓解。

5. 其他症状 左心房扩大和左肺动脉扩张可压迫左喉返神经，引起声音嘶哑；左心房显著扩大可压迫食管，引起吞咽困难；右心室衰竭时可出现食欲减退、腹胀、恶心等症状；20%的患者发生血栓栓塞。

（二）体征

1. 患者两颧部因小血管扩张呈紫红色，口唇轻度发绀，形成特有的"二尖瓣面容"。

2. 心浊界的心腰部（胸骨左缘第3肋间）向左扩大，反映左心房及主、肺动脉增大，即"梨形心"；晚期右心室肥厚、扩大时心浊界向左扩大，心尖部可触及舒张期震颤；听诊心尖区可闻及舒张期中、晚期隆隆样杂音，杂音呈递增型，有收缩期前增强，一般局限于心尖区，采用钟式听诊器于左侧卧位时易听到；心尖区第一心音（S_1）亢进；若瓣叶增厚轻、柔韧性及活动性均好，可有心尖区 S_1 增强呈拍击样；可闻及二尖瓣开瓣音，在胸骨左缘第3、4肋间或心尖区内上方听到紧跟 S_2 之后的高调、清脆、短促而响亮的二尖瓣开放拍击音。

3. 二尖瓣狭窄发展到右心室肥厚、扩大时，可产生相对性三尖瓣关闭不全，三尖瓣区可闻及吹风样收缩期杂音和递减型高调叹气样舒张早期杂音（Graham-Stell）；有右心衰竭时，三尖瓣区可听到舒张期奔马律，并见有体循环淤血体征，如颈静脉怒张及搏动、肝肿大、肝颈静脉回流征阳性、腹水及下肢水肿等。

（三）检查

1. X 线检查

（1）轻度狭窄：心影可正常，或仅见左心房扩大。

（2）中度狭窄：左心房明显增大，食管向后移位，在后前位片上可见双重阴影，肺动脉段突出，左、右肺动脉增宽，右心室增大，左心室不大，构成"梨状"或"二尖瓣型"心影。肺野内可见肺静脉压力增高所致的血流再分布征象。

（3）重度狭窄：左心房和右心房极度增大，重度肺淤血，叶间线增宽，可见 Kerley-B 线等。

2. 心电图检查 轻度狭窄时心电图正常；左心房明显增大时，P 波增宽、有切迹，称"二尖瓣 P 波"；右心室肥厚时，电轴右偏，出现右心室肥厚、劳损或右束支传导阻滞；常有心房颤动。

3. 超声心动图检查 M 型超声心动图中，二尖瓣前叶曲线呈"城墙样"改变，前后叶同向。二维超声心动图可见二尖瓣（常累及附属结构）增厚、粘连、开放活动受限，瓣口面积缩小，左心房和右心增大。多普勒超声心动图可计算二尖瓣口面积，经食管超声心动图能显著提高左心房和左心耳内血栓的检出率。

4. 心导管检查 一般不列为常规，仅在决定是否行二尖瓣球囊扩张或手术治疗前，需精确测量二尖瓣口面积及跨瓣压差时才做。

（四）诊断要点

1. 根据临床表现、病史及典型体征，如第一心音亢进，拍击性开瓣音，心尖部舒张期雷鸣样杂音，诊断多无困难。

2. X 线可见肺淤血、左房扩大及双房影征象，肺动脉段突出，心影呈典型梨形扩大，Kerley-B 线及 A 线。

3. 心电图可见二尖瓣形 P 波，或右室肥厚征象，V_1 导联 P 波可呈正负双向。

4. 超声心动图可见：①M 型，二尖瓣前叶曲线呈特征性城墙样改变；EF 斜率下降缓慢，多在每秒 50mm 以下；二尖瓣前后叶呈同向运动。②二维超声心动图，二尖瓣叶增厚，回声增强，舒张期瓣膜开放受限，瓣口缩小，呈小鱼嘴样活动，左房扩大，肺动脉扩张。根据超声的改变可分为隔膜型与漏斗型，并可按瓣口面积将狭窄程度分为轻（1.5 ~ 2.5cm²）、中（1.0 ~ 1.5cm²）和重度狭窄（<1.0cm²）。

（五）鉴别诊断

1. 左心房黏液瘤　带蒂的左心房黏液瘤于舒张期可使瘤体阻塞于二尖瓣口，引起极似风湿性二尖瓣狭窄的症状及体征，心尖区有短促、柔和的舒张期隆隆性杂音，无开瓣音，但有时舒张早期可听到一个类似开瓣音的较沉闷的肿瘤扑落音，易反复发生周围栓塞。超声心动图可发现左心房中有一团边缘规整的云雾样光团，回声较均匀、强度中等。

2. 缩窄性心包炎　当左侧房室沟部位的心包缩窄时，可使左侧房室通道变窄，左心房扩大，有类似二瓣狭窄的表现。超声心动图显示其瓣膜正常，而相应心包缩窄部位回声浓密，或两层心包间出现杂乱回声。

3. 重度二尖瓣环钙化　属老年退行性心瓣膜病。严重二尖瓣环钙化可影响瓣膜基底部增厚、硬化，瓣叶正常活动受限，除产生二尖瓣狭窄外，部分可伴有功能性二尖瓣关闭不全。超声心动图示二尖瓣前后缘呈强回声。

4. 急性风湿性心肌炎　心尖区有高调、柔和的舒张早期杂音，每日变化较大，风湿活动控制后，杂音可消失。这是因为心室扩大，二尖瓣相对狭窄所致，即 Carey-Coombs 杂音。

5. "功能性"二尖瓣狭窄　见于各种原因所致的左心室扩大，二尖瓣口流量增大，或二尖瓣在心室舒张期受主动脉反流血液的冲击等情况，如大量左至右分流的动脉导管未闭和心室间隔缺损，主动脉瓣关闭不全等，此杂音历时较短，无开瓣音，性质较柔和，吸入亚硝酸异戊酯杂音减低，应用升压药后杂音加强。

6. 三尖瓣狭窄　胸骨左缘下端闻及低调的隆隆样舒张期杂音，吸气时因回心血量增加可使杂音增强、呼气时减弱。窦性节律时颈静脉 a 波增大。二尖瓣狭窄舒张期杂音位于心尖区，吸气时无变化或减弱。超声心动图可明确诊断。

7. 原发性肺动脉高压　多发生于女性患者，无心尖区舒张期杂音和开瓣音，左心房不扩大，肺动脉楔压和左心房压力正常。

【治疗】

治疗原则主要是预防及治疗风湿活动及并发症，包括亚急性感染性心内膜炎、房性心律失常、心房颤动、心力衰竭、咯血、肺水肿、肺栓塞以及肺部感染等。发生肺水肿或心力衰竭，须及时控制病情，待病情稳定后进行介入治疗或外科手术治疗，替换心脏瓣膜。

（一）一般治疗

患者应限制体育运动及体力劳动，活动量以不出现心慌、气短为宜。注意劳逸结合、补充营养及低盐饮食，使心功能在较长时间内保持在代偿期，以延缓病情进展。注意预防链球菌感染和风湿热复发。预防上呼吸道感染，一旦发现要积极治疗。

（二）药物治疗

1. 预防风湿热复发　有风湿活动患者应长期甚至终身应用苄星青霉素 120 万单位，每月肌内注射 1 次。

2. 预防感染性心内膜炎 （见相关章节）

3. 二尖瓣狭窄引起的咯血的处理 镇静、吸氧，硝酸甘油静脉滴注每分钟 10～100μg。注意监测血压，保持一定的心排血量，降低前负荷，收缩压应保持在 100mmHg 以上。

4. 心房颤动 急性心房颤动可首选毛花苷C 0.4mg，缓慢静脉推注，每日最大量不超过 1.2mg。约半数病例可转复为窦性心律或将心房颤动时的心室率控制在 100 次/分以内。转复后仍需考虑以抗心律失常药胺碘酮维持窦性心律。慢性心房颤动以口服地高辛和（或）β-受体阻滞剂（如心功能较好）控制心室率至 70～90 次/分为宜。

5. 抗凝治疗 用于心房颤动电转复前 3 周和心房颤动复律后 4 周，以及心房颤动不能转复者；新近发生的心房颤动，有体循环或肺循环栓塞史者；二尖瓣生物瓣或机械瓣置换术后，低心排状态伴右心衰竭；二尖瓣中度狭窄而未作过心耳切除术的心房颤动患者，超声心动图检查左心房内有烟雾状回声（约 20% 患者左心房内发生血栓）。使用华法林每日 2.5～3mg抗凝，3～4 天复查 1 次 INR，根据 INR 值调整华法林用量，直到控制 INR 在 2.0～3.0。

6. 心房颤动的复律 心房颤动＜1 年，左心房直径＜60mm，无高度或完全性房室传导阻滞和病态窦房结综合征，可行药物复律或电复律。复律要在充分抗凝 3 周的基础上，复律后再抗凝 4 周，预防栓塞。

7. 药物复律 胺碘酮0.2g 每日 3 次，共 5～7 日，然后改为 0.2g 每日 2 次，共 5～7 日。如仍未复律则在此基础上给予同步直流电复律。之后改为胺碘酮0.2g 每日 1 次维持。

（三）经皮球囊扩张二尖瓣成形术

经皮二尖瓣球囊扩张成形术成功治疗的患者其疗效可维持 10～15 年，与闭式分离术相同，有经验的扩张成形术的成功率达 95% 以上。并发症有心肌穿破致心包填塞、血栓栓塞、二尖瓣及瓣下结构损伤，个别患者房间隔穿刺后遗留 5mm 房间隔缺损，以后可以缓慢闭合。

1. 手术指征 ①中至重度二尖瓣狭窄，没有或仅有轻度二尖瓣关闭不全；②二尖瓣柔顺性尚好（超声心动图评分≤8分），钙化不明显；③无左心房血栓；④心功能Ⅱ～Ⅲ级；⑤无风湿活动及亚急性感染性心内膜炎；⑥重度二尖瓣狭窄患者虽无症状，但发生血栓栓塞事件的危险性明显增高（如曾有栓塞病史）或血流动力学失代偿的危险性明显增高（如有严重肺动脉高压）。

2. 禁忌证 ①隔膜漏斗型或漏斗型二尖瓣狭窄；②中度以上二尖瓣关闭不全，反流量≥50%；③左心房内有新鲜附壁血栓，或近期内有动脉栓塞征；④并发其他严重瓣膜病变，如有中度以上主动脉瓣反流；⑤并发感染性心内膜炎或严重风湿活动者。

（四）手术治疗

二尖瓣狭窄的手术有二尖瓣闭式分离术、直视下分离术并施行二尖瓣成形术或二尖瓣瓣膜置换术。瓣膜置换术的手术病死率为 5%，机械瓣的病损率为 2%。二尖瓣分离术后的大多数患者最终需要作二尖瓣瓣膜置换术。目前二尖瓣瓣膜置换术多已采用机械瓣，生物瓣因有退行性变问题未解决，其生物瓣植入后的寿命在 15～20 年，故生物瓣只用在 60 岁以上的二尖瓣狭窄患者。瓣膜置换术后 10 年生存率约为 50%，也有存活 30 年以上的患者，机械瓣膜需要终生抗凝，所有的人工瓣膜都有跨瓣压差，都不能达到自身瓣膜的血流动力学性能。人工瓣血栓栓塞率 >5%，瓣膜置换术后心力衰竭未得到改善多数是因为瓣周漏或植入瓣偏小，跨瓣压差大，或仍有风湿活动，导致心力衰竭、肺淤血、继发细菌感染或混合感染而死亡。

1. 二尖瓣交界分离术 有闭式分离术和直视下分离术两

种，适应证与经皮球囊扩张瓣膜成形术相似，近年来已较少采用。

2. 二尖瓣修补术 适用于二尖瓣瓣膜适合经皮球囊扩张治疗、但有禁忌证的患者。

3. 二尖瓣置换术 适用于重度二尖瓣狭窄，心功能Ⅲ～Ⅳ级，瓣膜广泛明显钙化和腱索乳头肌明显缩短，伴有二尖瓣关闭不全和主动脉瓣病变者。

【病情观察】

1. 诊断明确者 心脏瓣膜病患者有风湿活动时应予抗风湿治疗；观察是否感染性心内膜炎。治疗时要注意观察疗效；对症治疗时要注意药物的不良反应及治疗效果。

2. 诊断不明确者 应向患者及家属讲明需行超声心动图等检查以明确诊断。注意监测患者的生命体征，观察病情变化，予以相应治疗，治疗中密切观察治疗药物本身有无毒副反应。

【病历记录】

1. 门急诊病历 记录患者就诊的主要症状特点，如呼吸困难、心悸、水肿等，有无黑矇、晕厥、抽搐，有无风湿病史、饮酒史、用药史，记录患者以往的发作史、诊断方法、治疗效果。体检注意记录血压，有无颈静脉怒张、肺部啰音，心界大小、心率、心律、杂音、奔马律，及有无腹水、水肿等情况。辅助检查记录心电图、X 线、超声心动图等检查结果。

2. 住院病历 记录患者主诉、发病过程、门急诊及外院治疗经过、所用药物及效果如何。记录本病的诊断依据、鉴别诊断要点、诊疗计划，并请上级医师把关、认可。记录患者入院治疗后的病情变化、治疗效果及上级医师查房意见，记录患者心电图、X 线、超声心动图等检查结果。如需特殊检查及治疗，应记录与患者或其直系亲属的谈话经过，无论同意与否，应请患者或直系亲属签字。

【注意事项】

1. 医患沟通 对已明确诊断的，应告诉患者或其亲属有关心脏瓣膜病的特点、治疗方法以及可能发生猝死的情况、预后特点；对尚未明确诊断的，应告知患方应行心电图、超声心动图等常规检查，必要时行心导管等检查；门诊治疗的患者应每周复诊，有症状变化的，应随时就诊。患者入院治疗的，应在上级医师指导下确定治疗方案，有关治疗效果、治疗中出现的并发症、需要调整治疗方案或需要手术者，应及时告知患者或家属，并征得同意，签字为据。

2. 经验指导

（1）风湿性二尖瓣狭窄常伴有风湿活动，瓣膜置换术后心力衰竭未得到改善，除了考虑人工瓣膜本身的故障外，要注意抗风湿治疗，同时有外科手术适应证时及早手术。

（2）治疗时要注意观察疗效；对症治疗时要注意药物的不良反应及治疗效果。注意监测患者的生命体征变化，观察病情变化，予以相应治疗。

（3）诊断心脏瓣膜病，一是依靠仔细的询问病史，二是要详细和细致的体格检查，特别是对心脏要进行仔细、反复、全面的听诊，同时结合病史特点及辅助检查，尤其是超声心动图的检查，可做出定性和定量判断，为后续的内科治疗、外科手术提供准确的依据。

二、二尖瓣关闭不全

二尖瓣关闭不全可由瓣叶、瓣环、腱索和乳头肌的任一环结异常所致，分为急性和慢性两种。瓣叶破坏所致的慢性二尖瓣关闭不全最常见于风湿性心脏病。由于二尖瓣环、瓣叶、腱索或乳头肌的病理性损害，导致二尖瓣解剖结构异常和功能障碍，收缩期血液由左心室反流入向左心房。风湿性二尖瓣关闭不全常与二尖瓣狭窄并存。

【诊断】

（一）症状

从初次风湿性心脏病到出现明显二尖瓣关闭不全的症状可长达 20 年；一旦发生心力衰竭，则进展迅速。轻度关闭不全者可无明显症状或仅有轻度不适感。严重关闭不全时常见症状有劳力性呼吸困难、端坐呼吸、疲乏、活动耐力显著下降。咯血和栓塞较少见。晚期右心衰竭时可出现肝脏淤血肿大，有触痛、踝部水肿、胸腔积液或腹水。急性者可很快发生急性左心衰竭或肺水肿。

（二）体征

1. 心尖搏动向左下移位，心尖区可扪及局限性有力量抬举性冲动，急性二尖瓣关闭不全伴大量反流者于心尖区可触及收缩期细震颤。心浊音区向左下扩大。

2. 听诊心尖区听到一响亮、较粗糙、音调高、时限较长的全收缩期吹风样杂音，往往掩盖第一心音；但二尖瓣脱垂者多为收缩中、晚期杂音；根据反流的方向，杂音可向左腋下、左肩胛区和胸骨左缘传导，杂音常在吸气时减弱，呼气时增强，心尖区可有第三心音亢进，是晚期二尖瓣关闭不全的特征性体征；单纯重度二尖瓣关闭不全的患者，跟随第三心音后闻及一短促、低调的舒张中期杂音；肺动脉瓣区可有第二心音分裂。

3. 晚期左心室衰竭时可见有心前区弥散性搏动，心尖区全收缩期杂音响度可减轻，而肺动脉第二心音可进一步亢进；心尖区内侧可闻及舒张早期奔马律，两肺底细湿啰音。右心衰竭时，三尖瓣区可闻及收缩期吹风样杂音；可出现颈静脉怒张及搏动、肝肿大、肝颈静脉回流征阳性、腹水征、下肢水肿等。

（三）检查

1. X 线检查 可示左心室扩大和左心房扩大。左心室扩大在 X 线胸片后前位中见心尖向左下移位，左前斜位中食管前方的心后透明区消失。左心房扩大在 X 线胸片后前位中可见双重阴影，左前斜位中见吞钡食管受压现象。

2. 心电图检查　轻度二尖瓣关闭不全常示正常心电图。中度以上二尖瓣关闭不全者，则有提示左心房增大、左心室肥厚的图形。心房颤动亦较常见。

3. 超声心动图检查　二维超声心动图显示瓣膜及其附属结构的形态学改变，有助于病因诊断：风湿性瓣膜病时可见二尖瓣增厚、缩短或钙化；二尖瓣脱垂时有特征性的收缩期中瓣叶脱垂征象；彩色多普勒能显示二尖瓣反流，并可根据反流束的长度和面积，定性地将其程度分为轻、中和重度。

（四）诊断要点

1. 心尖部听诊有Ⅲ级以上粗糙的全收缩期杂音，向左腋下传导，常伴有第三心音；二尖瓣脱垂时，可在心尖部听到收缩期喀喇音伴有粗糙的收缩期喷射样杂音。

2. 物理检查，包括 X 线、超声心动图、心电图等显示左心房、左心室增大的证据。

3. 超声心动图检查　①M 型超声心动图显示心底波群中左心房后壁曲线上 C 凹明显加深，出现时间提前，EF 段下降速度大于正常。②二维超声显示二尖瓣尖部瓣缘增厚、变形、回声增强，前后叶在收缩期对合不全，左心房左心室增大。二尖瓣脱垂时，可见到二尖瓣叶呈弓形越过二尖瓣环连线，凸入左心房；而腱索或乳头肌断裂时，可见到二尖瓣叶呈连枷样回声，收缩期进入左心房，舒张期进入左心室。③脉冲多普勒超声于二尖瓣左心房侧可见收缩期反流束。测定左心房内最大反流束面积，$< 4cm^2$ 为轻度，$4 \sim 8cm^2$ 为中度，$> 8cm^2$ 为重度二尖瓣反流。

（五）鉴别诊断

诊断主要是根据心尖区典型的吹风样收缩期杂音并有左

心房和左心室扩大，超声心动图检查可明确诊断。二尖瓣关闭不全的杂音应与下列情况的心尖区收缩期杂音鉴别。

1. 相对性二尖瓣关闭不全 可发生于高血压性心脏病，各种原因引起的主动脉瓣关闭不全或心肌炎，扩张型心肌病，贫血性心脏病等。由于左心室或二尖瓣环明显扩大，造成二尖瓣相对关闭不全而出现心尖区收缩期杂音。

2. 功能性心尖区收缩期杂音 半数左右的正常儿童和青少年可闻及心前区收缩期杂音，响度在 1/6～2/6 级，短促，性质柔和，不掩盖第一心音，无心房和心室的扩大。亦可见于发热、贫血、甲状腺功能亢进等高动力循环状态，病因消除后杂音即消失。

3. 室间隔缺损 在胸骨左缘第 3～4 肋间闻及粗糙的全收缩期杂音，常伴有收缩期震颤，杂音向心尖区和胸骨处传导，心尖搏动呈抬举样。超声心动图显示心室间隔连续中断，声学造影可证实心室水平左向右分流存在，有助鉴别。

4. 三尖瓣关闭不全 在胸骨左下缘闻及局限性吹风样全收缩期杂音，吸气时回心血量增加可使杂音增强，呼气时减弱。颈静脉 V 波增大，可触及肝脏搏动和肿大。肺动脉高压时，肺动脉瓣区第二心音亢进。

【治疗】

治疗原则为注意劳逸结合，加强营养、预防链球菌感染与风湿活动，保护心功能。必要时手术治疗。

（一）一般治疗

主要防治风湿活动、感染性心内膜炎及呼吸道感染。牙科器械治疗和手术前需要应用抗生素治疗；限制体育活动及体力劳动，低盐饮食，使心功能在较长时间内保持在代偿期，以延缓病情的发展。

（二）内科治疗

适当避免过度的体力劳动及剧烈运动，限制钠盐摄入，保护心功能；对风湿性心脏病积极预防链球菌感染与风湿活动以及感染性心内膜炎；适当使用利尿剂；血管扩张剂，特别是减轻后负荷的血管扩张剂，通过降低左心室射血阻力，可减少反流量，增加心排血量，从而产生有益的血流动力学作用。慢性患者可用血管紧张素转化酶抑制剂。急性者可用硝普钠、硝酸甘油或酚妥拉明静脉滴注。洋地黄类药物宜用于出现心力衰竭的患者，对伴有心房颤动者更有效。晚期的心力衰竭患者可用抗凝药物防止血栓栓塞。

（三）手术治疗

长期随访研究表明，手术治疗后二尖瓣关闭不全患者心功能的改善明显优于药物治疗；即使在并发心力衰竭或心房颤动的患者中，手术治疗的疗效亦明显优于药物治疗。瓣膜修复术比人工瓣膜置换术的死亡率低，长期存活率较高，血栓栓塞发生率较小。

1. 术前准备　手术治疗前，应行左、右心导管检查和左心室造影。这些检查对确诊二尖瓣反流，明确原发性心肌病变或功能性二尖瓣关闭不全均有很大的帮助；血流动力学检查有助于估价受累瓣叶的病变严重程度；冠状动脉造影可确定患者是否需要同时行冠脉旁路移植术，因为并发冠心病者，手术的死亡率高，并发症多。

2. 手术指征　①急性二尖瓣关闭不全；②心功能 3～4 级，经内科积极治疗后；③无明显临床症状或心功能在 2 级或 2 级以下，辅助检查表明心脏进行性增大，左心室射血分数下降。超声心动图检查左心室收缩末期内径达 50mm 或舒张末期内径达 70mm，射血分数≤50% 时即应尽早手术治疗。

3. 手术种类

（1）瓣膜修复术：能最大限度地保存天然瓣膜。适用于二尖瓣松弛所致的脱垂；腱索过长或断裂；风湿性二尖瓣病变局限，前叶柔软无皱缩且腱索虽有纤维化或钙化但无挛缩；

感染性心内膜炎二尖瓣赘生物或穿孔病变局限，前叶无或仅轻微损害者。

（2）人工瓣膜置换术：置换的瓣膜有机械瓣和生物瓣。机械瓣包括球瓣、浮动碟瓣和倾斜碟瓣，其优点为耐磨损性强，但血栓栓塞的发生率高，需终身抗凝治疗，术后 10 年因抗凝不足致血栓栓塞或抗凝过度发生出血所致的病死和病残率可高达 50%；其次，机械瓣的偏心性血流，对血流阻力较大，跨瓣压差较高。生物瓣包括猪主动脉瓣、牛心包瓣和同种硬脑膜瓣，其优点为发生血栓栓塞率低，不须终身抗凝和具有与天然瓣相仿的中心血流，但不如机械瓣牢固。3～5 年后可发生退行性钙化性变而破损，10 年后约 50% 须再次换瓣。

年轻患者和有心房颤动或血栓栓塞高危需抗凝治疗者，宜选用机械瓣；若瓣环小，则宜选用血流动力学效果较好的人工瓣；如有出血倾向或抗凝禁忌者，以及年轻女性，换瓣术后拟妊娠生育，宜用生物瓣。

【病情观察】

1. 诊断明确者 心脏瓣膜病患者有风湿活动时应予抗风湿治疗。如合并有感染性心内膜炎，治疗时要注意观察疗效；对症治疗时要注意药物的不良反应及治疗效果。

2. 诊断不明确者 应向患者及家属讲明需行超声心动图等检查以明确诊断。注意监测患者的生命体征，观察病情变化，予以相应治疗，治疗中密切观察治疗药物本身有无毒副反应。

【病历记录】

1. 门急诊病历 记录患者就诊的主要症状特点，有无风湿病史、饮酒史、用药史，记录患者以往的发作史、诊断方法、治疗效果。体检注意记录血压，有无颈静脉怒张、肺部啰音，心界大小、心率、心律、杂音、奔马律、腹水、水肿等情况。辅助检查记录心电图、X线、超声心动图等结果。

2. 住院病历 记录患者主诉、发病过程、门急诊及外院治疗经过、所用药物及效果如何。记录本病的诊断依据、鉴别诊断要点、诊疗计划，并请上级医师把关、认可。记录患者入院治疗后的病情变化、治疗效果及上级医师查房意见，记录有关心电图、X线、超声心动图等检查结果。如需特殊检查及治疗，应记录与患者或其直系亲属的谈话经过，无论同意与否，应请患者或直系亲属签字。

【注意事项】

1. 医患沟通 对已明确诊断的，应告诉患者或其亲属有关心脏瓣膜病的特点、治疗方法以及可能发生猝死的情况、预后特点；对尚未明确诊断的，应告知患方应行心电图、超声心动图等常规检查，必要时行心导管等检查；门诊治疗的患者应每周复诊，有症状变化的，应随时就诊。患者入院治疗的，应在上级医师指导下确定治疗方案，有关治疗效果、治疗中出现的并发症、需要调整治疗方案或需要手术者，应及时告知患者或家属，并征得同意签字为据。

2. 经验指导

（1）治疗时要注意观察疗效；对症治疗时要注意药物的不良反应及治疗效果。注意监测患者的生命体征，观察病情变化，予以相应治疗。

（2）诊断心脏瓣膜病，一是依靠仔细的询问病史，二是要详细和细致的体格检查，特别是对心脏要仔细、反复、全面的听诊，同时结合病史特点及辅助检查，尤其是超声心动图的检查，可做出定性和定量判断，为后续的内科治疗、外科手术提供准确的依据。

（3）约半数急性二尖瓣关闭不全患者对内科治疗反应良好，轻型患者依靠药物治疗可多年无症状。重症患者伴严重左心功能不全，应尽早稳定病情，尽快手术。

第二节 主动脉瓣疾病

一、主动脉瓣狭窄

正常主动脉瓣口面积为 $2.6 \sim 3.5 cm^2$。轻度主动脉瓣狭窄对血流动力学影响不大，当瓣口面积减少到 $<1cm^2$ 时左心室排血明显受阻，为重度狭窄。在我国，风湿性心瓣膜病仍然是主动脉瓣狭窄的最主要原因之一，老年人退行性钙化病变和先天性二尖瓣畸形等所导致的主动脉瓣狭窄也逐渐增多。

【诊断】

（一）症状

由于左心室代偿能力较强，即使有较明显的主动脉瓣狭窄，在相当长时间内患者可无明显症状，直至瓣口面积 $<1cm^2$ 才出现症状。

1. 心绞痛 1/3 的患者可有劳力性心绞痛。可能为肥厚心肌收缩时，左心室内压和收缩期末室壁张力增加，射血时间延长，导致心肌氧耗量增加，以及瓣口严重狭窄，心排血量下降，平均动脉压降低，冠脉血流量减少等所致。

2. 劳力性呼吸困难 为左心室顺应性降低和左心室扩大，左心室舒张期末压力和左心房压力上升，引起肺毛细血管楔压增高和肺动脉高压所致。随病程发展，日常活动即可引起呼吸困难，甚至出现端坐呼吸，劳累、情绪激动、呼吸道感染等，可诱发急性肺水肿。

3. 劳力性昏厥 从黑矇到昏厥，可为首发症状。多在体力活动中或其后突然发作。

4. 胃肠道出血 见于严重狭窄者。原因不明，部分可能是由于血管发育不良、血管畸形所致，较常见于老年主动脉瓣钙化患者中。

5. 其他症状 晚期出现明显疲乏、虚弱、周围性发绀等心排血量降低的各种表现；端坐呼吸、阵发性夜间呼吸困难和肺水肿等左心衰竭的表现；体静脉高压、肝脏肿大等严重肺动脉高压后右心衰竭的表现。

（二）体征

1. 心尖搏动向左下移位，心尖区可扪到缓慢的抬举性冲动，主动脉瓣区可触及收缩期细震颤，心浊音界左下扩大。

2. 主动脉瓣区可听到一响亮、粗糙、音调较高、时限长的吹风样喷射性收缩期杂音，向两侧颈动脉及锁间下动脉传导，随主动脉瓣狭窄程度加剧，杂音越响亮、持续时间越长。当主动脉狭窄时，于主动脉瓣区或主动脉瓣第二听诊区可闻及收缩早期喷射音，紧接 S_1 后有一短促而响亮的额外音，此外，主动脉 S_2 减弱并有逆分裂。重度主动脉瓣狭窄时出现左心室肥厚，由于左心室顺应性下降，致使左心室舒张晚期左心房加强收缩，故心尖区可闻及 S_1，严重主动脉瓣狭窄可伴有轻度反流，故常可有胸骨 3、4 肋间听到轻度舒张早期泼水样杂音。晚期主动脉瓣狭窄引起左心室扩大时可产生相对性二尖瓣关闭不全，于心尖区可闻吹风样收缩期杂音，后者在左心功能改善和左心室缩小时杂音可减轻，反之则加重，左心功能不全时在心尖区可听到 S_4 奔马律。

（三）检查

1. 心电图检查 轻度狭窄者心电图可正常。严重狭窄者心电图示左心室肥厚与劳损，ST 段压低和 T 波倒置的加重提示心室肥厚在进展，多有左心房增大表现。瓣膜钙化严重时，可见左前分支阻滞和其他各种程度的房室或束支传导阻滞。

2. X 线检查 左心缘圆隆，心影不大。常见主动脉狭窄后扩张和有钙化影。在成年人主动脉瓣无钙化时，提示主动脉瓣狭窄不严重。心力衰竭时左心室明显扩大，还可见左心房增大，肺动脉主干突出，肺静脉增宽和肺淤血的征象。

3. 超声心动图 二维超声心动图能清晰显示主动脉瓣叶的数目、大小、增厚、钙化及瓣口大小，有助于病因诊断。连续多普勒可较准确地定量测算狭窄程度，瓣口面积 1 ~ 1.8cm² 为中度，<0.75cm² 为重度狭窄。

4. 心导管检查 常用于术前检查，可准确判断狭窄程度，直接测定左心房、左心室和主动脉的压力。先天性主动脉瓣狭窄患者，虽无症状但须了解左心室流出道梗阻程度；疑有左心室流出道梗阻而非瓣膜原因者；多瓣膜病变手术治疗前，都应考虑施行心导管检查。为判断是否合并冠状动脉病变，应同时行冠脉造影。

(四) 诊断要点

1. 呼吸困难、心绞痛、晕厥发作或猝死，主动脉瓣区有典型的收缩期喷射性杂音，向颈部传导，脉压减小。

2. X 线胸片常见主动脉根部狭窄后扩张，主动脉影增宽，左心室扩大，心影呈主动脉型。

3. 心电图电轴左偏及左心室肥厚，I、aVL、V_4 ~ V_6 导联 ST 段下降及 T 波倒置。

4. 超声心动图检查：①M 型示主动脉瓣回声增强，开放幅度减小。②二维超声主动脉瓣口面积缩小，瓣膜回声增强，主动脉瓣于收缩期呈离心性穹形运动，瓣叶可能钙化，运动幅度减低。③脉冲多普勒超声，在主动脉远端可记录到高速度的收缩期湍流及跨瓣压差。

5. 心导管检查了解冠状动脉床的供血情况，测量心排血量及跨瓣压力阶差，计算瓣口面积，估计左心室功能，若导管能进入左心室则造影可显示瓣膜狭窄的征象。

(五) 鉴别诊断

1. 先天性主动脉瓣狭窄 多为单纯主动脉瓣狭窄，患者自小就有杂音；风湿性主动脉瓣狭窄多并发主动脉瓣关闭不全及二尖瓣病变，常有风湿热病史。

2. 梗阻性肥厚型心肌病　以室间隔显著增厚伴左心室流出道梗阻为特征，收缩期杂音在胸骨左缘第 3、4 肋间最易听到，不向颈部传导，杂音强度可随体位、动作及应用某些药物而改变。超声心动图可明确诊断。

3. 二尖瓣关闭不全　心尖区全收缩期吹风样杂音，向左腋下传导；吸入亚硝酸异戊酯后杂音减弱。第一心音减弱，主动脉瓣区第二心音正常，主动脉瓣无钙化。

4. 三尖瓣关闭不全　胸骨左缘下端闻及高调的全收缩期杂音，吸气时回心血量增加可使杂音增强，呼气时减弱。颈静脉搏动，肝脏肿大。右心房和右心室明显扩大。超声心动图可证实。

5. 主动脉扩张　见于各种原因如高血压、梅毒所致的主动脉扩张。可在胸骨右缘第 2 肋间闻及短促的收缩期杂音，主动脉瓣区第二心音正常或亢进，无第二心音分裂。超声心动图可明确诊断。

【治疗】

（一）一般治疗

有风湿活动的，应抗风湿治疗；进行牙科、胃肠道和生殖泌尿道手术及器械检查时，应使用抗生素预防感染性心内膜炎。有症状的主动脉瓣狭窄者应限制体力活动；有相应症状的，可予以对症治疗。

（二）手术治疗

内科治疗无效者，可施行经皮球囊主动脉瓣成形术或人工主动脉瓣置换术。经皮球囊主动脉瓣成形术适用于高龄、以往有心力衰竭、换瓣术风险大而须行主动脉置换术的过渡治疗、妊娠、拒绝外科手术等情况。人工主动脉瓣置换术适应证为：①反复晕厥或心绞痛发作；②有明显的左心衰竭病史；③虽无症状，但左心室明显肥厚，跨瓣压力差≥50mmHg；④主动脉瓣口面积 $<0.8cm^2$。严重左心室功能不全、高龄、伴

有主动脉瓣关闭不全或冠心病，可增加手术和术后死亡危险，但非手术禁忌证。

1. 内科治疗（早期，无症状期）

（1）限制剧烈体力活动，以防昏厥及心绞痛发作。

（2）预防感染性心内膜炎。

（3）单纯主动脉瓣狭窄也可考虑行球囊主动脉瓣成形术。

（4）严重主动脉瓣狭窄需手术置换瓣膜，换瓣后需要华法林终生抗凝，保持 INR 在 2.0～3.0。

2. 手术预后　①主动脉瓣置换术的手术死亡率为 3%～4%；②瓣膜置换术后 5 年存活率约 80%；③机械瓣的晚期并发症是血栓栓塞，年发生率 2%～3%，人工瓣膜心内膜炎也是常见并发症。

3. 介入和手术治疗　关键是解除主动脉瓣狭窄，降低跨瓣压力差。经皮穿刺主动脉瓣球囊扩张术能即刻减小跨瓣压差、增加心排血量和改善症状，其适应证为儿童和青少年的先天性主动脉瓣狭窄、风湿活动以及感染性心内膜炎。直视下主动脉瓣交界分离术可有效改善血流动力学，手术病死率低于 2%，但该术后 10～20 年可继发瓣膜钙化和再狭窄，须再次手术，适用于儿童和青少年先天性主动脉瓣狭窄且无钙化的患者。

【病情观察】

1. 诊断明确者　心脏瓣膜病患者有风湿活动时应予抗风湿治疗。感染性心内膜炎，治疗时要注意观察疗效；对症治疗时要注意药物的不良反应及治疗效果。

2. 诊断不明确者　应向患者及家属讲明需行超声心动图等检查以明确诊断。注意监测患者的生命体征，观察病情变化，予以相应治疗，治疗中密切观察治疗药物本身有无毒副反应。

【病历记录】

1. 门急诊病历　记录患者就诊的主要症状特点，有无风湿病史、饮酒史、用药史，记录患者以往的发作史、诊断方法、治疗效果。体检注意记录血压，有无颈静脉怒张、肺部啰音、心界大小、心率、心律、杂音、奔马律、腹水、水肿等情况。辅助检查记录心电图、X线、超声心动图等结果。

2. 住院病历 记录患者主诉、发病过程、门急诊及外院治疗经过、所用药物及效果如何。记录本病的诊断依据、鉴别诊断要点、诊疗计划，并请上级医师把关、认可。记录患者入院治疗后的病情变化、治疗效果及上级医师查房意见，记录有关心电图、X线、超声心动图等检查结果。如需特殊检查及治疗，应记录与患者或其直系亲属的谈话经过，无论同意与否，应请患者或直系亲属签字。

【注意事项】

1. 医患沟通 应告知患者或其亲属有关心脏瓣膜病的特点、治疗方法以及可能发生猝死的情况、预后特点；门诊治疗的患者应每周复诊，有症状变化的，应随时就诊。患者入院治疗的，应在上级医师指导下确定治疗方案，有关治疗效果、治疗中出现的并发症、需要调整治疗方案或需要手术者，应及时告知患者或家属，并征得同意，签字为据。

2. 经验指导 早期可多年无症状，40岁以后狭窄进行性加重，一旦出现症状，预后不良，出现症状后平均寿命仅3年左右，容易猝死，需要尽早进行瓣膜置换术。

二、主动脉瓣关闭不全

任何原因导致舒张中期主动脉瓣膜不能完全闭合时，均发生主动脉内血液向左心室的反流。急性主动脉瓣关闭不全常迅速导致难治性心力衰竭，需要紧急处理；而慢性主动脉瓣关闭不全虽是最常见的瓣膜病之一，患者可多年无症状。慢性主动脉瓣关闭不全的病因，以风湿性瓣膜损害者最为常见；左心室扩大或主动脉根部扩张时可导致相对性主动脉瓣关闭不全。

【诊断】

(一) 症状

1. 胸痛 可因劳累、情绪激动、心动过速诱发，持续时间数分钟至 1 小时，硝酸甘油可暂时缓解症状。部分患者有类似典型的冠心病心绞痛，反复发作者提示预后不良。

2. 心悸 与心肌收缩力增强，心排出量增强有关，左侧卧位明显。

3. 其他 因脉压增大，身体某些部位强烈搏动感，特别是头颈部。可有眩晕、头晕，因舒张压低，头部供血不足所致，活动时明显。

(二) 体征

①视诊：心尖搏动向左下移位，且搏动弥散；②触诊：有抬举样心尖搏动；③叩诊：心浊音界向左下扩大；④听诊：主动脉瓣区和主动脉瓣第二听诊区可听到叹息样舒张期杂音，可传导至心尖部，坐位前倾和呼气末明显。一般杂音持续时间越长，关闭不全越重，但极重度关闭不全时杂音反而缩短、变轻；心力衰竭、心动过速时杂音也变轻。主动脉瓣第二心音减弱或消失。反流明显时，在心尖区听到低调柔和的舒张期滚筒样杂音（Austin-Flint），有时在主动脉瓣听诊区可闻及收缩期杂音，持续时间较短，系相对性主动脉瓣狭窄所致。

1. 慢性主动脉瓣关闭不全 心尖搏动强并向左下移位；心尖呈抬举性搏动；心浊音界向左下扩大。常在胸骨左缘第 3、4 肋间（肋主动脉瓣区第二听诊区）可听到音调高、响度递减的吹风样舒张早期杂音，杂音性质通常为泼水样或叹气样，常传至心尖区。严重主动脉瓣关闭不全时可在心尖区听到较为低调、短促的舒张中期隆隆样杂音，称 Austin-Flint 杂音。中、重度主动脉瓣反流因左心室明显扩大，致乳头肌位置下移和二尖瓣环扩大，可产生相对性二尖瓣关闭不全，可在心尖区听到吹风样反流性收缩期杂音；此外心尖区 S_1 常减弱，可见水冲脉、枪击音、Duroziez 征、毛细血管搏动、点头征、脉压增大等外周血管变化体征。左心衰竭时除上述体征外，于心尖区可产生 S_1 奔马律。

2. 急性主动脉瓣关闭不全　心尖搏动增强，心浊音界无明显增大；沿胸骨右缘可触及舒张期细震颤。主动脉瓣区可听到音调高、响度递减、时限较短的吹风样舒张早期杂音。若瓣膜穿孔、撕裂，可为乐音性或海鸥鸣杂音，沿胸骨右缘下传。心尖区出现 Austin-Flint 杂音，杂音性质同慢性主动脉瓣反流；心尖区 S_1 减弱。左心功能不全时可产生病理性 S_3 及舒张期奔马律。心功能不全时可出现交替脉。

（三）检查

1. X 线检查

（1）急性心脏大小正常，常有肺淤血和肺水肿征。

（2）慢性左心室增大，心胸比率增大。马方综合征或中层囊性坏死，可呈现严重的瘤样扩张。

2. 心电图检查　急性主动脉瓣关闭不全，窦性心动过速和非特异性 ST-T 改变常见；慢性主动脉瓣关闭不全常见左心室肥厚伴劳损、房性和室性早搏。

3. 超声心动图检查　在探查主动脉瓣脱垂和赘生物方面是有价值的。多普勒流速测定可用于评估主动脉瓣关闭不全的严重程度。经食管超声有利于主动脉夹层分离和感染性心内膜炎的诊断。

4. 心导管检查　任何安排手术的患者必须行心导管检查和心血管造影，其能很好地反映主动脉瓣病变性质及程度。

5. 核素心室造影　无创条件下较好地反映左心室收缩功能。

（四）诊断要点

1. 主动脉瓣区典型的全舒张期"倒水样"杂音伴有脉压增大。

2. X线检查显示左心室增大，心影呈靴形。主动脉弓轻度扩张。心功能不全时肺血管影增多，呈肺淤血征象。

3. 心电图示可有轻度电轴左偏，左心室肥大与劳损。

4. 超声心动图显示　①M型显示主动脉瓣开放及关闭速度增加，主动脉瓣舒张期关闭线双线距>1mm，舒张期二尖瓣前叶有细颤波。左心室及左心房增大，左心室心肌肥厚。②二维超声显示主动脉瓣增粗，回声增强，瓣叶在舒张期对合不全，心室舒张时，主脉血回流致使二尖瓣前叶中央部分开放受限而呈平坦波形，重者中央部分凹陷呈"微笑征"。③脉冲多普勒超声显示舒张期主动脉血流增多，主脉根部活动度增大，在左心室流出道可记录到舒张期湍流。

5. 急性严重的主动脉瓣关闭不全或瓣膜置换术前，应做心导管检查，确定主动脉瓣关闭不全的程度。经内科治疗无效的患者，应进行紧急手术。心导管检查能评估左心室功能，显示冠状动脉的解剖。

（五）鉴别诊断

1. 肺动脉瓣关闭不全　颈动脉搏动正常，肺动脉瓣区第二心音亢进，胸骨左缘舒张期杂音吸气时增强，用力握拳时无变化。心电图示右心房和右心室肥大，X线检查肺动脉主干突出。多见于二尖瓣狭窄，亦可见于房间隔缺损。

2. 冠状动静脉瘘　可闻及主动脉瓣区舒张期杂音，但心电图及X线检查多正常，主动脉造影可见主动脉与右心房、冠状窦或右心室之间有交通。

3. 主动脉窦瘤破裂　杂音与主动脉瓣关闭不全相似，但有突发性胸痛，进行性右心功能衰竭，主动脉造影及超声心动图检查可确诊。

【治疗】

（一）一般治疗

有风湿活动时应予抗风湿治疗；进行牙科、胃肠道和生殖泌尿道手术及器械检查时，应使用抗生素预防感染性心内膜炎。有相关的临床症状的，可予以对症治疗。

（二）内科治疗

避免过度的体力劳动及剧烈运动，限制钠盐摄入。使用洋地黄类药物、利尿剂以及血管扩张剂，特别是血管紧张素转换酶抑制剂，有助于防止心功能的恶化。风湿性心脏病应积极预防链球菌感染与风湿活动以及感染性心内膜炎。洋地黄类药物亦可用于虽无心力衰竭症状，但主动脉瓣反流严重且左心室明显扩大的患者。有心绞痛者可使用硝酸酯类药物。应积极预防和治疗心律失常和感染。

（三）手术治疗

1. 人工瓣膜置换术 适用于有症状，左心室功能不全（EF＜50%），左心室明显扩大（舒张末期内径＞70mm，收缩末期内径＞50mm）者。重度主动脉瓣关闭不全，有症状而无明显禁忌证和并发症者也应施行手术。

2. 瓣膜修复术 较少用，通常不能完全消除主动脉瓣反流。仅适用于感染性心内膜炎主动脉瓣赘生物或穿孔，主动脉瓣与其瓣环撕裂。由升主动脉动脉瘤使瓣环扩张所致的主动脉瓣关闭不全，可行瓣环紧缩成形术。

（四）急性主动脉瓣关闭不全的治疗

严重的急性主动脉瓣关闭不全迅速发生急性左心衰竭、肺水肿和低血压，极易导致病死，故应在内科积极治疗的同时，及早采用手术治疗，以挽救患者的生命。术前应静脉滴注正性肌力药物（如多巴胺或多巴酚丁胺）和血管扩张剂（如硝普钠），以维持心功能和血压。

【病情观察】

1. 诊断明确者 心脏瓣膜病患者有风湿活动时应予抗风

湿治疗；如合并有感染性心内膜炎，治疗时要注意观察疗效；对症治疗时要注意药物的不良反应及治疗效果。

2. 诊断不明确者 应向患者及家属讲明需行超声心动图等检查以明确诊断。注意监测患者的生命体征，观察病情变化，予以相应治疗，治疗中密切观察治疗药物本身有无毒副反应。

【病历记录】

1. 门急诊病历 记录患者就诊的主要症状特点，如呼吸困难、心悸、水肿等，有无黑矇、晕厥、抽搐，有无风湿病史、饮酒史、用药史，记录患者以往的发作史、诊断方法、治疗效果。体检注意记录血压，有无颈静脉怒张、肺部啰音、心界大小、心率、心律、杂音、奔马律、腹水、水肿等情况。辅助检查记录心电图、X线、超声心动图等结果。

2. 住院病历 记录患者主诉、发病过程、门急诊及外院治疗经过、所用药物及效果如何。记录本病的诊断依据、鉴别诊断要点、诊疗计划，并请上级医师把关、认可。记录患者入院治疗后的病情变化、治疗效果及上级医师查房意见，记录有关心电图、X线、超声心动图等检查结果。如需特殊检查及治疗，应记录与患者或其直系亲属的谈话经过，无论同意与否，应请患者或直系亲属签字。

【注意事项】

1. 医患沟通 对已明确诊断的，应告诉患者或其亲属有关心脏瓣膜病的特点、治疗方法以及可能发生猝死的情况、预后特点；对尚未明确诊断的，应告知患方应行心电图、超声心动图等常规检查，必要时行心导管等检查；门诊治疗的患者应每周复诊，有症状变化的，应随时就诊。患者入院治疗的，应在上级医师指导下确定治疗方案，有关治疗效果、治疗中出现的并发症、需要调整治疗方案或需要手术者，应及时告知患者或家属，并征得同意，签字为据。

2. 经验指导

（1）诊断心脏瓣膜病，一是依靠仔细的询问病史，二是要详细和细致的体格检查，特别是心脏要仔细、反复、全面地听诊，同时结合病史特点及辅助检查，尤其是超声心动图的检查，可做出定性和定量判断，为后续的内科治疗、外科手术提供准确的依据。

（2）心脏瓣膜病的诊断、治疗关键在于预防，有风湿活动时须抗风湿治疗；进行牙科、胃肠道和生殖泌尿道手术及器械检查时，应使用抗生素预防感染性心内膜炎。

（3）内科药物治疗仅改善症状，一旦有症状和血流动力学障碍时应该尽早手术。适应证如下：①患者劳力性心慌、气短加重，或有心绞痛和心力衰竭。②左心室增大（LVEDD >55mm）或舒张血压低于 40mmHg 时，应考虑手术。③左心室舒张末内径轻度增大（LVEDD 50~54mm）时应 4~6 个月随访一次，当左心室舒张末内径 >55mm 时建议瓣膜置换术。

（4）本病的治疗主要是对症治疗，患者无症状时，要密切观察病情变化，患者必须定期随访；严格掌握手术适应证，以提高治疗效果。

第三节　三尖瓣疾病

一、三尖瓣狭窄

三尖瓣狭窄是指三尖瓣的病变引起心脏在舒张期血液自右心房流入右心室时出现梗阻，单独三尖瓣病变极少，多与二尖瓣病变并存。最常见病因是风湿性心内膜炎，少见原因有类癌、心内膜弹力纤维增生症和右心房黏液瘤。

【诊断】

（一）症状

三尖瓣狭窄致低心排血量引起疲乏，体静脉淤血可引起顽固性水肿、肝脏肿大、腹水等消化道症状及全身不适感，由于颈静脉搏动的巨大 a 波，使患者感到颈部有搏动感。虽然患者常伴有二尖瓣狭窄，但二尖瓣狭窄的临床症状如咯血、阵发性夜间呼吸困难和急性肺水肿却很少见。若患者有明显的二尖瓣狭窄的体征而无肺充血的临床表现时，应考虑可能同时伴有三尖瓣狭窄。

（二）体征

1. 心脏听诊 胸骨左下缘低调隆隆样舒张中、晚期杂音，收缩期前增强。直立位吸气时杂音增强，呼气时或 Valsalva 动作屏气期杂音减弱。可伴舒张期震颤，可有开瓣拍击音。肺动脉瓣第二心音正常或减弱。风湿性者常伴二尖瓣狭窄，后者常掩盖本病体征。

2. 其他体征 三尖瓣狭窄常有明显右心淤血体征，如颈静脉充盈、有明显 a 波，呼气时增强。晚期病例可有肝肿大、脾肿大、黄疸、严重营养不良、全身水肿和腹水。肿大的肝脏可呈明显的收缩期前搏动。

（三）检查

1. 心电图检查 右心房肥大，Ⅱ 及 V_1 导联 P 波高尖；由于多数三尖瓣狭窄患者同时伴有二尖瓣狭窄，故心电图亦常显示双心房肥大而无右心室肥大的表现。

2. X 线检查 右心房明显扩大，下腔静脉和奇静脉扩张，但无肺动脉扩张。

3. 超声心动图检查 M 型超声心动图常显示瓣叶增厚，前叶的 EF 斜率减慢，舒张期与膈瓣呈矛盾运动、可有钙化；二维超声心动图对诊断三尖瓣狭窄较有帮助，其特征为舒张期瓣叶呈圆顶状、增厚，瓣叶活动受限。多普勒超声可估测跨瓣压力差。

（四）诊断要点

1. 出现静脉淤血的体征，自觉症状较轻，胸骨左缘 3～5

肋间有低调的舒张中、晚期隆隆样杂音，右侧卧位深吸气时增强。

2. X 线检查示右心房明显增大，肺动脉不扩张，肺血不多。

3. Ⅱ、Ⅲ、aVF 导联 P 波增宽振幅高，并发三尖瓣关闭不全时可有右心室肥厚图形。

4. 右心导管检查可见三尖瓣舒张期出现跨瓣压力阶差，右心房压力增高。

5. 超声心动图检查：①M 型显示三尖瓣前叶于舒张期平斜型下降，EF 斜率减小；②二维超声显示，三尖瓣舒张期圆隆状，瓣叶增粗，回声增强，开放受限，其开放幅度小于三尖瓣环的直径；③多普勒超声显示，在三尖瓣右心室侧可记录到舒张期湍流。

（五）鉴别诊断

根据典型杂音、右心房扩大及体循环淤血的症状和体征，一般即可做出诊断，对诊断有困难者可行右心导管检查，若三尖瓣平均跨瓣舒张压差高于 0.267kPa（2mmHg），即可诊断为三尖瓣狭窄。应注意与右房黏液瘤、缩窄性心包炎等疾病相鉴别。

【治疗】

三尖瓣狭窄的治疗原则上和二尖瓣狭窄相同，但闭式扩张分离术容易撕破瓣膜造成严重关闭不全，目前已不主张应用。

1. 内科治疗　严格限制钠盐摄入；应用利尿剂，可改善体循环淤血的症状和体征，尤其是减轻肝脏淤血，并改善肝功能。

2. 外科治疗

（1）三尖瓣交界切开术：适用于单纯交界融合、瓣膜组织良好的病例。经右心房切口，直视下用刀分别切开前瓣和膈瓣及后瓣和膈瓣的融合交界，使之分离成两个瓣叶。切开前瓣和后瓣的交界融合容易产生严重的关闭不全，故应慎重。

（2）三尖瓣替换术：适用于瓣膜严重毁损畸形或伴有关闭不全者。手术经右心房切口，切除瓣膜，放置缝线和置入人工瓣膜的步骤基本上与二尖瓣替换术相同。但应注意：①三尖瓣瓣环结构不够坚韧，穿缝瓣环的褥式缝线均须带垫片以防撕裂；②膈瓣叶部缝线不可穿过瓣环，以防损伤传导束；③鉴于三尖瓣容易发生术后血栓，而且瓣膜承受的压力较主动脉瓣和二尖瓣部位小，替换人工生物瓣较为合适。

【病情观察】

1. 诊断明确者 心脏瓣膜病患者有风湿活动时应予抗风湿治疗；如合并有感染性心内膜炎，治疗时要注意观察疗效；对症治疗时要注意药物的不良反应及治疗效果。

2. 诊断不明确者 应向患者及家属讲明需行超声心动图等检查以明确诊断。注意监测患者的生命体征，观察病情变化，予以相应治疗，治疗中密切观察治疗药物本身有无毒副反应。

【病历记录】

1. 门急诊病历 记录患者就诊的主要症状特点，有无风湿病史、饮酒史、用药史，记录患者以往的发作史、诊断方法、治疗效果。体检注意记录血压，有无颈静脉怒张、肺部啰音、心界大小、心率、心律、杂音、奔马律、腹水、水肿等情况。辅助检查记录心电图、X线、超声心动图等结果。

2. 住院病历 记录患者主诉、发病过程、门急诊及外院治疗经过、所用药物及效果如何。记录本病的诊断依据、鉴别诊断要点、诊疗计划，并请上级医师把关、认可。记录患者入院治疗后的病情变化、治疗效果，记录有关心电图、X线、超声心动图等检查结果。如需特殊检查及治疗，应记录与患者或其直系亲属的谈话经过，无论同意与否，应请患者或其直系亲属签字。

【注意事项】

1. 医患沟通　应告诉患者或其亲属有关心脏瓣膜病的特点、治疗方法以及可能发生猝死的情况、预后特点；门诊治疗的患者应每周复诊，有症状变化的，应随时就诊。患者入院治疗的，应在上级医师指导下确定治疗方案，有关治疗效果、治疗中出现的并发症、需要调整治疗方案或需要手术者，应及时告知患者或家属，并征得同意，签字为据。

2. 经验指导　严格限制钠盐摄入，应用利尿剂，可改善体循环淤血的症状和体征，尤其是减轻肝脏淤血，改善肝功能。如症状明显，右心室平均舒张压达 0.533 ~ 0.667kPa（4 ~ 5mmHg），和三尖瓣口面积 < 1.5 ~ 2.0cm² 时，可作三尖瓣分离术或经皮球囊扩张瓣膜成形术，亦可行人工瓣膜置换术，以选择较大的生物瓣为好。并发二尖瓣狭窄者在行二尖瓣球囊成形术时可对三尖瓣也施行球囊瓣膜成形术。

二、三尖瓣关闭不全

三尖瓣关闭不全是由于三尖瓣器质性或功能性损害致收缩期血液由右心室反流入右心房，并产生血流动力学障碍。大多数为肺心病、肺动脉高压、右心力衰竭的功能性三尖瓣关闭不全，少见病因有风湿性、细菌性心内膜炎、三尖瓣脱垂、先心病 Ebstein 畸形、创伤及类癌性心脏瓣膜病变。

【诊断】

（一）症状

本病伴有肺动脉高压时，出现心排血量减少和体循环淤血的症状。二尖瓣关闭不全并发本病时，肺淤血症状可由于三尖瓣关闭不全的发展而减轻，但乏力和其他心排血量减少的症状可更重。

（二）体征

1. 易疲乏，可有劳力性心悸、气促，右季肋区和右上腹胀痛，皮下水肿，持续腹水。

2. 食欲不振、恶心、嗳气及呕吐，部分患者可有轻度黄疸。

3. 有时可有颈、头部静脉搏动感觉。

4. 病变明显时颈静脉怒张且收缩期搏动，下肢水肿、肝肿大、腹水，肝颈静脉回流征。

5. 弥漫的右心室搏动，心界向右扩大，第一心音减弱，肺动脉瓣第二音亢进，常可闻及右心室第三心音奔马律。

6. 胸骨左缘第3~5肋间全收缩期杂音，偶可在剑突区最响，当右心室明显增大致心脏转位时此杂音可位于心尖区。

7. 严重关闭不全时在胸骨左缘的第三心音之后偶可闻及一短促的舒张期隆隆样杂音。

（三）检查

1. X线检查 可见右心室、右心房增大。右房压升高者，可见奇静脉扩张和胸腔积液；有腹水者，横膈上抬。透视时可看到右心房收缩期搏动。

2. 心电图检查 可示右心室肥厚劳损，右心房肥大；并常有右束支传导阻滞。

3. 超声心动图检查 可见右心室、右心房增大，上下腔静脉增宽及搏动；连枷样三尖瓣。超声声学造影可证实反流，多普勒超声可判断反流程度和肺动脉高压。

（四）诊断要点

1. 有右心室增大，右心充血性心力衰竭，胸骨下段左右缘的收缩中晚期杂音。

2. X线显示右心房及右心室增大的证据。

3. 心电图示右心室肥大，右心房扩大，P波宽大。

4. 超声心动图检查显示：①二维超声显示三尖瓣活动增强，三尖瓣环扩大，器质性损害时瓣膜增厚回声增强，声学造影可见显影剂往返于右心室与右心房之间；②脉冲多普勒在右房有收缩期湍流频谱。

（五）鉴别诊断

应与二尖瓣关闭不全低位室间隔缺损相鉴别。

1. 二尖瓣关闭不全 心尖区典型的吹风样收缩期杂音并有左心房和左心室扩大。

2. 三尖瓣关闭不全 胸骨左缘下端闻及局限性吹风样的全收缩杂音，吸气时因回心血量增加可使杂音增强，呼气时减弱。肺动脉高压时，肺动脉瓣第二心音亢进，颈静脉 V 波增大，可有肝脏搏动、肿大。心电图和 X 线检查可见右心室肥大。超声心动图可明确诊断。

【治疗】

（一）内科治疗

针对充血性心力衰竭进行治疗。单纯三尖瓣关闭不全而无肺动脉高压，一般不需手术治疗。积极治疗原发疾病及心力衰竭，预防心内膜炎。

（二）外科治疗

继发于二尖瓣或主动脉瓣病变者，三尖瓣中度反流可作瓣环成形术，重者须作瓣膜置换术。三尖瓣下移畸形等原发瓣膜疾病，则须作瓣膜置换术。器质性三尖瓣病变可考虑换瓣或直视下的瓣膜修补术。

三尖瓣成形术常用方法有三种：①瓣环缝缩术，沿前瓣和后瓣交界处及后瓣瓣环用双头无创伤缝线作 1～2 针褥式缝合，两侧衬垫片，结扎后短缩瓣环。②De Vega 术，用带双头针的无创伤缝线沿前瓣和后瓣瓣环作双层交叉连续缝合，两端进出针处各带一垫片，收紧缝线结扎，以缩短扩大的后瓣和前瓣基部瓣环。③Carpentier 环固定术，Carpentier 环是仿照三尖瓣环形态，用不锈钢制成的椭圆形半圆环，外用涤纶布包裹，有不同的号码。手术时沿三尖瓣环放置褥式缝线，再缝于适合号码的 Carpentier 环上。结扎固定后即可将扩大的前瓣和后瓣基部瓣环缩小，而使三尖瓣恢复对合良好。经改良的 Carpentier 环，采用弹性材料制环，能适应心脏周围房室环的活动，减少缝合圈上的应力，从而减少撕脱的可能性。

【病情观察】

1. 诊断明确者 心脏瓣膜病患者有风湿活动时应予抗风湿治疗；如合并有感染性心内膜炎，治疗时要注意观察疗效；对症治疗时要注意药物的不良反应及治疗效果。

2. 诊断不明确者 应向患者及家属讲明需行超声心动图等检查以明确诊断。注意监测患者的生命体征，观察病情变化，予以相应治疗，治疗中密切观察治疗药物本身有无毒副反应。

【病历记录】

1. 门急诊病历 记录患者就诊的主要症状特点，如呼吸困难、心悸、水肿等，有无黑矇、晕厥、抽搐，有无风湿病史、饮酒史、用药史，记录患者以往的发作史、诊断方法、治疗效果。体检注意记录血压，有无颈静脉怒张、肺部啰音、心界大小、心率、心律、杂音、奔马律、腹水、水肿等情况。辅助检查记录心电图、X 线、超声心动图等结果。

2. 住院病历 记录患者主诉、发病过程、门急诊及外院治疗经过、所用药物及效果如何。记录本病的诊断依据、鉴别诊断要点、诊疗计划，并请上级医师把关、认可。记录患者入院治疗后的病情变化、治疗效果及上级医师查房意见，记录有关心电图、X 线、超声心动图等检查结果。如需特殊检查及治疗，应记录与患者或其直系亲属的谈话经过，无论同意与否，应请患者或其直系亲属签字。

【注意事项】

1. 医患沟通 对已明确诊断的，应告诉患者或其亲属有关心脏瓣膜病的特点、治疗方法以及可能发生猝死的情况、预后特点；对尚未明确诊断的，应告知患方应行心电图、超声心动图等常规检查，必要时行心导管等检查；门诊治疗的患者应每周复诊，有症状变化的，应随时就诊。患者入院治疗的，应在上级医师指导下确定治疗方案，有关治疗效果、治疗中出现的并发症、需要调整治疗方案或需要手术者，应及时告知患者或家属，并征得同意，签字为据。

2. 经验指导

（1）单纯三尖瓣关闭不全而无肺动脉高压，如继发于感染性心内膜炎或创伤者，一般不需要手术治疗。病情严重的器质性三尖瓣病变者，尤其是风湿性而无严重肺动脉高压者，可施行瓣环成形术或人工心脏瓣膜置换术。病变较重者，应行瓣膜替换术。

（2）有左心系统疾患和肺动脉高压的患者，预后主要取决于左心疾患和肺动脉高压的严重程度。要积极预防感染性心内膜炎和深静脉血栓形成。

第四节 肺动脉瓣疾病

一、肺动脉瓣狭窄

由于肺动脉瓣先天或后天损害，使收缩期血流从右心室流入肺动脉梗阻，引起血流动力障碍。肺动脉瓣狭窄大多为先天性心脏病的一种表现，可单独存在，约占先天心脏病的7%，风湿性肺动脉瓣狭窄少见。

【诊断】

（一）症状

轻中度无明显症状，重度狭窄时出现胸痛、头晕、发绀等，后期发生右心衰竭。

（二）体征

①肺动脉瓣听诊区响亮粗糙的喷射性菱形杂音，常伴震

颤；②收缩早期喀喇音；③P_2减弱伴 S_2 分裂；④先天性肺动脉瓣狭窄可见心前区隆起伴胸骨旁抬举性搏动；⑤体循环淤血征。后期出现腹胀、食欲下降、双下肢水肿等。

（三）检查

1. 心电图检查 右心室肥大，右心房扩大和右束支传导阻滞。

2. X 线检查 右心室肥厚，右心房扩大，肺总动脉呈狭窄后扩张，肺纹理稀疏，肺野清晰。

3. 超声心动图检查 肺动脉瓣增厚回声增多，收缩期瓣叶不能完全开放，向肺动脉腔弯曲。

（四）诊断要点

1. 发育正常或较差，但单纯肺动脉瓣狭窄患者无发绀。

2. 胸骨左缘第 2、3 肋间有喷射性收缩期杂音，多伴收缩期震颤，P_2 明显减弱。

3. X 线可见肺动脉段凹陷或突出（肺动脉狭窄后扩张），肺量血少，右心室心影增大。

4. 心电图表现有电轴右偏，右室肥厚，不完全性或完全右束支阻滞，P 波可宽大。

5. 超声心动图显示肺动脉瓣增厚，开放受限，多普勒肺动脉瓣上取样见高速紊乱血流频谱，跨瓣压差在 20mmHg 以上，右心室肥厚扩张。

6. 右心导管检查可见右室内高压，严重肺动脉瓣狭窄时可能导管不能进入肺动脉，肺动脉瓣出现收缩期压力增大，肺动脉压正常或降低，右心室造影可见瓣口狭窄，瓣叶增厚，有喷射征及狭窄后扩张征象。

（五）鉴别诊断

鉴别诊断应考虑原发性肺动脉扩张，房、室间隔缺损，法洛四联症及 Ebstein 畸形等。原发性肺动脉扩张与轻型肺动脉瓣狭窄类似，但原发性肺动脉扩张收缩期杂音轻柔无细震颤，肺动脉瓣第二音正常，心导管检查右心室与肺动脉间无压力阶差，也无分流。

【治疗】

1. 治疗原则

（1）对症治疗：纠正心力衰竭，减轻右心室负荷。

（2）手术治疗：肺动脉瓣扩张术、瓣膜置换术。

2. 介入治疗和外科手术　球囊导管肺动脉瓣狭窄扩张术，适用于先天性或后天性单纯性中度以上肺动脉瓣狭窄，简单易行，成功率高（95%以上），安全性高，并发症少。中度肺动瓣狭窄即跨瓣压 >6.67kPa，应考虑作球囊导管瓣膜成形术或外科手术矫治。有右心功能不全，瓣膜狭窄严重或钙化病变，收缩期跨瓣压差 >70mmHg，应考虑作直视肺动脉瓣分离术或换瓣术。

3. 药物治疗　针对患者的右心衰竭、心律失常、感染性心内膜炎等并发症进行治疗。

【病情观察】

1. 诊断明确者　心脏瓣膜病患者有风湿活动时应予抗风湿治疗；对症治疗时要注意药物的不良反应及治疗效果。

2. 诊断不明确者　应向患者及家属讲明需行超声心动图等检查以明确诊断。注意监测患者的生命体征，观察病情变化，予以相应治疗，治疗中密切观察治疗药物本身有无毒副反应。

【病历记录】

1. 门急诊病历　记录患者就诊的主要症状特点，记录患者以往的发作史、诊断方法、治疗效果。体检注意记录血压，有无颈静脉怒张、肺部啰音、心界大小、心率、心律、杂音、奔马律、腹水、水肿等情况。辅助检查记录心电图、X 线、超声心动图等结果。

2. 住院病历　记录患者主诉、发病过程、门急诊及外院治疗经过、所用药物及效果如何。记录本病的诊断依据、鉴别诊断要点、诊疗计划，并请上级医师把关、认可。记录患者入院治疗后的病情变化、治疗效果及上级医师查房情况，记录有关心电图、X 线、超声心动图等检查结果。

【注意事项】

1. 医患沟通 对已明确诊断的，应告诉患者或其亲属有关心脏瓣膜病的特点、治疗方法以及可能发生猝死的情况、预后特点；对尚未明确诊断的，应告知应行心电图、超声心动图等常规检查，必要时行心导管等检查；门诊治疗的患者应每周复诊，有症状变化的，应随时就诊。患者入院治疗的，应在上级医师指导下确定治疗方案，有关治疗效果、治疗中出现的并发症、需要调整治疗方案或需要手术者，应及时告知患者或家属，并征得同意，签字为据。

2. 经验指导 轻度肺动脉瓣狭窄不影响寿命，中度以上肺动脉瓣狭窄可发生右心衰竭，患者发育不良。

二、肺动脉瓣关闭不全

由于肺动脉瓣器质性或功能性损害，心脏舒张时血液从肺动脉通过肺动脉瓣反流入右心室，造成血流动力学障碍。多数继发于左心衰竭，二尖瓣狭窄，慢性梗阻性肺部疾患，原发性肺动脉高压及艾森曼格综合征引起的慢性肺动脉高压。上述情况导致肺动脉环扩张，造成功能性肺动脉瓣关闭不全，占肺动脉瓣关闭不全的大多数。少见病因有先天性或风湿性肺动脉瓣病损或感染性心内膜炎的瓣膜受累及类癌所引起。

【诊断】

（一）症状

一般认为，肺动脉瓣关闭不全的患者，既往重度时，也很少引起临床症状。

（二）体征

主要体征是胸骨左缘第 2 肋间闻及舒张早期哈气样递减性

杂音，若属功能性，临床上称为 Graham Steell 杂音，常伴有肺动脉瓣区第二心音亢进、分裂，此外常有收缩早期肺动脉喷射音。器质性肺动脉关闭不全由于不伴有肺动脉高压，故舒张期杂音呈先强后弱的菱形杂音，常伴 P_2 减弱甚至消失，无肺动脉瓣早期喷射音。

（三）检查

1. 心电图检查　右束支传导阻滞和（或）右心室肥厚图形。

2. X 线检查　右心室增大，肺动脉干扩张。

3. 超声心动图检查　多普勒超声对确诊肺动脉瓣关闭不全甚为敏感。二维超声心动图对病因诊断有帮助。

（四）诊断要点

1. 心肺疾患的基础病变及症状。

2. 胸骨左缘 2、3 肋间有舒张早中期高调吹风样递减型杂音。

3. X 线示右室增大及肺动脉扩张，肺血增多或不增多。

4. 心电图可见右室、右房扩大，也可见房颤。

5. 超声心动图可观察肺动脉瓣叶病变，并可估价肺动脉压水平，右室大小及功能，了解肺动脉瓣的反流量。

6. 右心导管检查可见右室收缩压和舒张压均明显增高，肺动脉压和右室舒张末压力非常近似。

（五）鉴别诊断

根据临床表现并结合实验检查，对主动脉瓣关闭不全的诊断不难。Graham Steell 杂音有时与主动脉瓣关闭不全舒张早期杂音难以鉴别，确诊要靠超声心动图。

【治疗】

治疗原则为主要治疗原发疾病和肺动脉高压。

大多数肺动脉瓣关闭不全是由于左心衰竭或肺动脉高压所致，主要治疗原发病。

继发于肺动脉高压者主要治疗其原发病，其次针对其产生的并发症（如右心衰竭、心律失常及感染性心内膜炎）予以相对应的治疗。器质性肺动脉瓣关闭不全、心功能Ⅲ级者或右心室容量负荷进行性加重，应行换瓣术或瓣环缩窄术治疗。

【病情观察】

1. 诊断明确者　心脏瓣膜病患者有风湿活动时应予抗风湿治疗；如合并有感染性心内膜炎，治疗时要注意观察疗效；对症治疗时要注意药物的不良反应及治疗效果。

2. 诊断不明确者　应向患者及家属讲明需行超声心动图等检查以明确诊断。注意监测患者的生命体征，观察病情变化，予以相应治疗，治疗中密切观察治疗药物本身有无毒副反应。

【病历记录】

1. 门急诊病历　记录患者就诊的主要症状特点，有无风湿病史、饮酒史、用药史，记录患者以往的发作史、诊断方法、治疗效果。体检注意记录血压，有无颈静脉怒张、肺部啰音，心界大小、心率、心律、杂音、奔马律、腹水、水肿等情况。辅助检查记录心电图、X线、超声心动图等结果。

2. 住院病历　记录患者主诉、发病过程、门急诊及外院治疗经过、所用药物及效果如何。记录本病的诊断依据、鉴别诊断要点、诊疗计划，并请上级医师把关、认可。记录患者入院治疗后的病情变化、治疗效果及上级医师查房意见，记录有关心电图、X线、超声心动图等检查结果。如需特殊检查及治疗，应记录与患者或其直系亲属的谈话经过，无论同意与否，应请患者或其直系亲属签字。

【注意事项】

1. 医患沟通　对已明确诊断的，应告诉患者或其亲属有关心脏瓣膜病的特点、治疗方法以及可能发生猝死的情况、预后特点；对尚未明确诊断的，告知应行心电图、超声心动图等常规检查，必要时行心导管等检查；门诊治疗的患者应每周复诊，有症状变化的，应随时就诊。患者入院治疗应在上级医师指导下确定治疗方案，有关治疗效果、治疗中出现的并发症、需要调整治疗方案或需要手术者，应及时告知患者或家属，并征得同意，签字为据。

2. 经验指导 若肺动脉高压导致肺动脉瓣关闭不全很严重，肺小动脉有明显硬化，右心功能不全或已出现艾森曼格综合征有右向左分流者，预后不良。

第六章

心肌病

第一节　扩张型心肌病

扩张型心肌病（dilated cardiomyopathy）主要特征是左心室或双心室心腔扩大和收缩功能障碍，以不明原因的心脏扩大、心力衰竭、心律失常为主要表现，是最常见的心肌病。病死率较高，年死亡率达25%～45%，30%患者要发生猝死。近年来呈增长趋势，年发病率（5～10）/10万，男女比例为2.5:1。目前研究认为，扩张型心肌病的发生与持续的病毒感染和自身免疫反应等因素有关。

【诊断】

（一）症状

起病缓慢，临床表现可分3个阶段：①无症状期，患者心脏增大，ECG有非特异性改变，左心室射血分数（EF）在40%～50%，可多年无症状或症状轻微。②有症状期，出现心悸、呼吸困难、极度乏力等，EF在20%～40%。③疾病晚期，出现肝脏肿大、水肿、腹水等充血性心力衰竭的表现。左、右心室同时受累，而右心衰竭的症状和体征较为突出。

（二）体征

1. 早期仅有心率增快、心界轻度扩大、异常的第四心音、偶发的期前收缩。

2. 出现心力衰竭时心界向下或向两侧扩大，心尖部可闻及舒张期奔马律，肺动脉第二心音可增强，心尖部可闻及收缩期吹风样杂音，少数患者可闻及短促的舒张期隆隆样杂音。以上杂音随心力衰竭缓解、循环状态改善而减弱或消失。可有颈静脉怒张、颈内静脉搏动增强。周围动脉压早期轻度升高，中后期下降，脉压减小。

3. 疾病后期还常见胸腔积液、腹水、明显肝脏肿大、皮肤及巩膜黄染等。

（三）检查

1. 实验室检查

（1）血液生化检测：淤血性肝脏肿大，见球蛋白升高，转氨酶升高，偶有心肌酶谱升高。

（2）肾功能检测：有肾脏损害者，则有尿素氮、肌酐升高。

（3）免疫学检测：以分离的心肌天然蛋白或合成肽做抗原，用酶联免疫吸附试验检测抗心肌肽类抗体，如抗 ADP/ATP 载体抗体、抗 β_1 受体抗体、抗肌球蛋白重链抗体、抗 M_2 胆碱能受体抗体等，如明显升高则对扩张型心肌病的诊断具有较高的特异性和敏感性。

2. 特殊检查

（1）胸部 X 线检查：心影普遍性增大、搏动减弱，肺淤血。

（2）心电图检查：各种心律失常和传导阻滞，非特异性 ST 段压低，T 波倒置，低电压，部分患者可有病理性 Q 波。

（3）超声心动图检查：左、右心室及心房扩大，以左心室更显著，弥漫性室壁运动减弱，射血分数显著降低。有时心腔内可见附壁血栓。

（4）放射性核素检查：心腔扩大，心脏整体收缩力减弱，射血分数降低。

（5）心血管造影及心导管检查：可见左心室舒张末期压、左房压和肺毛细血管楔压上升，心搏量、心脏指数低下。左心室造影可见左心室腔扩大，左室壁运动减弱，冠状动脉造影多为正常。

（6）心内膜心肌活检：可见心肌细胞肥大、变性、间质纤维化等，虽缺乏特异性，但可用于病变的程度及预后的评价，也有助于排除其他特异性心肌疾病。

（四）诊断要点

1. 临床表现为心脏扩大、心室收缩功能减低伴或不伴有充血性心力衰竭，常有心律失常，可发生肺栓塞、全身动脉栓塞和猝死等并发症。

2. 心脏扩大 X 线检查心胸比 >0.5，超声心动图示全心扩大，尤以左心室扩大为明显，左室舒张期末内径≥55mm，心脏可呈球形。

3. 心室收缩功能减低，超声心动图检测室壁运动弥漫性减弱，左心室射血分数≤40%。

4. 必须排除其他特异性（继发性）心肌病和地方性心肌病（克山病）包括缺血性心肌病、围生期心肌病、酒精性心肌病、代谢性和内分泌性疾病（如甲状腺功能亢进、甲状腺功能减退、淀粉样变性、糖尿病等）所致的心肌病、遗传家族性神经肌肉障碍所致的心肌病、全身系统性疾病（如系统性红斑狼疮、类风湿性关节炎等）所致的心肌病、中毒性心肌病等才可诊断特发性扩张型心肌病。

5. 病理检查对本病诊断无特异型，但有助于与特异型心肌病和急性心肌炎的鉴别诊断。用心内膜心肌活检标本进行聚合酶链式反应（PCR）或原位杂交，有助于感染病因的诊断；或进行特异性细胞异常的基因分析。

（五）鉴别诊断

1. 风湿性心脏病 一般有相关的病史，心力衰竭控制后杂音增强，而扩张型心肌病则杂音减弱。超声心动图可显示瓣膜病变。

2. 心包积液 本病心尖搏动不明显，或远在心浊音界内侧，而扩张型心肌病心尖搏动与心浊音界的左外缘相符。常无心脏杂音。超声心动图可显示心包液性暗区。

3. 冠心病 年龄多在 40 岁以后，常有冠心病史或易患因素，多为左心室扩大，心力衰竭控制后心影缩小不明显，超声心动图多显示节段性室壁运动异常，^{201}Tl 心肌显像呈均匀的大片缺损，有核素再分布现象，冠状动脉造影可以明确诊断。

4. 特异性心肌病 酒精性心肌病、围生期心肌病药物性心肌病，均类似于扩张型心肌病，但有特殊病史，如长期大量饮酒、妊娠分娩、使用对心肌有损害的药物。

【治疗】

（一）一般治疗

应嘱患者戒酒，停用对心肌有害的药物，改善营养状况，避免过度疲劳。有心力衰竭症状者适当卧床休息，有气急时吸氧，限制钠盐摄入，注意防治感染。

（二）药物治疗

1. 心力衰竭治疗

（1）血管紧张素转换酶抑制剂（ACEI）：卡托普利每日 2.5～37.5mg，分次口服；或用依那普利每日 2.5～10mg，分次口服；或用培哚普利每日 2～4mg，分次口服；或用苯那普利每日 5～10mg，分次口服。主要有咳嗽、疲劳、头痛、失眠等药物不良反应。儿童、孕妇、哺乳妇女及对本品过敏者禁止使用。用药前及使用过程中须监测肾功能，肾功能不全、手术麻醉期间患者应慎用。已用利尿剂者应停用此类药物，以免产生症状性低血压。

（2）洋地黄制剂：可用地高辛每日 0.125mg，口服，注意此药可引起各种心律失常、食欲减退、恶心、呕吐、腹泻等不良反应。

（3）利尿剂：呋塞米间断利尿，如用呋塞米 20mg，静脉注射，同时须补钾、补镁。

（4）β-受体阻滞剂：美托洛尔每日 6.25mg，每日 1～2 次，口服，1 周左右可加倍，直至每日 100mg 或最大耐受剂量；或用比索洛尔以每日 1.25mg，口服，逐渐增每日 2.5～5mg，或最大耐受量，每日 1 次，口服。

2. 控制心律失常治疗及预防猝死 注意纠正心力衰竭，降低室壁张力，纠正低钾低镁。尽力避免洋地黄制剂、利尿剂使用的不良反应。胺碘酮（每日 200mg，口服）可有效控制心律失常。用药过程中应每月摄 X 线胸片 1 次，以便及时发现不良反应。

3. 心肌保护 美托洛尔（倍他乐克）12.5mg，每日 2 次，口服，可预防病情恶化，改善症状和心功能，干预免疫介导的心肌损伤。

4. 栓塞的防治 阿司匹林每日 75～100mg，口服，可防止附壁血栓形成。

5. 改善心肌代谢 维生素 C、三磷酸腺苷、辅酶 Q_{10}、辅酶 A 等作为辅助治疗的药物可改善心肌代谢。抗病毒和免疫治疗药物如黄芪、生脉注射液等对改善左心功能有一定疗效。辅酶 Q_{10} 片，10mg，每日 3 次，口服；或用二磷酸果糖注射液 5g 加入 5% 葡萄糖注射液中静脉滴注，每日 1 次，7～10 日为 1 个疗程。

（三）手术治疗

根据患者的具体情况，可施行下列手术：①心室减容成形术；②背阔肌动力性心肌成形术；③机械性心室或全心功能辅助；④同种原位心脏移植术。同种原位心脏移植是终末期扩张性心肌病的有效治疗方法。

（四）起搏器同步化治疗

主要适用于药物效果不佳、QRS 波群时限延长 ＞120 毫秒、EF 值≤0.35、QRS 波呈 cLBBB 或心室内传导阻滞的扩张型心肌病患者，可考虑安装左右心室同步起搏的双腔、三腔或四腔心腔起搏，治疗扩张型心肌病、难治性心力衰竭，通过调整左右心室收缩顺序，改善心功能，缓解症状。对伴顽固性持续快速室性心律失常的患者，可考虑安置心脏自动转复－除颤起搏器（AICD）。

（五）心脏移植

对长期心力衰竭，内科治疗无效者应考虑作心脏移植，术后积极控制感染，改善免疫抑制，纠正排斥，1 年后生存率可达 85％以上。限制心脏移植的主要原因是供体严重短缺。

（六）左心机械辅助循环

左心机械辅助循环是将左心的血液通过机械性装置引入主动脉，以减轻左心室做功，为晚期扩张型心肌病患者维持全身循环、等待有限心脏供体及不能进行心脏移植患者的一种有效治疗方法。目前的左心机械辅助循环装置由于价格昂贵，其广泛使用受到一定限制。

（七）左心室减容成形术

通过切除部分扩大的左心室，同时置换二尖瓣，减小左心室舒张末期容积，减轻反流，以改善心功能，被认为是难治性患者的可选方法之一。但减容手术后心力衰竭加重和与心律失常有关的死亡率较高，从而妨碍该手术在临床上的应用。

【病情观察】

1. 诊断明确者 观察患者治疗后胸闷、呼吸困难等症状是否改善，能否耐受日常活动，夜间能否平卧，有无咳嗽，有无双下肢及尾骶部水肿；观察患者 24 小时尿量有无变化；利尿剂治疗后尿量、电解质的变化，洋地黄用量是否不足或过量；有严重心律失常的须心电监护；治疗后观察患者症状好转者心脏是否缩小，射血分数是否提高。

2. 诊断不明确者 应向患者及家属讲明需行 X 线、心电图、超声心动图等检查以明确诊断；注意患者的生命体征监测，有无心律失常，治疗后患者的症状有无改善，以便及时调整治疗用药。

【病历记录】

1. 门急诊病历 记录患者就诊时间及就诊的主要症状特点，如呼吸困难、心悸、水肿等，有无黑蒙、晕厥、抽搐的表现，有无病毒性心肌炎史、长期饮酒史，洋地黄、利尿剂、β-受体阻滞剂、血管紧张素转换酶抑制剂、抗心律失常药等使用情况。体检记录患者血压、心率变化，记录有无口唇发绀、颈静脉怒张、肺部啰音、腹水、水肿等情况。辅助检查记录心电图、X 线、超声心动图检查等结果。

2. 住院病历 详细记录患者主诉、发病过程、门急诊及外院治疗经过、所用药物及效果如何。应记录提出本病的诊断依据、鉴别诊断要点、诊疗计划等；记录患者入院后病情变化、治疗效果；记录有关心电图、X 线、超声心动图等检查结果。如需临时起搏、电复律，应记录与患者或其亲属的谈话经过，无论同意与否，应请患者或其家属签名。

【注意事项】

1. 医患沟通 对已明确诊断的，应告诉患者或其亲属有关扩张型心肌病的特点、治疗药物、疗程，以及休息、饮食调整、戒烟酒的必要性，告知可能发生猝死的情况、预后特点，解释必须坚持长期规律治疗的重要性；对尚未明确诊断的应告知患者及家属需行心电图、超声心动图等常规检查，以及心导管、放射性核素等检查，以明确诊断。患者入院治疗的，应在上级医师的指导下确定治疗方案，有关治疗效果、治疗中可能出现的并发症、需要调整治疗用药或需要手术者，应及时告知患者或家属，并征得同意，签字为据。

2. 经验指导

（1）扩张型心肌病早期症状不典型，晚期多因反复心力衰竭就诊。病史中有关病毒性心肌炎、长期大量饮酒、妊娠分娩、药物使用、家族史等询问是必需的，对本病的正确诊断非常重要。

（2）扩张型心肌病的病程长短不一，一旦发生心力衰竭，则示预后不良。预后不良的因素有年龄 >55 岁；心胸比例 >0.55；心排血指数 < 3L/(min·m²)；左室舒张末压 >22mmHg；右室功能减低；左心室容量/心肌重量 >1 或左室内径/心壁厚度 >4；心电图出现左束支传导阻滞、低电压及Q波者，有25%~45%发生猝死。诊断时临床医师应结合患者的具体情况、患者的预后特点告知患者及家属。

（3）β-受体阻滞剂使用时，用药期间应密切观察患者心功能状况、心率、血压，首次用药和每次增加剂量的1~2小时内尤应严密观察心率、血压。心力衰竭加重，静息时心率 <55 次/分，收缩压 <90mmHg 者应及时减量、停药，并做相应的处理。

（4）不论心力衰竭严重程度如何，利尿剂能迅速减轻心脏前负荷，有效地缓解症状，但肺、体循环充血症状缓解后，若仍单纯用利尿剂则不能维持其疗效，甚至病情可逐渐恶化。因此，心力衰竭症状缓解后，利尿剂需与血管紧张素转换酶抑制剂及洋地黄合用，并注意补充电解质。

（5）扩张型心肌病患者对洋地黄的敏感性增加，应在密切观察下采用缓给法，洋地黄剂量宜小，以免引起中毒性毒副反应。

第二节 肥厚型心肌病

肥厚型心肌病（hypertrophic cardiomyopathy）是以心肌非对称性肥厚、心室腔变小为特征，以左心室血液充盈受阻、舒张期顺应性下降为基本病态的心肌病。分两种类型：①以室间隔肥厚为主，造成左心室流出道梗阻，称肥厚梗阻型心肌病；②心肌肥厚而无流出道梗阻，称非梗阻型心肌病。其肥厚部位亦可为室间隔中部、左心室游离壁、右心室。根据流行病学资料，有家族史者占50%，男女比例为2:1，发病以青壮年多见。本病常为青年人猝死的原因。

【诊断】

（一）症状

1. 劳力性呼吸困难 见于80%的患者。

2. 心前区闷痛 约2/3患者出现非典型的心绞痛，常因劳累诱发，持续时间长，对硝酸甘油反应不佳。

3. 一过性晕厥 1/3患者可发生突然站立和运动后晕厥，片刻后可自行缓解，此症状可以是患者唯一的主诉。

4. 猝死 易发生于青壮年患者。既往认为主要是流出道梗阻所致，现认为心律失常是其主要原因。

5. 心力衰竭 晚期可出现左、右心力衰竭的症状。

（二）体征

1. 颈动脉搏动可呈双峰型，周围动脉触诊类似水冲脉。

2. 心尖搏动呈抬举样或有双重搏动。

3. 胸骨左缘第3、4肋间可闻及收缩中、晚期喷射性杂音，粗糙，历时较长，可伴震颤。半数患者心尖部可闻及二尖瓣相对关闭不全的反流性杂音，几乎总可听到病理性第四心音。

心功能Ⅰ级、无流出道梗阻者常无明显体征，或有心尖搏动增强呈抬举性，第一心音增强。

心功能Ⅱ级以上、有流出道梗阻者，心浊音界向左扩大，心尖部可触及收缩期细震颤，并可闻及明显的收缩中晚期喷射性杂音；胸骨左下缘可有收缩中期喷射性杂音；凡增强心肌收缩力、减低回心血量（均可使心室腔缩小）及减轻外周阻力的方法及增加心肌收缩力因素（如运动鞋、Valsava动作、异丙肾上腺素每分钟 2μg，静脉滴注）可使该杂音增强；反之，减弱心肌收缩力因素（如下蹲、Mueller 动作、口服普萘洛尔）则使杂音减弱。部分患者可闻及第二及第四心音。

（三）检查

1. 胸部 X 线检查　以左心室肥厚为主，心影增大多不明显，如有心力衰竭则心影明显增大。

2. 心电图检查　最常见的表现为左心室肥大，ST 段改变，常有以 V_3、V_4 为中心的巨大倒置 T 波。在 Ⅱ、Ⅲ、aVF、aVL 或 V_4、V_5 可出现病理性 Q 波。可有房室传导阻滞、室内传导阻滞和各种心律失常。

3. 超声心动图检查　对诊断本病具有重要意义。可见非对称性室间隔增厚（＞15mm），舒张期室间隔厚度与左心室后壁厚度之比≥1.3，二尖瓣前叶收缩期前向运动（SAM 征）及主动脉瓣收缩期提前关闭后再度开放。

4. 心导管和心血管造影　心导管显示左心室舒张末压上升，左心室腔与流出道狭窄之后存在压力阶差（＞20mmHg）。心血管造影显示舒张期左心室腔变形呈香蕉状、舌状、纺锤状（心尖部肥厚时）及乳头肌肥大。冠状动脉造影正常。

5. 心肌活组织检查　诊断不明确时可考虑作心肌活检，可显示心肌细胞肥大，排列错乱。

（四）诊断要点

1. 呼吸困难、心前区痛、乏力、头晕与晕厥、心悸、心力衰竭。

2. 心浊音界向左侧扩大，能听到第四心音，心尖部常可听到收缩期杂音。流出道有梗阻的患者可在胸骨左缘第 3~4 肋间听到较粗糙的喷射性收缩期杂音。

3. X 线检查可见心影增大多不明显。有心力衰竭时则心影增大明显。

4. 心电图示 ST-T 改变，常有 V_3、V_4 为中心的巨大倒置 T

波，Ⅱ、Ⅲ、aVF、aVL、V_4、V_5导联上常出现病理性 Q 波。

5. 超声心动图可显示室间隔的非对称性肥厚，舒张期室间隔的厚度与后壁之比≥1.3，间隔运动低下。二尖瓣前叶或腱索在收缩期前移（SAM 征）。

6. 心导管检查和心血管造影可见左心室舒张末期压上升。

（五）鉴别诊断

1. 主动脉瓣狭窄　杂音位置在主动脉瓣区，向颈部传导，主动脉瓣区第二心音减弱；超声心动图可显示主动脉瓣病变。

2. 室间隔缺损　药物激发试验阴性；超声心动图可显示室间隔连续性中断，彩色多普勒可显示左向右分流。

3. 冠心病　年龄多在 40 岁以后，常有冠心病史或冠心病的易患因素；杂音出现在心肌梗死室间隔穿孔、乳头肌断裂时；超声心动图多显示节段性室壁运动异常；冠状动脉造影可以明确诊断。

4. 高血压病　可有长期的高血压病史，主动脉瓣第二心音亢进；心肌（室间隔与左室壁）呈对称性肥厚。

【治疗】

（一）一般治疗

避免剧烈的体力活动或情绪激动；慎用降低心脏前后负荷的药物。

（二）药物治疗

1. β-受体阻滞剂　减慢心率，使心肌收缩减弱，从而减轻流出道梗阻，减少心肌氧耗，增加舒张期心室扩张时间，增加心搏出量。普萘洛尔应用最早，开始每次 10mg，每日 3～4次，逐步增大剂量，以求改善症状，而心率和血压不过低，最多可达每日 200mg 左右。近来使用 β-受体阻滞剂有阿替洛尔、美托洛尔等。

2. 钙拮抗剂　既有负性肌力作用，以减弱心肌收缩力，并改善心肌顺应性，从而有利于改善舒张功能。维拉帕米每日 120～480mg，分 3～4 次口服，可使症状长期缓解；亦可应用地尔硫草每日 90～360mg，分 3～4 次口服。两药对血压过低、窦房功能或房室传导障碍者慎用。

3. 抗心律失常药 用于控制快速室性心律失常与心房颤动，以胺碘酮较为常用。药物治疗无效时可考虑电复律。

（三）介入治疗

1. DDD 起搏 造成心尖和心基底部收缩不同步性，使收缩期左心室流出道增宽，减轻流出道梗阻。但起搏器不能降低猝死危险，只能改变临床过程，故即使是严重病例，起搏治疗也不作首选。

2. 置入心脏自动除颤器（ICD） 预防肥厚梗阻型心肌病患者猝死。

（四）手术治疗

有流出道梗阻且压力阶差在静息时 ≥6.7kPa（50mmHg）或应激压差 ≥13.3kPa（100mmHg），室间隔严重肥厚，经药物治疗无效者，作肥厚间隔切开、切除术或经皮经腔间隔心肌化学消融术（PTSMA），可减少压差，改善症状，但不能降低死亡率。严重二尖瓣关闭不全，可行二尖瓣置换术，消除流出道梗阻压差。

对晚期已有心室收缩功能损害而出现充血性心力衰竭者，其治疗与其他原因所致的心力衰竭相同，对已明确诊断且药物治疗效果不佳者考虑外科手术治疗，作室间隔肌纵深切开术和肥厚心肌部分切除术，部分患者需要同时进行二尖瓣置换术或成形术以缓解症状。药物疗效不佳者还可以通过心导管注射无水乙醇闭塞冠状动脉第一间隔支，使肥厚的心肌坏死，以减轻梗阻。近年来应用双腔永久性起搏器做右心房室顺序起搏，使右心室心尖部抢先激动，改变心室激动顺序，对缓解左心室流出道狭窄和梗阻有效，但目前还没有证据表明起搏器能够降低肥厚型心肌病患者的心源性猝死发生率，或改善非梗阻型肥厚型心肌病患者的症状。

【病情观察】

1. 诊断明确者 主要观察患者治疗后劳力性呼吸困难、胸痛有无缓解，能否耐受日常活动，夜间能否平卧，β-受体阻滞剂或钙离子拮抗剂治疗后心率、血压情况，有无心力衰竭表现；治疗后杂音是否减轻，超声心动图检查左室流出道梗阻是否好转、压差降低程度如何。

2. 诊断不明确者 应向患者及家属讲明需要行 X 线胸片、心电图、超声心动图等检查以明确诊断。注意监测生命体征及病情变化，治疗过程中有无药物本身的毒副反应。

【病历记录】

1. 门急诊病历 记录患者就诊时间，记录患者就诊的主要症状，如呼吸困难、心悸、水肿等特点，有无黑矇、晕厥、抽搐，有无饮酒史、用药史，以往发作史、治疗效果、β-受体阻滞剂、钙离子拮抗剂、抗心律失常药物的使用情况。体检记录血压、口唇发绀、颈静脉怒张、肺部啰音、心界大小、心率、心律、杂音、奔马律、腹水、水肿情况。辅助检查记录心电图、X 线、超声心动图等结果。

2. 住院病历 详尽记录患者的主诉、发病过程、门急诊及外院治疗经过、所用药物及效果如何。病程记录应提出本病的相应诊断、鉴别诊断要点、诊疗计划等。记录患者入院后的病情变化、治疗效果。记录有关心电图、X 线、超声心动图等检查结果。如需临时起搏、电复律，应记录与患者或其亲属的谈话经过，无论同意与否，应请患者或其家属签名。

【注意事项】

1. 医患沟通 对已明确诊断的，应告诉患者或其亲属有关肥厚型心肌病的特点、治疗药物、疗程，以及可能发生猝死的情况、预后特点，需解释并告知患者及家属坚持长期治疗的规则及其重要性；对尚未明确诊断的，应尽早行心电图、超声心动图等检查，必要时行心导管检查，以明确诊断；门诊患者治疗须定时随访，必要时随时就诊。患者入院后应在上级医师指导下确定治疗方案，有关治疗效果、治疗中出现并发症、需要调整治疗方案或需要手术者，应及时告知患者或家属，并征其同意，签字为据。

2. 经验指导

（1）注意临床上本病可以无症状，常由体检时发现，亦可表现为呼吸困难、胸痛、晕厥症状为首发，也可能以心力衰竭、心律失常就诊治疗，患者如有这些临床表现，应疑及本病，或者体检时发现有典型的梗阻性心脏杂音，亦常提示本病。

（2）超声心动图如具有上述典型的征象者，诊断并不困难。心尖肥厚型心肌病具有特征性心电图改变是左室高电压伴左胸导联（$V_4 \sim V_6$）ST 段压低，以 V_3、V_4 导联为轴心的胸前导联 T 波倒置；二维超声心动图的特征性改变是左室长轴切面可见心尖室间隔和左室后下壁明显肥厚，最厚处可达 $20 \sim 30$mm，心尖部心腔狭小。心室造影显示左室腔呈香蕉状、舌状或纺锤状，可以确诊。

（3）本病进展缓慢，起始多年可无症状，多数患者可长期生存。猝死可发生于病程的任何阶段，年死亡率约 3.5%。有猝死家族史、年轻时就有明显症状或体征者，年死亡率 7%，猝死占死亡患者的 50%，多因室性心律失常而死亡。左室强烈收缩及舒张末压升高，舒张功能受损和舒张期充盈时间缩短使充盈不足加重，从而造成心室腔完全闭塞，也是猝死可能原因之一。充血性心力衰竭、栓塞、感染性心内膜炎也可引起患者的猝死。本病后期死亡原因多为心力衰竭，预后差。

（4）应用 β-受体阻滞剂治疗期间应密切观察患者心功能以及心率、血压等变化；首次用药和每次增加剂量的 $1 \sim 2$ 小时内尤应严密观察心率、血压变化；有心力衰竭加重、静息时心率＜55次/分、收缩压＜90mmHg者，应及时减量、停药，必要时予以相应治疗。

第三节　限制型心肌病

限制型心肌病（restrictive cardiomyopathy）是原发性的心肌浸润或非浸润性病变，或心肌内膜纤维化。以心室腔进行性闭塞和舒张功能减退为特征。包括多发生在热带地区的心内膜纤维化（endomyocardial fibrosis）及大多发生在温带的嗜酸细胞心肌病（Loffler´s Cardiomyopathy）。本病在我国罕见。可能的病因包括病毒或寄生虫感染、自身免疫、营养不良、嗜酸粒细胞增多变性等。

【诊断】

（一）症状

开始表现为发热，全身倦怠，白细胞增多，特别是嗜酸粒细胞增多，以后逐渐出现心悸、呼吸困难、水肿、肝肿大、颈静脉怒张、腹水等心力衰竭症状，酷似缩窄性心包炎。

（二）体征

1. 颈静脉怒张、静脉压增高；血压低，脉压小，脉细弱可有奇脉。

2. 心尖搏动弱、心浊音界扩大和心尖部第一心音减弱、心率快，心尖部及其内侧可闻及舒张期奔马律。可有肺动脉瓣区第二心音亢进。

3. 腹膨隆，有移动性浊音，往往腹水量大，而下肢肿胀轻。

4. 以左心室病变为主者，可有肺水肿的体征。

5. 可有四肢血管或脑栓塞以及心律失常体征。

（三）检查

1. 心电图检查　ST段及T波非特异性改变，部分患者可见 QRS 波群低电压、病理性 Q 波、束支阻滞、心房颤动和病态窦房结综合征等心律失常。

2. X 线胸片检查　心影正常或轻中度增大，可有肺淤血的征象。少数病例可见心内膜钙化影，心室造影可见流入道及心尖部心腔狭小甚至闭塞，流出道反而扩张。

3. 超声心动图检查　一般可见单侧或双侧心房扩大，尚无收缩功能明显受损时，可有心室壁及室间隔增厚，心室腔缩小。有的患者突出表现为心腔狭小，心尖多呈闭塞；心室收缩功能受损的患者可见心室扩大，有心室附壁血栓形成；有心房颤动者，房内附壁血栓也可见。多普勒超声见二尖瓣血流频谱表现为左心室舒张期被动充盈受阻，E/A 比值增加和等容舒张时间缩短；舒张期被动充盈受阻常掩盖同时并存的舒张功能异常，使舒张功能异常的血流频谱呈现"正常化假象"，而收缩功能、左心室射血分数一般正常或大致正常。

4. 心导管检查　心房压力曲线出现右房压升高和快速的下陷；左心充盈压高于右心充盈压，心室压力曲线上表现为舒张早期下降和中晚期高原波；肺动脉高压。

5. 心内膜心肌活检（EMB）　早期可见嗜酸粒细胞浸润，晚期多为心内膜心肌纤维化的表现；右心室活检可证实嗜酸粒细胞增多症患者的心内膜心肌损害，对心内膜弹力纤维增生症和原发性限制型心肌病的组织学诊断具有重要价值。

（四）诊断要点

1. 早期可能表现发热、乏力、头晕、气急，以后逐渐出现心悸、呼吸困难、肝肿大、下肢水肿、腹水等。

2. 心脏搏动减弱，浊音界轻度增大，心音低，可有舒张期奔马律及心律失常。

3. X 线检查可见心影扩大、心内膜心肌钙化的阴影。

4. 心电图显示低电压、心房或心室肥大、束支传导阻滞、心房颤动、ST-T 改变等；也可在 V_1、V_2 导联上有 Q 波。

5. 超声心动图可见下腔静脉和肝静脉显著增宽，心肌心内膜结构超声回声密度异常，左右心房扩大、右心室心尖部心内膜增厚，甚至心腔闭塞。

6. 心导管检查示舒张期心室压力曲线呈现早期下陷，晚期高原波形。右心室造影可见心内膜肥厚及心室腔缩小，心尖部钝角化。

（五）鉴别诊断

1. 风湿性心脏病　一般有相关的病史，心力衰竭控制后杂音增强，超声心动图可显示瓣膜病变。

2. 缩窄性心包炎　X 线可见心包钙化，而限制型心肌病为心内膜线状钙化。超声心动图、MRI 可显示心包增厚且心内膜正常，而限制型心肌病则为心内膜增厚和心室腔闭塞。心内膜心肌活检正常。

3. 冠心病　年龄多在 40 岁以后，常有冠心病的病史或易患因素；多为左心室扩大，心力衰竭控制后心影缩小不明显；超声心动图多显示为节段性室壁运动异常；^{201}Tl 心肌显像呈均匀的大片缺损，有核素再分布现象；冠状动脉造影可以明确诊断。

4. 特异性心肌病　酒精性心肌病、围生期心肌病、药物性心肌病等，均类似于扩张型心肌病，但往往有特殊病史，如长期大量饮酒、妊娠分娩、使用对心肌有损害的药物等。

【治疗】

治疗原则为对症治疗，避免和治疗并发症，并改善舒张功能为主，不宜劳累和防止感染。

（一）一般治疗

本病缺乏特异性治疗方法，以对症治疗为主。应嘱患者卧床休息，低盐饮食，防治感染。

（二）药物治疗

可试用 β-受体阻滞剂、血管紧张素转换酶抑制剂等药物治疗。发生快速心房颤动、心力衰竭者可用洋地黄制剂，但必须剂量减小；有水肿、腹水时宜用利尿剂，但应注意不使心室充盈压下降过多而影响心功能；防治栓塞时，可用华法林每日2.5mg，口服，3~5日复查INR，宜控制在2~3；有心律失常者，可用胺碘酮负荷量后改为每日200mg，口服。

（三）手术治疗

对严重的心内膜心肌纤维化可行心内膜剥脱术，切除纤维性心内膜；伴有瓣膜反流者，可行人工瓣膜置换术；对有附壁血栓者，行血栓切除术。已有心源性肝硬化者，则不宜手术治疗。

【病情观察】

1. 诊断明确者 主要观察治疗后患者胸闷、呼吸困难的改善程度，能否耐受日常活动，夜间能否平卧，有无咳嗽，坐起后呼吸困难能否好转；利尿剂治疗后尿量有无增加；ACEI治疗后血压控制情况；β-受体阻滞剂治疗后患者的心率、血压变化情况，心力衰竭有无恶化，洋地黄用量是否不足或过量，抗凝剂治疗后有无出血；有严重心律失常者，须行心电监护，并观察治疗后症状是否好转。

2. 诊断不明确者 应向患者及家属讲明需行X线、心电图、超声心动图等检查以明确诊断，并注意监测患者的生命体征及病情变化，包括有无心律失常、对症治疗后患者的症状变化，并根据患者的具体情况，调整治疗用药。

【病历记录】

1. 门急诊病历 记录患者就诊时主要症状的特点，如呼吸困难、心悸、水肿等，有无黑矇、晕厥、抽搐等表现，记录有关洋地黄、利尿剂、β-受体阻滞剂、血管紧张素转换酶抑制剂、抗心律失常药物的使用情况。体检记录患者血压、颈静脉怒张、肺部啰音、腹水、水肿等情况，心脏体检时记录患者的心界大小、心率、心律、杂音、奔马律等情况。记录患者心电图、X线、超声心动图等检查结果。

2. 住院病历 详尽记录患者主诉、发病过程、门急诊及外院治疗经过、所用药物及效果如何。病程记录应重点记录患者入院治疗后的病情变化、治疗效果及上级医师查房意见，记录患者有关心电图、X线、超声心动图等检查结果。

【注意事项】

1. 医患沟通 对已明确诊断的，应告诉患者或其亲属有关限制型心肌病的特点、治疗药物、疗程、预后特点；对尚未明确诊断的，应告知患者及家属需尽早行心电图、超声心动图等检查，以及时明确诊断。能门诊治疗的患者必须定期复诊，以观察、评估治疗疗效。住院的患者则应在上级医师指导下确定治疗方案，有关治疗效果、治疗中出现并发症、需要调整的治疗方案应及时告知患者或家属，并签署知情同意书。

2. 经验指导

（1）患者如有劳力性呼吸困难，颈静脉怒张、肝脏肿大、腹水、Kussmul征等征象，体检发现心率增快，心尖搏动不明显，心浊音界不增大，心音较低等体征，相关检查排除缩窄性心包炎时，应考虑本病的可能。

（2）临床上，本病较为少见，本病的诊断很大程度上依赖于超声心动图、心导管检查。心内膜心肌活检对诊断具有重要价值，但因其有一定的创伤性，必须征得患者及家属的同意并签字后，方能进行。

（3）本病缺乏特异性的治疗方法，目前临床上仍以对症治疗为主。

（4）药物治疗时应充分估计药物治疗的疗效，尤其是应注意观察治疗药物本身的毒副反应。本病发生快速房颤、心力衰竭者可用洋地黄，但应注意所用剂量应减小，以免发生洋地黄中毒。

第四节　心肌炎

心肌炎（myocarditis）是指心肌局限性或弥漫性非特异性炎症。按病因心肌炎可分为3类：①感染性疾病中发生的心肌炎，如病毒、细菌、立克次体、螺旋体感染等；②变态反应所致的心肌炎，如风湿性心肌炎等；③理化因素引起的心肌炎，如射线损伤、某些化学药品或药物中毒等。

近年来由于对心肌炎病原学的深入研究和诊断方法的改进，心肌炎已成为常见心脏病之一。尤其是病毒性心肌炎最为常见。病毒性心肌炎（viral myocarditis）是由嗜心肌病毒引起的心肌局限或弥漫性炎症。多见于儿童、青少年，但成人也不罕见，可流行发病，也可散在发生。

【诊断】

（一）症状

病毒性心肌炎的症状可出现于原发病的症状期或恢复期。如在原发病的症状期出现，其表现可被原发病掩盖。多数患者在发病前有发热、全身酸痛、咽痛、腹泻等症状。患者常诉胸闷、心前区隐痛、心悸、乏力、恶心、头晕。临床上诊断的病毒性心肌炎中90%左右以心律失常为主诉或首见症状，其中少数患者可由此而发生昏厥或阿－斯综合征。极少数患者起病后发展迅速，出现心力衰竭或心源性休克。

（二）体征

1. 心脏增大　轻者心脏浊音界不增大，一般有暂时性心脏浊音界增大，不久即恢复。心脏增大显著者反映心肌炎范围广泛而病变严重。

2. 心率改变　心率增速与体温不相称，或心率异常缓慢，均为病毒性心肌炎的可疑征象。

3. 心音改变　心尖区第一心音可减低或分裂。心音呈胎心样。心包摩擦音的出现反映有心包炎存在。

4. 杂音 心尖区可能有收缩期吹风样杂音或舒张期杂音，前者为发热、贫血、心腔扩大所致，后者因左心室扩大造成的相对性二尖瓣狭窄所致。杂音响度都不超过3级，病情好转后消失。

5. 其他 个别患者可出现红色小点状皮疹。

（三）检查

1. 实验室检查 ①白细胞总数可正常或略升高；②血沉可轻、中度增快；③急性期血清心肌酶谱（CK、CK-MB、LDH和LDH1）增高；④血清免疫球蛋白IgG、IgM增高；⑤血清病毒中和抗体滴度升高（≥1:640）或恢复期较急性期滴度高4倍以上；⑥血清中检测到病毒RNA或DNA；⑦心肌活检标本中检测到病毒颗粒、病毒RNA或DNA。

2. 病毒学检查 可取患者的咽分泌物、血、粪便进行病原体分离，培养获取致病病毒，对于病因学诊断有确切价值。

3. 免疫学检查 目前开展的方法有病毒中和抗体、心肌抗体、荧光免疫抗体测定、酶联免疫吸附试验、单克隆抗心肌肌原纤维抗体、柯萨奇病毒特异性IgM、IgG测定等。其中PCR检测柯萨奇B病毒特异性强、敏感、快速、简便，对病毒性心肌炎的病原诊断有重要价值。

4. 特殊检查

（1）心电图：对心肌炎诊断的敏感性高，特异性较低；其中以心律失常尤其是期前收缩最常见，室性早搏更多见；其次是房室传导阻滞，以Ⅰ度房室传导阻滞多见，伴束支阻滞者，表明病变广泛，多数房室传导阻滞为暂时性的，经1~3周治疗后消失，但少数患者可长期存在；约1/3病例表现为ST-T改变。

（2）X线胸片：约1/4患者有不同程度心脏扩大，搏动减弱。重症患者因左心功能不全可见肺淤血或肺水肿的征象。

（3）超声心动图：对本病的诊断无特异性。心脏扩大，心室壁运动减弱取决于病毒对心室损伤的程度和范围。

（4）心内膜心肌活检：见有心肌炎性细胞浸润伴有心肌细胞坏死和（或）心肌细胞变性。应用 EMB 标本进行病毒基因探针原位杂交、逆转录－多聚酶链反应（RT-PCR）有助于确立病原学诊断，但阴性结果不能排除病毒性心肌炎。

（5）放射性核素显像：^{111}In 单克隆抗肌球蛋白抗体心肌显像，对心肌坏死检测敏感性较高（100%），但特异性较差（58%）。

（四）诊断要点

1. 病毒感染的证据　①有发热、腹泻或流感症状。②血清病毒中和抗体测定结果阳性，由于柯萨奇 B 病毒最为常见，通常检测此组病毒的中和抗体，在起病早期和发病后 2～4 周各取血标本检测一次，如二次抗体效价示 4 倍以上升高或其中一次≥1:640，可作为近期感染该病毒的依据。③咽、肛拭病毒分离，如阳性有辅助诊断意义，有些正常人也可阳性，其意义须与阳性中和抗体测定结果相结合。④用聚合酶链反应法从粪便、血清或心肌组织中检出病毒 RNA。⑤心肌或心包心肌活检：从取得的活组织作病毒检测，病毒学检查对心肌炎的诊断有帮助。

2. 发病特征　发病当时和（或）发病后 1～2 周内出现心脏症状，尤其心力衰竭、心脏骤停、恶性室性心律失常，并出现相应的心电图变化。

（五）鉴别诊断

1. 风湿性心肌炎　①多有溶血性链球菌感染史；②发热较高；③心脏杂音明显；④可伴急性关节炎、环形红斑、皮下结节；⑤抗链球菌溶血素 O 增高；⑥抗风湿治疗有效。

2. 心脏神经症　①多见于青壮年和更年期妇女；②有自主神经功能紊乱症状，如头痛、头晕、失眠、多梦、多汗、手足发凉等；③体检无器质性心脏病证据。

3. 心包积液 本病心尖搏动不明显或远在心浊音界内侧，而病毒性心肌炎心尖搏动与心浊音界的左侧缘相符。心包积液常无心脏杂音，超声心动图可显示心包液性暗区。

4. 原发性心肌病 酒精性心肌病、围产期心肌病、药物性心肌病等均类似于扩张型心肌病，但有特殊的病史，如有长期大量饮酒、妊娠分娩、使用对心肌有损害的药物的病史。

【治疗】

（一）一般治疗

尽早卧床休息以减轻心脏负荷。尤是有严重心律失常、心力衰竭的患者应卧床休息1个月，半年内不参加体力活动；无心脏形态功能改变者，休息半个月，3个月内不参加重体力活动。

充分休息，防止过劳。急性期应卧床休息至症状消失、心电图恢复正常，一般需3个月左右；心脏已扩大或曾经出现过心功能不全者应延长至半年，直至心脏不再缩小、心功能不全症状消失后，然后再逐渐起床活动。

（二）药物治疗

1. 抗病毒治疗

（1）干扰素 α100万~300万单位，肌内注射，每日1次，2周为1疗程。

（2）黄芪注射液20g加入5%葡萄糖注射液250ml中静脉滴注，每日1次，2周后改为口服。

（3）治疗初期常规应用抗生素，青霉素400万~800万单位（青霉素皮试阴性者用）或红霉素1.2g加入5%葡萄糖注射液500ml中静脉滴注，每日1次，疗程1周。

（4）流感病毒所致心肌炎可试用吗啉呱每日300~600mg或金刚烷胺每日200mg；属疱疹病毒感染者可试用阿糖胞苷每

日 50 ~ 100mg 或利巴韦林每日 300mg，静脉滴注，连用 1 周。

2. 酌情应用改善心肌细胞营养与代谢的药物 可选用辅酶 A、ATP、肌酐、维生素 C、维生素 B。对于重症病毒性心肌炎，特别是并发心力衰竭或心源性休克者，用 FDP 5g，每日 1 ~ 2 次静脉滴注，可能有效；此外，在极化液（GIK）基础上加入 25% 硫酸镁 5 ~ 10ml，对快速性心律失常疗效更佳，7 ~ 14 日为 1 疗程。

保持心肌治疗可用维生素 C 5g 加入 5% 葡萄糖注射液 250ml 中静脉滴注，每日 1 次，以及辅酶 Q_{10} 10mg，每日 3 次，口服。

3. 免疫抑制剂治疗 免疫调节药物对免疫功能不足者，可应用提高免疫功能药物。常用的有：

（1）干扰素 100 万单位，每日肌内注射 1 次，2 周为 1 疗程。

（2）简化胸腺素 10mg，每日肌内注射 1 次，共 3 个月。

（3）免疫核糖核酸 3mg，每 2 周皮下或肌内注射 1 次，共 3 个月。

（4）转移因子 1mg，皮下或肌内注射，每周 1 ~ 2 次。

（5）黄芪注射液 4 ~ 5 支，静脉滴注，每日 1 次，3 周为 1 个疗程。

免疫抑制治疗时有以下情况者可予以糖皮质激素治疗：①严重的进行性恶化的心肌炎，尤其是小儿心肌炎；②严重的缓慢心律失常；③合并肌肉、神经系统炎症损害者；④心功能不全迁延不愈者，即所谓"难治性心力衰竭"；⑤合并急性肺水肿、心源性休克者。可用琥珀酸氢化可的松 200mg 加入 5% 葡萄糖注射液 500ml 中静脉滴注，每日 1 次；或用泼尼松 20mg，每日 3 次口服。

4. 对症治疗 有心力衰竭者，可按常规的心力衰竭治疗，但洋地黄制剂用量应偏小；可用血管紧张素转换酶抑制剂

（ACEI），如卡托普利每日 12.5～37.5mg，分 2～3 次口服；或用依那普利每日 5～10mg，分 2 次口服。有完全性房室传导阻滞者，使用临时起搏器，可短程应用地塞米松每日 10mg，静脉滴注 3～7 日，不能恢复者安装永久起搏器。有其他心律失常者，可予相应的抗心律失常治疗。

【病情观察】

1. 诊断明确者 观察患者胸闷、心悸、呼吸困难程度如何，能否耐受日常活动，夜间能否平卧；患者入院治疗的，应予以心电监护，监测生命体征及病情变化，评估、观察治疗疗效，观察有无治疗药物本身的毒副反应，根据患者的具体情况，调整治疗用药。

2. 诊断不明确者 应向患者及家属讲明本病的特点、诊断方法，需行 X 线、心电图、超声心动图、血清肌钙蛋白 I 或肌钙蛋白 T、CK-MB、病原学等检查，以尽快明确诊断。检查过程中，也需要检查患者的生命体征变化，有无心律失常，是否发生黑矇、晕厥、抽搐等，以及予以对症治疗后，患者的病情变化。

【病历记录】

1. 门急诊病历 记录患者就诊时间及就诊的主要症状，如头晕、乏力、胸闷、胸痛、呼吸困难、心悸等症状，有无病毒感染史、饮酒史。体检记录患者血压、口唇发绀、颈静脉怒张、肺部啰音、腹水、水肿等情况，心脏听诊时注意患者的心界大小、心率、心律、杂音、奔马律等变化。辅助检查记录血清肌钙蛋白 I 或肌钙蛋白 T、CK-MB 测定，以及心电图、X 线、超声心动图等检查的结果。

2. 住院病历 记录患者主诉、发病过程、门急诊及外院治疗经过、所用药物及效果如何。首次病程记录应提出相应的诊断依据、鉴别诊断要点、诊疗计划。病程记录记录患者入院治疗后病情变化、治疗效果。记录有关血清肌钙蛋白 I 或肌钙蛋白 T、CK-MB、病原学等测定，以及心电图、X 线、超声心动图等检查结果。如需临时起搏、电复律，应记录与患者或其亲属的谈话经过，无论同意与否，应请患者或其亲属签名。

【注意事项】

1. 医患沟通

（1）大多数患者经过积极治疗后痊愈，极少数患者急性期因严重心律失常、急性心力衰竭和心源性休克而死亡；部分患者经数周或数月后病情趋于稳定，但存在一定程度的心脏扩大、心功能减退、心律失常或心电图改变；另有部分患者可转为慢性心肌炎，逐渐出现进行性心脏扩大、心功能减退、心律失常，经过数年或数十年后死于严重心律失常、急性心力衰竭和心源性休克。

（2）对已明确诊断的，应告诉患者或其亲属有关病毒性心肌炎的临床诊断、治疗药物、疗程，尤其是本病上述的临床特点、发展后果。告知患者及家属坚持规则治疗的重要性。对尚未明确诊断的，应告知患者及家属，尽快行血清肌钙蛋白 I 或肌钙蛋白 T、CK-MB、病原学等测定，以及心电图、超声心动图等检查，以尽快明确诊断。治疗过程中有关治疗效果、治疗中可能出现的并发症、需要调整治疗方案的或需要起搏、电复律治疗的，应及时告知患者或家属，并签署知情同意书。

2. 经验指导

（1）临床上诊断的病毒性心肌炎中 90% 左右以心律失常为主诉或首发症状就诊，其中少数患者可发生晕厥或阿－斯综合征。值得注意的是，极少数患者起病后发展迅速，出现心力衰竭或心源性休克，如不及时救治则患者因此而死亡。因此，临床医师应警惕，此类患者的诊治必须争分夺秒，尽快明确诊断，尽最大努力积极救治。

（2）患者发病前有上呼吸道、肠道感染的病史，有心悸、胸闷、呼吸困难等症状，结合心电图、X线等检查的特点，可诊断本病，不应等待病原学检查的结果。

（3）必须强调患者卧床休息对病情控制、恢复十分重要。一般至少应休息至体温正常；伴有心律失常、白细胞计数升高、血清肌酸磷酸激酶升高者，应严格卧床休息2～4周，或直至检验指标正常；伴有心脏扩大者应休息半年至1年，力求心脏缩小恢复正常为止；并发心力衰竭者，应依据心功能状态，确定更长的休息时间及限制活动强度。

（4）有心力衰竭者，应及时控制，但洋地黄类药的应用须谨慎，须从小剂量开始，逐步增加，以避免发生毒性反应。完全性房室传导阻滞、窦房结损害或快速室性心律失常引起晕厥、低血压，此时需要起搏治疗或行电复律。

（5）重症患者可短期应用糖皮质激素，但注意必须掌握使用指征。无心力衰竭、恶性心律失常、心源性休克的患者，因可能加速病毒复制，发病初始的14日内不宜使用糖皮质激素。

第七章

心包疾病 ◂•••

第一节　急性心包炎

急性心包炎（acute pericarditis）是心包膜的壁层和脏层的急性炎症，心包表面纤维素沉积和心包腔内液体积聚，渗出液可以是浆液纤维蛋白性、血性或脓性，可由病毒、细菌如结核杆菌等病原体感染、自身免疫性疾病、代谢性疾病、肿瘤、理化因素等引起，以胸痛、心包摩擦音和心包积液为主要表现的临床综合征。可以同时合并心肌炎和心内膜炎，也可以作为单独的心包炎症反应出现。

【诊断】

（一）症状

1. 胸骨后、心前区疼痛　主要见于炎症变化的纤维蛋白渗出阶段。胸骨后、心前区疼痛是急性心包炎的特征，可为剧痛、刀割样痛；也可是钝痛或压迫样痛。心前区疼痛常于体位改变、深呼吸、咳嗽、吞咽、卧位，尤其当抬腿或左侧卧位时加剧，坐位或前倾位时减轻。疼痛通常局限于胸骨下或心前区，常放射到左肩、背部、颈部或上腹部，偶向下颌、左前臂和手放射，类似心肌缺血的放射痛。右侧斜方肌嵴的疼痛系心包炎的特有症状，但不常见。有的心包炎疼痛较明显，如急性非特异性心包炎；有的则轻微或完全无痛，如结核性和尿毒症性心包炎。心肌缺血引起的心绞痛则往往逐渐发生，为闷压感，多位于胸骨后或心前区，向左肩、左上臂内侧放射，不受呼吸和体位的影响，硝酸甘油舌下含服有效，持续时间一般 <30 分钟，除非伴有不稳定心绞痛。

2. 心脏压塞症状 可出现呼吸困难、面色苍白、烦躁不安、发绀、乏力、上腹部疼痛、水肿，甚至休克。

3. 心包积液对邻近器官压迫症状 肺、气管、支气管和大血管受压迫可引起肺淤血，肺活量减少，通气受限制，从而加重呼吸困难，使呼吸浅而快。患者常自动采取前倾坐位，使心包渗液向下及向前移位，以减轻压迫症状。气管受压可产生咳嗽和声音嘶哑。食管受压可出现吞咽困难症状。

4. 全身症状 心包炎本身亦可引起发冷、发热、心悸、出汗、食欲不振、倦怠乏力等症状，与原发疾病的症状常难以区分。

（二）体征

1. 心包摩擦音是急性纤维蛋白性心包炎的典型体征。因发炎而变得粗糙的壁层与脏层心包在心脏活动时相互摩擦产生的声音，呈抓刮样粗糙的高频声音；往往盖过心音且有较心音更贴近耳朵的感觉。典型的摩擦音可听到与心房收缩、心室收缩和心室舒张相一致的 3 个成分。

2. 脉搏快而细弱，可触及奇脉，即患者吸气时脉搏明显减弱甚至消失，呼气时变大而充实。

3. 收缩压降低，脉压变小，可测到奇脉。

4. 颈静脉怒张，可出现 Kussmaul 征，即吸气时颈静脉充盈更加明显。

5. Ewart 征左肩胛下方叩诊浊音，心颤增强，可听到管状呼吸音，为心包积液压迫左下肺叶所致。

6. 心包填塞征象静脉压升高；血压下降；急性心包填塞

心脏大小正常，慢性者心界扩大。

7. 心尖搏动减弱且位于心脏相对浊音界之内，心界扩大且随体位改变，即平卧时心底部（左 2、3 肋间）浊音界扩大，坐位时缩小。心音低钝而遥远。

（三）检查

1. 实验室检查

（1）血液学检验：部分患者血白细胞计数增高，血沉加快，C 反应蛋白增高。

（2）心肌酶学检验：常为正常，如 CK-MB 升高，提示心包膜下心肌受损。

（3）其他检验：结核菌素皮肤试验阳性可诊断为结核性心包炎，心包渗液测定腺苷脱氨酶（ADA）活性≥30U/L 对诊断结核性心包炎具有特异性。血培养阴性可排除感染性心内膜炎及菌血症。急性期或恢复期血、尿、粪及咽拭子培养或柯萨奇病毒 B、IgM 抗体检测等可以证实是否病毒感染。抗核抗体测定对系统性红斑狼疮等结核组织病的诊断有一定的价值。甲状腺功能测定有助于甲状腺疾病的诊断。

2. 心电图检查　弓背向下之 ST 段抬高（一般不超过 5mm），伴直立 T 波，乃心外膜下心肌炎症损伤所致，不出现病理性 Q 波。可有窦性心动过速和非特异性 ST-T 改变，有时出现电交替。

3. X 线检查　心影大小与积液量有关。

4. 超声心动图检查　可见心包积液。

5. 磁共振显像　能清晰地显示心包积液的容量和分布情况，并可分辨积液的性质，如非出血性渗液大都是低信号强度；尿毒症、创伤、结核性液体内含蛋白和细胞较多，可见中或高信号强度。

6. 心包穿刺　有心包积液时，可做心包穿刺，将渗液作涂片、培养和找病理细胞，有助于确定病原。

7. 纤维心包镜检查 有心包积液需手术引流者，可先行纤维心包镜检查，心包镜可以观察心包急性病变特征，并可在直视下切除病变部位做心包活检。

(四) 诊断要点

1. 疼痛位于心前区和胸骨后，放射至左肩和背部，吸气和咳嗽时加重，有时在变换体位或吞咽时出现或更明显。心脏压塞时表现为呼吸困难、烦躁不安、发绀和血压降低或休克。大量心包积液压迫肺、气管，使通气受限制，加重呼吸困难。可有寒战、发热、出汗、心悸、食欲不振等全身症状。

2. 心包摩擦音；心脏压塞的征象为颈静脉怒张或静脉压升高、脉搏快速，微弱，血压下降，脉压减小，可出现奇脉；心脏浊音界向两侧扩大，心音减弱而遥远；颈静脉怒张，肝肿大、腹水和下肢水肿。

3. 实验室检查有感染的患者出现白细胞计数增高、中性粒细胞增多、血沉增快等。

4. X线检查可见心影向两侧扩大，透视下心脏搏动减弱或消失。

5. 心电图可见 ST 段呈弓背向下抬高（除 aVR 外），QRS 波低电压，无病理性 Q 波，T 波变平或倒置，出现快速房性心律失常或窦性心动过速。

6. 超声心动图检查可见围绕心脏的套筒状液性暗区。

7. 心包穿刺检查可以证实心包积液的存在，检查心包积液外观、性状、蛋白并作微生物检查、寻找肿瘤细胞等；解除心包压塞；心包腔内清洗、引流并注入抗生素、化疗药物。

8. 可通过心包组织学、细菌学等检查以明确病因。

(五) 鉴别诊断

心脏损伤综合征常在心脏手术、心肌梗死或心脏创伤后2周发生，表现为发热、心前区疼痛、肌肉关节疼痛等临床征象，白细胞计数增高，血沉加快。本病有自限性，糖皮质激素治疗有效，此类患者多有明确的病史可资鉴别。

【治疗】

（一）一般治疗

1. 卧床休息直至发热及胸痛消失，气急时取半卧位。

2. 有渗液时，视情况需要做心包穿刺。

（二）药物治疗

1. 非甾体抗炎药 有胸痛时给予镇静剂、阿司匹林、吲哚美辛等药物（如吲哚美辛 5mg，每日 3 次，口服），或用布洛芬缓释胶囊（0.3g，每日 3 次，口服），必要时可使用吗啡类药物（如哌替啶 50～100mg，肌内注射或用吗啡 5～10mg，皮下注射）。

2. 其他药物 主要可根据不同的病因选择相应的药物治疗。对风湿性心包炎应加强抗风湿治疗，一般采用糖皮质激素治疗较好，如泼尼松 15～20mg，每日 2～3 次，口服，2～3周获得满意疗效后逐渐减量，总疗程 6～8 周。对结核性心包炎应及早抗结核治疗，常用的药物是异烟肼、乙胺丁醇、利福平、链霉素等。对化脓性心包炎应予心包穿刺排脓或心包切开引流，并可根据病原菌和药敏试验结果，使用有效、足量的抗生素，如青霉素 400 万～800 万单位加入 5% 葡萄糖氯化钠注射液 500ml 中静脉滴注，每日 1 次（青霉素皮试阴性者用）；或用克林霉素 0.9～1.2g 加入 5% 葡萄糖氯化钠注射液 500ml 中静脉滴注，每日 1 次，联合应用左氧氟沙星 0.2g，每日 2 次，静脉滴注；或阿米卡星 0.6g 加入 5% 葡萄糖氯化钠注射液 500ml 中静脉滴注，每日 1 次。非特异性心包炎以对症治疗为主，糖皮质激素对急性期可能有效，如病情严重，疾病持续高热及心包腔内有大量液体，可用泼尼松 20mg，每日 3 次，口服，3～5 日减至 5～10mg，直至停药。其他类型的心包炎，如心肌梗死后、尿毒症后心肌炎等，以治疗原发病为主。

（三）解除心脏压塞

心包渗液较多，应及时进行心包穿刺抽液，解除心脏压塞。抽液不可过快。

（四）手术治疗

化脓性心包炎抗生素疗效不佳，脓液黏稠心包穿刺抽脓困难时，可施行心包切开引流。

【病情观察】

1. 诊断明确者 根据不同的病因选择相应的治疗，治疗过程中重点注意观察治疗的疗效，如发热者是否体温恢复正常；心前区疼痛、心包积液压迫症等治疗后是否得到缓解。结核性心包炎予抗结核治疗时要注意药物的不良反应，需定期复查肝功能；化脓性心包炎者应用抗生素治疗的，应注意有无不良反应，尤其要注意有无二重感染；行心包穿刺的，须观察有无心脏穿破、出血等并发症，并应观察治疗的疗效。

2. 诊断不明确者 应向患者及家属讲明需行超声心动图、心包穿刺、心包活检等检查以明确诊断；亦可根据患者的临床征象，行诊断性治疗，并观察药物治疗疗效。

【病历记录】

1. 门急诊病历 记录患者就诊时间及主要症状特点，如胸痛、呼吸、有无发热、咳嗽等，记录以往有无心脏病病史，如有，应记录诊疗经过、治疗药物及治疗效果。注意记录有无心包压塞的症状和体征情况。辅助检查记录心电图、X线、超声心动图等检查结果。

2. 住院病历 详细记录患者就诊的主诉、发病过程、门急诊及外院治疗经过、所用药物及效果如何。首次病程记录应提出本病的诊断依据、鉴别诊断要点、诊疗计划。病程记录应记录入院治疗后患者的病情变化、治疗效果、上级医师查房意见，记录有关心电图、X线、超声心动图等检查结果。如需心包穿刺治疗的，应记录与患者或其直系亲属的谈话经过，无论同意与否，应请患者或其亲属签名。

【注意事项】

1. 医患沟通 对已明确诊断的应告诉患者或其亲属有关急性心包炎的特点、治疗药物、疗程等；对尚未明确诊断的应告知患者及家属需行心电图、超声心动图等检查，以明确诊断。治疗中根据可能病因予以相应治疗，注意观察病情变化，尤其是否存在心脏压塞的征象，如有，则行穿刺抽脓治疗以控制病情发展，缓解症状，经治医师应随时与患者及家属沟通，讲明病情，以使患者及家属能理解、配合。行心包穿刺治疗的，患者及家属应签署知情同意书。

2. 经验指导

（1）患者有胸痛，并有本病特征性的心电图变化者，临床医师应高度疑及本病可能，如心脏听诊闻及心包摩擦音，则为急性纤维蛋白性心包炎的特征。非特异性心包炎及感染性心包炎发病急，疼痛明显；而结核性或肿瘤性心包炎发病缓慢，疼痛可不明显。

（2）系列 X 线检查中，心影快速变化而肺野保持清晰者应疑及心包积液；如果心影快速增大是由于心力衰竭所致，则应有肺淤血的征象。急性心包炎时心影为对称性增大，大血管的轮廓消失。由于心包积液亦可由黏液性水肿引起或继发于心室衰竭引起的肺淤血，故其存在不一定提示心包炎。超声心动图为确诊急性心包炎并发心包积液的最好方法。

（3）证实为结核性心包炎，在给予抗结核治疗的同时，如渗液量大、情况严重的，可适量短期使用泼尼松 5～10mg，每日 3～4 次，口服，疗程 2～3 周，以促进渗液吸收，减少粘连。化脓性心包炎除选用敏感抗菌药物治疗外，治疗过程中应反复抽脓，或通过套管针向心包腔内安置细塑料导管引流，必要时还可向心包腔内注入抗菌药物，一般在穿刺抽脓后，心包腔内注入抗生素，如阿米卡星 0.4g 心包腔内注入；如疗效不佳，应尽早施行心包腔切开引流术，及时控制感染，防止发展为缩窄性心包炎。

（4）大量渗液或有心包压塞症状者，可施行心包穿刺术抽液减压。穿刺前应先做超声波检查，了解进针途径及刺入心包处的积液层厚度。穿刺部位有：①左第 5 肋间为最常用部位，心浊音界内侧 1～2cm 处（或在心尖搏动以外 1～2cm 处进针）穿刺针应向内、向后推进，指向脊柱，患者取坐位；②于胸骨剑突与左肋缘形成的角度处刺入，针尖向上、略向后，紧贴胸骨后推进，患者取半坐位；③对疑有右侧或后侧包裹性积液者，可考虑选用右第 4 肋间胸骨缘处垂直刺入或于右背部第 7 或 8 肋间肩胛中线处穿刺，为避免刺入心肌，穿刺时可将心电图机的胸前导联连接在穿刺针上。如针尖触及心室肌则 ST 段抬高。在超声波监测下进行穿刺、可观察穿刺针尖在积液腔中的位置以及移动情况，使用安全可靠。心包穿刺时，必须予心电监护，同时应备有心脏除颤器及人工呼吸器械，以防万一。

第二节　慢性心包炎

慢性心包炎是由组织纤维化、钙化、粘连和增厚，限制心脏舒张，使心腔血液充盈受阻，静脉压升高，心排量下降导致的临床症候群。常继发于急性心包炎，但多数患者未察觉临床急性过程。病因主要为结核性、化脓性、创伤性或非特异性。

【诊断】

（一）症状

1. 呼吸困难　劳累后呼吸困难为缩窄性心包炎的早期表现，随病情加重，可出现休息时的呼吸困难甚至端坐呼吸，与心排血量减少、肺淤血及大量的胸腔积液、腹水有关。

2. 身体症状　疲倦、乏力、活动能力降低。

3. 腹部症状 腹胀、腹痛等，与腹部脏器淤血及腹水有关。

（二）体征

1. 心脏本身表现 心尖搏动减弱或消失，心浊音界正常或稍增大，心音减弱遥远，心率常较快。可听到舒张早期心包叩击音。

2. 心脏受压表现 可见静脉压升高的表现，如颈静脉怒张，Kussmal 征阳性（静脉压显著增高，且在吸气时进一步上升），肝肿大伴与颈静脉搏动一致的肝脏搏动、腹水、胸腔积液、下肢水肿等。

（三）检查

1. 心电图检查 QRS 波低电压，普遍导联（aVR 除外）T 波平坦或倒置，P 波增宽、切迹，常有心房颤动。

2. X 线检查 心影正常或稍增大，上腔静脉扩大，可有心包钙化；侧位片能较清楚地显示右心室前隔面和房室沟的钙化。

3. 超声心动图检查 可显示心包增厚，室间隔活动异常，下腔静脉扩张等。

4. 静脉压测定 静脉压升高，可达到 2.5kPa（250mmH$_2$O）以上。

5. 心导管检查 特征性表现为肺毛细血管压力、肺动脉舒张压、右心室舒张末期压力和右心房压力均升高且大致相等；右心室压力曲线呈舒张早期下降和中、晚期高原波型；右心房压力曲线呈 M 形或 W 形。

6. CT 扫描和 MRI 能较精确显示心包增厚、腔静脉扩张和右心室变形。但应注意单纯心包增厚和钙化并不一定存在心包炎的血流动力学改变，而轻度心包增厚可能已存在心包炎。测量心肌结构可预见缩窄心包切除术的效果。

（四）诊断要点

1. 咳嗽、呼吸困难，心悸、乏力、眩晕，上腹疼痛、水肿、腹部膨胀感等症状。

2. 肝肿大、颈静脉怒张、腹水及下肢水肿，有 Kussmaul 征。心尖搏动不易触及，心浊音界正常或稍增大、心音减低，可以听到心包叩击音。

3. X 线检查心影大小正常或呈三角形，心缘变直，上腔静脉扩张，可有心包钙化影。

4. 心电图示 QRS 波低电压，T 波低平或倒置。

5. 超声心动图可见心包增厚，但并不可靠，有时可见心室容量变小，室间隔矛盾运动，左心室壁活动减弱等。

6. 心导管检查右心室压力曲线呈现舒张早期下陷和舒张后期的高原波。右心导管检查的主要特点为肺动脉舒张压、右心室舒张末期压、右心房平均压和腔静脉压显著增高，并趋向相等，心排血量减低。

(五) 鉴别诊断

1. 限制性心肌病 与缩窄性心包炎的临床表现极为相似，有时鉴别甚为困难，二者的鉴别可见表 7 – 1。

表 7 – 1 缩窄性心包炎与限制性心肌病的鉴别要点

临床征象	缩窄性心包炎	限制性心肌病
疲劳和呼吸困难	逐渐发生，后来明显	一开始就明显
吸气时颈静脉扩张	有	无
触心尖搏动	常不明显	常扪及
奔马律	无	有
心包叩击音	有	无
奇脉	常有	无
X 线、CT、MRI 示心包钙化	有	无
血流动力学检查		
左右心室舒张末压	一致	左心室 > 右心室
左室充盈率	80% 在舒张期开始一半	40% 在舒张期开始一半
心内膜心肌活检	正常	异常

2. 肝硬化　既往有肝脏疾病史，肝功能生化指标示转氨酶升高，B超、CT等影像学检查等可资鉴别。

3. 充血性心力衰竭　既往有器质性心脏疾病史，有相应的体征（如心脏杂音等），心脏超声检查等可以鉴别。

【治疗】

治疗原则为注意休息，缓解症状，改善全身营养状况，并尽快手术治疗，剥脱纤维化的心包。

1. 一般治疗　术前卧床休息，低盐饮食，改善全身营养状况，必要时少量多次输给新鲜血，利尿剂消除体液潴留，有心力衰竭和心房颤动时适当应用洋地黄制剂控制心室率。

2. 手术治疗　应及早施行心包剥脱术。病程过久，心肌常有萎缩和纤维化，影响手术效果。心脏进行性受压，不能用单纯心包渗液解释；或心包渗液减少而心脏受压征象加重时；或磁共振显像显示心包增厚和缩窄，就应及早实施手术。结核性心包炎患者应在结核活动已静止后再手术，以免过早手术造成结核播散。如结核尚未稳定，但心脏受压症状明显加剧时，可在抗结核治疗下进行手术。手术时心包应尽量剥离，尤其两心室的心包必须彻底剥离。

应尽早行手术完全切除缩窄的心包，避免发展到心源性恶病质、严重肝功能不全和心肌萎缩阶段。术后避免心脏负荷过重，应逐渐增加活动量。结核患者术后继续用抗结核药1年。

【病情观察】

1. 诊断明确者　重点观察病情的变化，对症治疗后症状是否有所缓解，评估治疗疗效。有手术指征的，应与外科联系予以手术治疗。病因未控制的，应尽力控制病因。无论何种治疗，均需要观察治疗前后的病情变化，以指导下一步治疗。

2. 诊断不明确者　应向患者及家属讲明需行超声心动图、

CT、MRI、心包穿刺、心包活检等检查，以明确诊断。少数不典型的患者需做心导管检查方能确立诊断。

【病历记录】

1. 门急诊病历 记录患者就诊的主要症状特点，如劳累性呼吸困难，记录是否原有急性心包炎的病史，如有，应详细记录其诊断、治疗经过以及治疗疗效。注意记录有无腹水、肝肿大、颈静脉怒张及 Kussmaul 征等体循环淤血的体征。辅助检查记录心电图、X 线、超声心动图等检查结果。

2. 住院病历 详细记录患者的主诉、发病过程、门急诊及外院治疗经过、所用药物及效果如何。记录患者入院治疗后的病情变化、治疗效果。记录有关心电图、X 线、超声心动图、CT 与 MRI、心导管等检查结果。需外科手术治疗的，患者或其亲属应签署知情同意书。

【注意事项】

1. 医患沟通 对已明确诊断本病的应告诉患者或其亲属有关缩窄性心包炎的临床特点、诊断方法、治疗手段以及预后特点等情况，以便患者及家属能理解、配合；对尚未明确诊断的应告知其需行心电图、超声心动图、CT 与 MRI、心导管等检查，以明确诊断。应明确告知患者及家属内科治疗的难度。手术治疗是有效的方法，患者常因心力衰竭、并发感染而死亡，早期手术效果较好，但手术有心律失常、出血、心力衰竭等并发症，这些情况亦应如实告知患者及家属。

2. 经验指导

（1）若慢性缩窄性心包炎诊断成立，并有明显心脏进行性受压征象时，应及早施行心包剥脱术。金黄色葡萄球菌导致的化脓性心包炎，心包进行性增厚和缩窄极快，可在 2 周内迅速出现缩窄性心包炎，发病初期即应行心包穿刺、彻底引流、抽脓、彻底心包清洗，并在心包腔内注入对致病菌敏感的抗生素；若疗效不佳，发现心包增厚，即应及时考虑心包切开引流，并作心包剥离术。

（2）手术是本病最有效的治疗方法，临床一旦确诊，应及早考虑心包剥离手术，以免发生心肌萎缩而影响手术疗效。本病及早手术治疗预后较好。

（3）手术前应嘱患者卧床休息。术前 1～2 日应静脉滴注抗生素；对于全身性疾病、肝肾功能不全、呼吸道感染、电解质紊乱的，应予积极纠正。注意术前一般不用洋地黄类制剂。

（4）避免使用 β-受体阻滞剂治疗窦性心动过速，因为这是心搏量不足的代偿机理，抑制窦性心动过速，可导致低血压甚至休克。

第八章

常见心律失常 ◀●●

第一节 窦性心律失常

一、窦性心动过速

正常窦性心律的冲动起源于窦房结,频率为 60~100 次/分。当成人窦性心律超过 100 次/分（一般不超过 160 次/分），称为窦性心动过速。窦性心律的频率可因性别、年龄、体力活动等不同而有显著差异。

【诊断】

（一）症状与体征

患者的临床症状轻重不一,所有患者都有心悸、乏力、眩晕和憋闷等不适症状,少数病例可发生晕厥。晕厥可能是心率太快造成的心输出量下降所致的低血压引起,也可能是服用 β-受体阻滞剂后所致的低血压引起。患者的运动耐量明显下降,晚期轻微活动都可能受限。当患者直立体位,心动过速发生时,无体位性低血压。为控制心率,患者常须服用较大剂量的 β-受体阻滞剂和钙拮抗剂,此时可出现这些药物的明显不良反应,如头晕、四肢无力等。中晚期患者可合并心律失常性心肌病、顽固性心力衰竭等,因而还可出现相应的急性肺水肿、心力衰竭、心源性休克等危重症状。此时心功能极度下降，EF 值常低于 30%，预后极差，短期死亡率较高。

（二）检查

心电图检查可见窦性 P 波（Ⅰ、Ⅱ、avF 导联直立，avR 导联倒置，P-R 间期 >0.12 秒）规律出现，P-P 间期 <0.6 秒。

（三）诊断要点

窦速指成人的窦性心律（以窦性 P 波为窦房结发放电激动的标志）>100 次/分，是由窦房结病理改变或生理性电活动异常所致。窦速包括窦房结病理改变或生理性电活动异常所致窦速，如发热、感染、脱水、心力衰竭、血容量下降所致的窦速，窦房结生理性或病理性改变所致不适当窦速，以及房结折返性心动过速。

（四）鉴别诊断

房性阵发性心动过速与窦性阵发性心动过速的心电图鉴别：

1. 房性阵发性心动过速　P 波多低小而不清晰，P-P 规则，心房率在 160～280 次/分。

2. 窦性阵发性心动过速

（1）一系列规则而快速（100～200 次/分）的窦性 P 波。

（2）起始与停止均为阵发性的。

（3）P 波形态和方向与未发作时间窦性 P 波相同。

（4）可有窦性期前收缩，其连结间期与发作心动过速开始时连接间期相等，发作停止后的间歇可恰等于一个窦性周期或更长。鉴别要点在于房性者其 P 波与窦性心律的 P 波不同。

【治疗】

治疗原则为针对病因进行治疗。

1. 寻找窦速的病因，进行病因治疗。病因治疗后，如需处理窦性心动过速，可选用下列药物。针对病因，大多数不需特殊治疗，如有心悸不适可用镇静剂、β-受体阻滞剂，如普萘洛尔（心得安）5～10mg，每日3次；或维拉帕米（异搏定）40～80mg，每日3次。

2. 首选β-受体阻滞剂，若需迅速控制心率，可选用静脉制剂。

3. 不能使用β-受体阻滞剂时，可选用维拉帕米或地尔硫䓬。

【病情观察】

定期复查心电图、电解质、肝功能、甲状腺功能等，因为抗心律失常药可影响电解质及脏器功能。用药后应定期复诊及观察用药效果和调整用药剂量。

【病历记录】

1. 门急诊病历 详细记录患者就诊时间及主要症状，是否有晕厥、黑矇、意识丧失及心功能不全等严重并发症。既往有无类似发作史，如有，应记录其诊疗经过、用药情况及效果。记录发作时心电图的特点。

2. 住院病历 记录患者主诉、症状持续时间、既往类似发作史及诊治经过。记录体格检查结果。首次病程记录，提出初步诊断、制定相应的诊疗。记录入院后病情有无变化，如有心动过速发作，应及时记录。

【注意事项】

1. 医患沟通 如明确诊断，应向家属及其本人讲明本病的发病特点，寻找窦速的病因，进行病因治疗。

2. 经验指导

（1）预防诱发因素。通常本病确诊后，患者往往高度紧张、焦虑、忧郁，频频求医，迫切要求用药控制心律失常，而完全忽略病因、诱因的防治。常见诱因包括吸烟、酗酒、过劳、紧张、激动、暴饮暴食，消化不良，感冒发热，摄入盐过多，血钾、血镁低等。应指导患者结合以往发病的实际情况，总结经验，避免可能的诱因，比单纯用药更简便、安全、有效。

（2）目前，特发性窦速的治疗常是经验性的，根据患者具体情况而定。药物治疗首选 β-受体阻滞剂或钙拮抗剂，多数患者的治疗反应差，须不断增加剂量，过高剂量的 β-受体阻滞剂或钙拮抗剂可引起乏力等全身症状而使患者不能耐受。非药物治疗包括外科窦房结切除术、右心房大部切除术、经导管机械或化学性窦房结动脉栓塞、闭合术以及目前颇有前景的导管射频消融术。

二、窦性心动过缓

成人窦性心律低于 60 次/分，称为窦性心动过缓。

【诊断】

（一）症状与体征

一般无症状，部分患者可有头晕、胸闷等。心脏听诊心率慢而规则。

（二）检查

心电图特征为窦性 P 波规律出现，P-P 间距 > 1.0 秒。

（三）诊断要点

与迷走神经张力增高有关。常见运动员和老年人。病理情况下，可见于颅内压增高、严重缺氧、低温、黏液性水肿、梗阻性黄疸、药物（β-受体阻滞剂、维拉帕米、洋地黄、奎尼丁等）作用、病态窦房结综合征等。急性下壁心肌梗死亦常见窦性心动过缓。

【治疗】

生理性窦性心动过缓不需治疗，病理性治疗原则应针对病因。

1. 窦性心动过缓如心率 ≥ 50 次/分，且无症状者，无须治疗。

2. 如心率 < 40 次/分，且出现症状者可用提高心率药物（如阿托品、麻黄碱或异丙肾上腺素）。

3. 显著窦性心动过缓伴窦性停搏且出现晕厥者可考虑安装人工心脏起搏器。

4. 原发病治疗。

5. 对症、支持治疗。

如心率显著减慢或症状明显者可选用阿托品 0.3 ~ 0.6mg，每日 3 次；口服山莨菪碱 5 ~ 10mg，每日 3 次，口服，或 10 ~ 20mg 加入 500ml 液体静脉滴注；异丙肾上腺素 1mg 加入 500ml 液体静脉滴注，但长期应用易发生严重不良反应，应考虑心脏起搏治疗。由药物引起者应酌情减量或停用。

【病情观察】

定期复查心电图、电解质、肝功能、甲状腺功能等，因为抗心律失常药可影响电解质及脏器功能。用药后应定期复诊及观察用药效果和调整用药剂量。

【病历记录】

1. 门急诊病历 患者就诊时间及主要症状，是否有头晕、胸闷等症状。既往有无类似发作史，如有，应记录其诊疗经过、用药情况及效果。记录发作时心电图的特点。

2. 住院病历 记录患者主诉、症状持续时间、既往类似发作史及诊治经过。记录体格检查结果。首次病程记录，提出初步诊断、制定相应的诊疗。记录入院后病情有无变化，如有心动过缓发作，应及时记录。

【注意事项】

1. 医患沟通 如明确诊断，应向家属及其本人讲明本病的发病特点，寻找窦性心动过缓的病因，进行病因治疗。

2. 经验指导

（1）无症状的窦性心动过缓通常无须治疗。如因心率过慢，出现心排血量不足症状，可应用阿托品、麻黄碱或异丙肾上腺素等药物，但长期应用往往效果不确实，易发生严重不良反应，故应考虑心脏起搏器。

（2）本疾病常见于健康的成人，尤其是运动员、老年人和睡眠时，其他原因为颅内压增高、血钾过高、甲状腺功能减退、低温以及应用洋地黄、β-受体阻滞剂、利血平、呱乙啶、甲基多巴等药物。心率＜60 次/分，既为窦性心动过缓，注意情绪上的变化最为重要。

（3）发生在急性心肌梗死早期的显著窦性心动过缓，此时可能促发心室颤动。此时的心动过缓在急性心肌梗死所并发的心律失常中，仅次于室性期前收缩。后下壁梗死时的发生率比前壁梗死时高 3 倍。窦性心动过缓最可能出现于梗死发作后的最初数小时内（其发生率为 40%）。因此，对急性心肌梗死早期所发生的窦性心动过缓应予及时处理。

第二节　期前收缩

期前收缩亦称过早搏动（premuture beat，简称早搏），是最常见的一种心律失常，它是在窦性或异位性心律的基础上，心脏传导系统的某一点提早发出激动，过早地引起心脏的一部分或全部发生一次除极，这个兴奋点可以在心房、房室连接区和心室，因此根据异位节律点部位的不同，可将期前收缩分为房性、房室交界性及室性 3 种。引起早搏的原因有很多，有一些健康人也可能发生早搏，有心血管疾病者更易发生。健康人发生早搏往往有一些人为的诱因，如情绪激动、饱餐、过劳、上呼吸道感染、胆道系统疾病、电解质紊乱、药物作用等。过早搏动约 40% 发生于心血管疾病，易发生早搏的心脏疾病有冠心病、高血压性心脏病、风湿性心脏病、肺源性心脏病、心肌炎、心肌病、心包炎等。引起早搏的其他疾病有甲状腺功能亢进症、贫血、低血钾等。

【诊断】

（一）症状

偶发早搏多无症状，亦可有心悸或感到一次心跳突然加重或有心跳暂停感。频发早搏可有胸闷、乏力等症状。心脏听诊可发现有提早心跳，并于其后有一较长间歇，早搏时第一心音增强。

（二）体征

心脏听诊时早搏第一心音增强，第二心音减弱或消失，其后有一较长间歇。

（三）检查

1. 实验室检查

（1）血钾测定：部分患者有血钾降低。

（2）甲状腺功能测定：甲状腺功能亢进引起本病的，甲状腺素 T_3、T_4 升高。

2. 特殊检查 心电图是主要诊断手段。

（1）室性早搏的心电图特点：提前出现的宽大畸形的 QRS 波群，QRS 波间期 >0.11 秒，其前无过早的 P 波出现，P 波可出现在 ST 段上或埋在 QRS、T 波内，P 波与提前的 QRS 波无关，ST 段及 T 波方向常与 QRS 波方向相反，常有完全性代偿间歇（即早搏前后两窦性心搏相隔的时间为正常心动周期的 2 倍）；有时室早夹在两个连续窦性搏动之间，称为间位性或插入性室性早搏；有时形成二联律、三联律，或室性早搏形成短阵室速；在同一导联上，可见多源性室性早搏、室性早搏的形态不同。

（2）房室交界性早搏的心电图特点：提前出现的 QRS-T 波群与窦性 QRS-T 波群相同，如房室交界早搏出现较早，发生室内差异性传导，QRS 波群与窦性相异，此时需与室性早搏鉴别。在提前的 QRS 波群前后可出现逆行 P′波，其 P′-R 间

期 < 0.12 秒，或 R-P'间期 < 0.20 秒；交界性早搏后常有完全性代偿性间歇。

（3）房性早搏的心电图特点：提前出现的 P'波（P'波可重叠于前一窦性搏动的 T 波中），P-R 间期正常或轻度延长，P'波形态与窦性 P 波不同，P'后 QRS 波群可正常或畸形；如有畸形 QRS 波则称为房性早搏伴室内差异性传导；如 P 波后无 QRS 波，称为未下传房早；在同一导联上，如果 P'的形态及配对间期不同，称为多源性房早，常有不完全的代偿间歇，即包括房早在内的两个正常 P 波之间的时间短于 2 倍的正常 P-P间距。

（四）诊断要点

期前收缩的诊断主要依靠心电图检查。

（五）鉴别诊断

期前收缩的鉴别主要是室性早搏、房室交界性早搏及房性早搏的鉴别。一般依据典型的心电图特征即可鉴别。房性期前收缩与窦性期前收缩的鉴别见表 8 - 1。

表 8 - 1　房性期前收缩与窦性期前收缩的鉴别

鉴别要点	窦性期前收缩	房性期前收缩
P 波形态	与窦性 P 波完全相同	与窦性 P 波不同
代偿间歇	等于一个窦性周期	长于一个窦性周期
发生率	罕见	多见

【治疗】

治疗原则为针对病因、诱因和症状进行治疗。

1. 对于无器质性心脏病的患者，偶发早搏或无明显症状者，不必进行药物治疗；如症状明显，应解除患者的顾虑，纠正诱发因素；亦可应用Ⅱ类抗心律失常药，如美托洛尔 25mg，每日 2 次，口服；或用美西律 150mg，每日 3 次，口服。

2. 对于有器质性心脏病的患者，应加强病因治疗，如控制高血压、改善冠脉供血和纠正心功能不全等，可同时选用抗心律失常药。室早可选用Ⅱ类、Ⅲ类抗心律失常药物，如美托洛尔25mg，每日2次，口服；或用胺碘酮200mg，每日3次，5～7日后改为200mg，每日2次，7日后200mg，每日1次，口服维持。

房早和房室交界性早搏可选用Ⅱ类、Ⅳ类抗心律失常药物，如美托洛尔25mg，每日2次，口服；或用维拉帕米40～80mg，每日3次，口服。

3. 严重器质性心脏病、且左室射血分数降低、心室晚电位阳性的早搏患者，在强有力病因治疗的同时，应加强心电监护和随访，如急性心肌梗死早期、不稳定性心绞痛等出现多源性室早时，可应用利多卡因等药物。

【病情观察】

对无器质性心脏病的患者，偶发无症状的，可门诊随访，不必服用抗心律失常药物。如果患者有症状，但是心电图未记录到期前收缩，可采用24小时动态心电图监测。

【病历记录】

1. 门急诊记历　记录患者就诊时间、主要症状特点以及持续时间、缓解方式等。记录体格检查结果，辅助检查记录心电图或24小时动态心电图监测结果。

2. 住院病历　详细记录患者主诉、发病过程、门急诊或以往曾住院的治疗过程。记录患者过去史、家族史、体格检查结果。

【注意事项】

1. 医患沟通　患者出现早搏时，应根据具体情况向家属及本人说明早搏的特点、治疗方法。嘱其改变生活方式，如禁烟、调整情绪、保证充裕睡眠、避免过度劳累等，同时向家属及本人说明使用抗心律失常药物的利弊。

2. 经验指导

（1）一般来讲，老人与儿童出现的早搏常为器质性的，若早搏时出现心绞痛或心力衰竭，则肯定是器质性的；凡是有气急或心脏扩大等心脏病表现，或者具备冠心病易发因素（高血压、高血脂、糖尿病、肥胖、家族史等）的人出现早搏，亦多为器质性。

（2）对于无器质性心脏病的患者，偶发早搏或无明显症状者，不必进行药物治疗；如症状明显，应解除患者的顾虑，纠正诱发因素。

（3）对于有器质性心脏病的患者，应加强病因治疗，如控制高血压、改善冠脉供血和纠正心功能不全等。

（4）心肌梗死伴有室早的患者，抗心律失常药物可减少室早但并不能改善预后，特别注意不能应用 I 类抗心律失常药物，注意抗心律失常药物本身具有致心律失常作用。

（5）经心电图确诊为早搏，则应根据患者的具体情况予以处理，无器质性心脏病的患者、偶发无症状者可不必服药物，门诊随访即可；原有器质性心脏病患者则应强调治疗原有基础心脏病，早搏与原有严重器质性心脏病相关者应积极处理，评估治疗效应，无效者应调整治疗。

第三节 心室扑动与颤动

心室扑动与心室颤动（ventricular flutter and ventricular fibrillation，简称室扑和室颤）是最严重的心律失常。心室扑动时心室有快而微弱无效的收缩；心室颤动时则心室内各部分肌纤维发生更快而不协调的乱颤，两者对血流动力学的影响均等于心室停搏，其病因常见的有冠心病（猝死型、急性心肌梗死），严重低钾血症，药物如洋地黄、奎尼丁、氯喹等的毒性作用，以及先天性长 QT 综合征、Brugada 综合征等。心室扑动与颤动一旦发生，患者迅即出现心脑缺血综合征（即阿斯－综合征），表现为意识丧失、抽搐、继以呼吸停止，检查时听不到心音也无脉搏。

【诊断】

（一）症状与体征

室扑或室颤的患者情况非常危急，一般来说患者均有意识丧失，无法回答医师的询问。

1. 意识丧失、抽搐，即 Adams-Stokes 综合征。

2. 面色苍白或发绀，脉搏消失，心音听不到，血压为零。

3. 如不及时抢救，随之呼吸、心跳停止，瞳孔散大、固定。

（二）检查

1. 实验室检查 血电解质检查及血气分析可见有低钾、酸中毒。

2. 特殊检查

（1）心电图：①心室扑动：呈正弦波图形，波幅大而规则，频率 150～300 次/分，通常在 200 次/分。②心室颤动：波形的振幅与频率均极不规则，无法识别 QRS 波群、ST 段及 T 波；室颤波振幅细小（<0.2 毫秒）者，预示患者存活概率不大。

（2）脑电图：可示脑电波低平。

（三）诊断要点

1. 有上述的临床表现和征象。

2. 心电图示室扑、室颤。

（四）鉴别诊断

室扑、室颤的心电图较易辨认，一般来说不需鉴别诊断，室扑有时要与室速鉴别，但二者的处理方面无多大的差别，并不妨碍治疗。临床应与阿斯－综合征发作、心脏骤停相鉴别。

【治疗】

室扑、室颤均属心脏骤停的范畴，其治疗的根本措施就是心肺复苏。

1. 直流电复律为治疗室扑和室颤的首选措施，应争取在短时间内（1~2分钟）给予非同步直流电除颤，一般用300~400Ws电击，若无效可静脉或气管注入、心内注射（尽量不用）肾上腺素1mg（可使细颤变为粗颤）或托西溴苄铵（溴苄胺）5~10mg/kg或利多卡因50~100mg，再行电击，可提高成功率。原发性室颤直流电除颤的成功率与病变性质及时机把握密切相关，若在发病4分钟内除颤成功率50%以上，4分钟以后仅有4%，若是继发性或临终前的室颤，除颤的成功率极低。若身边无除颤器，应首先作心前区捶击2~3下，捶击心脏不复跳，立即进行胸外心脏按压，频率为70~80次/分。

2. 药物除颤采用利多卡因100mg静脉推注，5~10分钟后可重复使用，总量不超过300mg；或普鲁卡因胺每次100~200mg，总量500~1 000mg。若是洋地黄中毒引起室颤，应用苯妥英钠静脉推注每次100mg，5~10分钟可重复，总量300~350mg。

3. 经上述治疗恢复自主心律者，可持续静脉滴注利多卡因1~4mg/分或普鲁卡因胺4~8mg/分维持。此外，托西溴苄铵（溴苄胺）、索他洛尔、胺碘酮静脉滴注，也有预防室颤良好疗效。洋地黄中毒者可给苯妥英钠0.1g，每日3次。

4. 在坚持上述治疗的同时要注意保持气道通畅，坚持人工呼吸，提供充分氧气，这是保证除颤成功和心脏复跳不可缺少的条件。

5. 在抢救治疗的同时，还应注意纠正酸碱平衡失调和电解质紊乱。因为室扑、室颤持续时间稍长，体内即出现酸中毒，不利于除颤。此时可给11.2%乳酸钠50~100ml或4%~5%碳酸氢钠100ml静脉滴注。必要时亦可给10%氯化钙5~10ml静脉推注（该药适用于心脏停搏，但不利于除颤，故不作首选）。

6. 若条件允许亦可插入临时起搏导管进行右室起搏。

【病情观察】

1. 诊断明确者 持续心电监护（包括脉搏、血压、心率、呼吸监测），观察有无心律失常的发生，心电监护须至病情平稳。同时还需要监测电解质、酸碱平衡及血气情况，监测血流动力学如中心静脉压、肺毛细血管楔压等，据此调整补液量。

2. 诊断不明确者 如患者就诊时已意识丧失，心电图、心电监护发现室扑、室颤，诊断一般即可明确。如在院外频发晕厥，可能是由于室扑、室颤持续时间短暂，且可自行转复。对于这一类患者心脏方面还应考虑心动过缓型心律失常（Ⅱ度Ⅰ型以上房室传导阻滞、病窦综合征等）、心动过速型心律失常（室速）。不论何种情况，心电监护以及基本生命体征监测均是必不可少的。

【病历记录】

1. 门急诊病历 详细记录患者就诊时间、主要症状特点，记录既往病史，体检记录生命体征及神志变化等。辅助检查记录血常规、血清酶学、电解质、心电图等结果。记录初步诊断和处理与抢救过程。

2. 住院病历 详细记录患者发病过程、外院治疗经过、过去史、个人史、体格检查结果。病程记录应包括入院治疗后的病情变化、治疗效果、处理过程、抢救记录以及上级医师的查房记录、相关检查结果。

【注意事项】

1. 医患沟通 室扑、室颤是致命性心律失常，必须向家属告知病危，讲明疾病的危险性，说明患者随时可能死亡。在医师尽力抢救的前提下，一般来说家属均会理解。此种疾患病情危急，患者死亡率相对较高，而且带有很大的突然性，易引起医疗纠纷，刚参加工作的住院医师对此往往认识不足，应引起高度重视。

2. 经验指导

（1）临床工作中，只要患者有急性的意识丧失和大动脉搏动消失，就应立即想到可能是室扑、室颤，其次为心室静止、心肌电－机械分离。临床表现对诊断十分重要，过分依赖心电图以及心电监护会延误抢救时机。

（2）电复律时可采用前后位，可在患者左肩胛下垫一金属病历夹，病历夹与皮肤接触处须涂导电糊以防灼伤，前后位除颤所需能量小，且易复律成功。

（3）静脉给药时可首选近心段静脉内给药，如颈外静脉、锁骨下静脉，经胸心内注射法最后才采用，心内注射可引起气胸和心肌损伤，穿刺时又要暂停其他治疗措施，不利于自身供血和心脏复搏，故此法仅作为应急措施时使用。

第四节　心房颤动

心房颤动（atrial fibrillation，AF，简称房颤）是成人最常见的心律失常之一，心房颤动分阵发型和持续型，绝大多数心房颤动见于器质性心脏病患者，其中以风湿性二尖瓣狭窄最常见，其次为冠心病、甲状腺功能亢进，亦可见于慢性缩窄性心包炎、心肌病、病毒性心肌炎等，低温麻醉、胸腔和心脏手术后、急性感染及脑血管意外也可引起心房颤动。部分长时间阵发或持久性心房颤动患者并无器质性心脏病的证据，称为特发性心房颤动。心房颤动的发生随年龄的增大而增多，心房颤动降低心输出量可达25%以上，故会加重基础心脏病，并可导致心动过速性心脏病，使心功能恶化。心房颤动也是缺血性脑卒中的原因之一，尤其在老年人，致残率和死亡率都相当高。

【诊断】

（一）症状

心悸、气急、焦虑、胸闷、自觉心跳不规则。阵发性发作或心室率较快时，症状较明显，可伴有心力衰竭症状。持续时间较长或心室率缓慢者，可无症状。可有心房血栓，引起栓塞。

（二）体征

一般心率 100 ~ 160 次/分，心律呈不规则。当心率较慢时，心律可似规则；心音轻重不一，有时第二心音消失；有缺脉现象。此外，可有原来心脏病的体征，可检查出原发疾病的相关体征（如，二尖瓣狭窄可在心尖部闻及舒张期隆隆样杂音伴有舒张期震颤，二尖瓣关闭不全心尖部可闻及收缩期吹风样杂音等）。

（三）检查

1. 实验室检查

（1）甲状腺功能测定：甲状腺功能亢进引起者，其血甲状腺素升高。

（2）电解质测定：部分患者可有低血钾。

2. 特殊检查

（1）心电图检查：往往有下述的特征性表现：P 波消失，代之以一系列细小的、形态不同的 F 波，频率在 350 ~ 600 次/分，R-R 间隔绝对不等；QRS 波形态与窦性相同，心室律不规则，120 ~ 180 次/分，如合并Ⅲ度房室传导阻滞则心室率缓慢且规则；预激综合征伴心房颤动并旁路下传者心室率可快达 200 次/分以上，QRS 波群多数具有心室预激波。

（2）动态心电图检查：对于阵发性心房颤动且发作时间短暂不易描记心电图者较为适用，可以即时记录到 24 小时内发作的心房颤动。

（3）超声心动图检查：可发现是否有器质性心脏病，观察心腔大小、射血分数情况。

（四）诊断要点

1. 有心悸、头晕、疲乏、气急等相关的临床症状。

2. 心脏听诊示心律绝对不齐、心音强弱不等、脉搏短绌，还伴有心脏基础的相关体征。

3. 心电图可明确诊断。

（五）鉴别诊断

心房颤动与心房扑动（atrial flutter，AFL）关系密切，但AFL极少见，反复发作持久的AFL更不多见。

AFL为位于右心房内单个大的折返环，在环径上有缓慢传导区，它位于冠状静脉窦口、三尖瓣环和下腔静脉间的峡部，常见的折返方向为由上而下沿右心房游离壁传到峡部，传导减慢，越过峡部沿房间隔由下向上传导，完成一次折返激动，此为Ⅰ型AFL。如果折返的方向反转过来（与Ⅰ型AFL相反），它的折返速率比Ⅰ型AFL快，此为Ⅱ型AFL或不典型AFL，较少见。

AF与AFL不同点为AF折返环不是一个，它有多个折返环发生在左心房和右心房，此为子波（wavelets）折返，折返径路不固定，但也可沿解剖学路障而折返。近年也有不少局灶性起源的心房颤动（focal AF）的报道，其中AF的起始灶90%以上都位于肺静脉口内，且以左上和右上肺静脉口内居多，其次是左下肺静脉口内，右下肺静脉内口发生率较少；也可在左、右心房的其他位置，但很少。

【治疗】

阵发性心房颤动和持续性心房颤动的治疗原则应为恢复窦性心律，对永久性心房颤动则应采用华法林加抗凝治疗。

（一）一般治疗

主要是治疗纠正可能的病因和发作诱因。

（二）控制心室率

适应于初发心房颤动或阵发急性心房颤动、维持窦律失败的持续或慢性心房颤动、无症状老年患者、无转复适应证者。

药物治疗可使用包括洋地黄类药物、钙通道拮抗剂，β-受体阻滞剂等药物，目标是静息时心室率60～80次/分，运动时90～115次/分。

1. 洋地黄类药物 静脉推注毛花苷C 0.4mg；或用地高辛0.125～0.25mg口服，每日1次。注意预激综合征合并心房颤动时禁忌应用洋地黄类药物。

2. 钙拮抗剂 常用的为维拉帕米5mg，稀释后静脉注射；或用维拉帕米每日40～80mg，分次口服；或用地尔硫䓬每日60～120mg，分次口服，但要注意此类药物的负性肌力作用。房室传导阻滞及预激综合征患者禁用。

3. β-受体阻滞剂 常用药物为美托洛尔25～50mg，每日2次，口服；或用阿替洛尔12.5～25mg，每日2次，口服。在有严重心动过缓和高度传导阻滞、失代偿性充血性心力衰竭、支气管哮喘时，禁用β-受体阻滞剂。注意有严重外周血管病和跛行者，β-受体阻滞剂应慎用。

（三）心房颤动转复为窦性心律和窦性心律的维持

心房颤动持续时间越长，越容易导致心房电重构而不易转复。因此，复律治疗宜尽早开始。阵发性心房颤动多能自行转复，如果心室率不快，血流动力学稳定，患者能够耐受，可以观察24小时。如24小时后仍不能恢复窦性心律，则须进行心律转复。持续时间超过1年的心房颤动，即永久性心房颤动，转复为窦性心律的成功率不高，即使转复成功也难以维持。心房颤动复律治疗前，应查明并处理可能存在的诱发因素或加重因素，如高血压、缺氧、过量饮酒、炎症、急性心肌缺血、甲状腺功能亢进、胆囊疾病等。上述因素去除后，心房颤动可能消失。无上述因素或去除上述因素后，心房颤动仍然存在者则需要复律治疗。对器质性心脏病，如冠心病、风湿性心脏病、心肌病等，应加强病因治疗，然后再考虑复律治疗。心房颤动复律有药物复律和电复律两种方法。

1. 抗心律失常药物转复心律

（1）胺碘酮0.2g，每日3次口服，1周后改为0.2g，每日2次口服，1周后再改为0.2g，每日1次口服维持。该药可能有低血压、心动过缓、Q-T间期延长、胃肠道反应等不良反应。

（2）普罗帕酮每日450~600mg，顿服；或用普罗帕酮以1.5~2mg/kg静脉推注，持续10~20分钟，可有低血压及负性肌力作用等不良反应。

（3）奎尼丁每日0.75~1.5g，6~12小时内分次口服，通常与减慢心率药物合用。奎尼丁使用时可引起Q-T间期延长、尖端扭转型室性心动过速、胃肠道反应、低血压等不良反应。

2. 直流电转复心律　血流动力学不稳定，或心功能明显降低，或心房颤动合并预激的患者应首选电复律，能量150~200J，同步除颤；电转复心律需要抗凝治疗，通常是转复前2周，成功转为窦性后继续抗凝治疗2~4周。

3. 心律转复后维持窦性心律

（1）奎尼丁每日600~1500mg，分次口服，维持窦性心律效果较好，但因可能诱发扭转型室性心动过速，现已少用。

（2）普罗帕酮每日450~900mg，分次口服。

（3）胺碘酮以0.2g，每日3次口服，1周后改为0.2g，每日2次口服，1周后再改为0.2g，每日1次口服维持。

（4）其他药物如索他洛尔、依布利特或多非利特等，但观察时间均不够长，优势尚不能确定。

4. 不同病状下复律处理

（1）急性心肌梗死可用静脉胺碘酮或直流电复律。

（2）有心力衰竭时应首选直流电复律。

（3）"特发"阵发性心房颤动自行复律率高，发作<48小时者76%自行转复心律，因此认为无须特殊处理。

（四）并发症的治疗

阵发性心房颤动发作心室率过快时，可能引起血压降低甚至晕厥，这在合并预激综合征经旁路快速前传或肥厚梗阻型心肌病心室率过快时容易发生，应该紧急处理。对于预激综合征经旁路前传的心房颤动或任何引起血压下降的心房颤动，立即施行电复律。无电复律条件者可静脉应用胺碘酮。无预激综合征的患者也可以静脉推注毛花苷 C，效果不佳者可以使用静脉地尔硫䓬或 β-受体阻滞剂。

（五）心房颤动血栓栓塞并发症的预防

风湿性心脏瓣膜病合并心房颤动，尤其是经过置换人工瓣膜的患者，应用抗凝剂预防血栓栓塞已无争议。目前非瓣膜病心房颤动的发生率增加，80 岁以上人群中超过 10%，非瓣膜病心房颤动的血栓栓塞并发症较无心房颤动者增高 4～5 倍。临床上非瓣膜病心房颤动发生血栓栓塞的 8 个高危因素有高血压、糖尿病、充血性心力衰竭、既往血栓栓塞或一过性脑缺血病史、高龄（≥75 岁），尤其是女性、冠心病、左心房扩大（>50mm）、左心室功能不全（左心室缩短率 <25%，LVEF≤40%）。<60 岁的"孤立性心房颤动"患者脑栓塞年发生率仅 0.55%，当合并 1 个以上高危因素时，脑栓塞发生率成倍增长。在血栓栓塞并发症中以缺血性脑卒中为主，并伴随年龄增长而增加。一旦发生，约有半数致死或致残。

1. 华法林 2.5mg，每日 1 次口服，以国际标准化比值（INR）维持在 2～3 为宜，用药 3 日后必须测定 INR，若在 1.5 以下应增加华法林用量，若在 3 以上应减少剂量。

2. 阿司匹林 常用每日 300～325mg，口服，对没有条件检查 INR，低度危险的年轻人或有华法林禁忌的患者使用。

20 世纪 80 年代进行了几个大型随机对照临床试验，在 6000 余例非瓣膜病心房颤动患者中用抗凝药物对脑栓塞行一级或二级预防，综合结果显示华法林降低脑卒中危险性 68%，阿司匹林降低脑卒中危险性 21%，两者均明显优于安慰剂组。华法林明确比阿司匹林有效（降低危险性相差 40%）。因此，

20 世纪 90 年代末，欧美心脏病学会分别建议对 <65 岁、无高危因素的永久性或持续性非瓣膜病心房颤动可用阿司匹林；≥1 个高危因素者则用华法林；65～75 岁、无高危因素者，仍应首选华法林，也可用阿司匹林，但有高危因素者仍应用华法林；>75 岁者，一律用华法林，若不能耐受则可用阿司匹林。

抗血栓药物的主要并发症为出血，与剂量有关。使用华法林需要定期检测凝血酶原时间及活动度。由于各个机构制备标准品条件不同，造成测试结果不稳定，缺乏可比性。近年来，世界卫生组织建议用 INR 作为抗凝监控指标，代替直接测得的凝血酶原时间值。调整华法林剂量，使 INR 在 2.0～3.0 的范围，可获最佳抗血栓效果，而出血概率与安慰剂组相近。临床试验所用阿司匹林剂量每日 75～325mg，但只有每日 325mg 达到有统计学差异的效果。其他抗凝、抗血小板药物或用药方案尚未证实其安全性和有效性。我国目前无此方面的资料，有条件的医院宜参照国外标准，在严密观察下使用抗凝药物，以减低血栓并发症的发生率。

超过 48 小时未自行复律的持续性心房颤动，在进行直流电或药物复律前，应给予华法林抗凝 3 周（保持 INR 2.0～3.0），复律后继续服用华法林 4 周，以避免心房形成新的血栓。

【病情观察】

门诊治疗者主要观察胸闷、心悸、头晕、乏力等症状是否缓解，评估治疗效果；对有血流动力学变化、合并心力衰竭等住院治疗者，除观察症状是否缓解外，还应监测血压、心室率的快慢，心力衰竭者能否平卧，尿量多少等；有心绞痛者，是否与房颤发作有关；心室率控制或转为窦性心律后，心绞痛是否缓解等；还需给患者或家属解释行心脏超声、Holter 等检查的必要性，以及可能采取的治疗措施。

【病历记录】

1. 门急诊病历 记录患者就诊时的主要症状如心悸、胸闷等特点。以往有无类似发作史，如有，应记录其诊疗过程、用药情况、效果如何；若仍在维持治疗，应记录用何种药物及剂量。体检时要记录患者血压、脉搏、心率等变化，听诊注意房颤的特征变化。记录心电图、心脏超声、X线心脏摄片、24小时动态心电图等检查结果。

2. 住院病历 记录患者主诉、发病过程、门急诊及外院诊疗经过、所用药物及效果如何。记录本病的诊断与鉴别诊断的要点、诊疗计划。记录患者入院后的病情变化、治疗效果，记录有关心电图、心脏超声、X线心脏摄片、生化检查等结果。若需行电复律、手术治疗、起搏器植入、导管射频消融等，须和患者及其家属谈话，无论其同意与否，应请患者或其家属签名。

【注意事项】

1. 医患沟通 对已明确房颤诊断者，应将病情告诉患者及其家属，并将有关房颤的相关知识，如房颤的特点、可能引起房颤的相关疾病、治疗房颤的药物及常见的不良反应以及采取相应治疗措施的原因、治疗过程中可能出现的并发症告知，以求得患者及其家属理解和配合，指导患者及其家属在随后治疗中应注意的问题，定期随访，以根据患者的病情变化采取相应的治疗方案。

2. 经验指导

（1）由于房颤患者缺乏特异性的临床表现，患者主诉往往是心悸、胸闷、头晕、疲乏、无力等症状。房颤症状的轻重受心室率快慢的影响，心室率超过150次/分，患者可发生心绞痛与充血性心力衰竭；心室率慢时，患者甚至不觉察其存在。房颤时心房有效收缩消失，心排血量减少达25%或以上，会使心力衰竭症状加重。

（2）对于新发病例的急性心房颤动，应努力寻找原发疾病和诱发因素，并行相应处理，同时可按照患者的不同临床状况，决定治疗对策；若患者心室率很快，已出现急性心功能代偿不全症状与体征，应首选电复律。

（3）房颤患者心功能尚好者，最初的治疗目标为减慢心室率，应用洋地黄、β-受体阻滞剂或维拉帕米，使安静时心室率维持在 60~80 次/分，轻度运动后，心率加快不超过 100 次/分。洋地黄可单独应用，亦可根据需要与 β-受体阻滞剂或钙拮抗剂联合应用。心力衰竭与低血压者忌用 β-受体阻滞剂与维拉帕米，预激综合征合并房颤者忌用洋地黄与维拉帕米。

（4）房颤持续时间短于 12 个月者，复律后维持窦性心律的机会较大，药物与同步直流电均可用作复律治疗。Ⅰa 类药物中以奎尼丁为最常用和最有效，但可能导致室性致命性心律失常，应用 Ⅰa 类药物复律前，应给予 β-受体阻滞剂减慢房室结传导，否则，在房颤转为房扑时，房室结隐匿性传导减弱，易导致心室率加速；Ⅰc 类药物如氟卡尼、普罗帕酮转复心房颤动的疗效与 Ⅰa 类药物相似，但亦可导致室性心律失常；胺碘酮亦能有效转复心房颤动；当药物复律无效时，可尝试电复律。

（5）在决定对慢性房颤患者进行复律治疗前，应充分考虑房颤转复为窦性心律后能否长久维持。房颤病程的长短（病程越长，复律后越难维持）、心房扩张的程度（心房越大，成功率越低）和患者年龄（老年患者成功率较低）均是影响复律后窦性心律能否维持的重要因素。

（6）慢性房颤患者有较高的栓塞发生率，特别是既往有栓塞病史、超声诊断左心房内有血栓、严重二尖瓣狭窄、接受人工心脏瓣膜置换术者均属高危患者；原先无心脏病史、年龄在 60 岁以下者属低危患者。对于高危患者，无论是否接受复律治疗，一般主张应给予长期抗凝药物（肠溶阿司匹林每日 300mg，口服），低危患者则不必长期应用。无论应用药物或直流电复律的房颤患者，病程超过 3 日者，复律前均应接受为期 2 周华法林治疗（使凝血酶原时间延长 1.3 ~ 1.5 倍），并持续至复律后 2 ~ 4 周。如需紧急复律，可用肝素抗凝。应当指出，对于房颤的长期抗凝治疗，目前尚无一致见解，即使需要长期应用抗凝治疗的患者，亦应注意针对个体不同的情况，权衡利弊，并应充分考虑所用药物可能增加潜在的出血危险。

（7）许多老年房颤患者的心室率较慢，患者耐受性较好，通常无须接受治疗；房颤由病窦综合征所致者，其出现被认为是病窦综合征自愈的一种表现方式，复律后反而会招致严重的室上性与室性快速性心律失常或心脏停搏的危险。

（8）对于不宜进行电复律的患者，治疗目标为控制心室率，可选用洋地黄或与普萘洛尔或维拉帕米合用；为预防房颤的复发，可选用奎尼丁、普罗帕酮或胺碘酮等药物。

（9）对于发作频繁、心室率快、药物治疗无效者，可施行房室结－希氏束消融术，同时置入频率应答式心室按需起搏器，或应用双腔起搏方式。

第五节　心房扑动

心房扑动（atrial flutter，简称房扑）是室上性快速心律失常中少见的一种，亦可是房速发展成心房颤动的过渡阶段。阵发性心房扑动可发生于无器质性心脏病者；持续性心房扑动则通常伴随已有的心脏病出现，病因包括风湿性心脏病、冠心病、高血压性心脏病、心肌病等；此外，肺栓塞、慢性充血性心力衰竭、二尖瓣狭窄等导致心房扩大的病变，亦可出现心房扑动。其他病因尚有甲状腺功能亢进、酒精中毒、心包炎等。

【诊断】

（一）症状

常有心悸、气急、心前区闷感、头晕或心力衰竭征象。个别病例心室率极快时可有晕厥。

（二）体征

一般心率快，如房室阻滞呈 2∶1，则心室率为 150 次/分左右；但如房室阻滞为 4∶1 或 3∶1，则心室率可减慢为 75～100 次/分；有时阻滞比例呈 4∶3、3∶2 或阻滞比例不恒定，使心室律不规则。压迫颈动脉窦或眼球，可使心率暂时减慢（有时突然减慢一半），但压迫解除后即回到原来心率。可有原发疾病的相关体征，如二尖瓣狭窄可在心尖部闻及舒张期隆隆样杂音伴有舒张期震颤；二尖瓣关闭不全者心尖部可闻及收缩期吹风样杂音等。

（三）检查

1. 实验室检查

（1）甲状腺功能测定：如血甲状腺素 T_3、T_4 升高，则可诊断为甲状腺功能亢进引起本病。

（2）电解质检测：部分患者可有低血钾、低血镁。

2. 特殊检查

（1）心电图检查：有特征性表现：①心房活动呈现规律的锯齿状扑动波，扑动波之间的等电线消失，在 Ⅱ、Ⅲ、aVF 或 V_1 导联最为明显，常呈倒置；典型心房扑动的心房率通常为 250～350 次/分。②心室率规则或不规则，取决于房室传导比率是否恒定，当心房率为 300 次/分，未经药物治疗时，心室率通常为 150 次/分（2∶1 房室传导）；使用奎尼丁等药物，心房率减慢至 200 次/分以下，房室传导比率可恢复 1∶1，导致心室率显著加速；预激综合征、甲状腺功能亢进等并发心房扑动，房室传导可达 1∶1，产生极快的心室率；不规则的心室率系由于传导比率发生变化，例如 2∶1 与 4∶1 传导交替所致。

③QRS 波群形态正常，当出现室内差异传导或原先有束支传导阻滞时，QRS 波群增宽、形态异常。

（2）动态心电图检查：发作时间短暂不易描记心电图者较为适用，可以即时记录到 24 小时内发作时的心房颤动。

（3）超声心动图检查：可发现是否有器质性心脏病，观察心腔大小、射血分数情况。

（四）诊断要点

1. 有心悸、气促甚至发作性心绞痛、心力衰竭、低血压等相关的临床症状。

2. 心室率可规则或不规则，颈静脉搏动次数常为心室率的倍数。按摩颈动脉窦可使心室率明显减慢或不规则，运动使心室率成倍数增加。

3. 心电图可明确诊断。

（五）鉴别诊断

1. 心房颤动 一般心率 100～160 次/分，心律呈不规则。当心率较慢时，心律可似规则；心音轻重不一，有时第二心音消失；有缺脉现象。

2. 窦性心动过速 一般心率很少超过 150 次/分，且受呼吸、运动及体位影响，心电图可见窦性 P 波出现，可助鉴别。

3. 室性阵发性心动过速 心率很少超过 200 次/分，压迫颈动脉窦心率不变，常见于冠心病，特别是急性心肌梗死等有器质性损伤心脏病患者，心电图可有室性心动过速特征性改变，可助鉴别。

【治疗】

Ⅰ型心房扑动射频消融是首选方法，成功率可达 83%～96%；Ⅱ型心房扑动可用药物控制心室率，治疗原则与心房颤动相同。

（一）一般治疗

注意休息；戒烟酒；治疗相关的疾病。

（二）转复心律

包括同步心脏电复律术、经食管心房调搏术、导管射频消融术、药物复律等。

1. 心脏电复律术转复成功率较高，方法同心房颤动，能量较心房颤动低，一般50J即可；不须抗凝治疗。

2. 食管心房调搏术对Ⅰ型心房扑动效果较好，主要是通过程控刺激心房，以高于心房扑动频率30次刺激可对心房起到超速抑制作用而终止心房扑动的发作。

3. 导管射频消融术，Ⅰ型心房扑动F波在Ⅱ、Ⅲ、aVF导联为负向，频率＜250次/分，心房程控刺激可使诱发和（或）停止。典型心房扑动的折返环为沿三尖瓣的大折返，阻断三尖瓣环至下腔静脉的传导峡部可以成功消除心房扑动，是典型心房扑动治疗的首选方法，年龄太小的患者（＜4岁）不主张使用本方法。

4. 药物复律，可用艾司洛尔（esmolol，每分钟200μg/kg）、胺碘酮（每日200mg，每周5日）、普罗帕酮、奎尼丁等药物，具体用法及注意事项同心房颤动的药物转复。此外，对于快速心室率的心房扑动，也应控制心室率，其用药与心房颤动控制心室率相同。

【病情观察】

经心电图明确诊断断房扑者，可根据患者症状与心室率的快慢及基础心脏病等情况，并观察是否有血流动力学的变化而行相应治疗。

【病历记录】

1. 门急诊病历　记录患者就诊时间，详细记录患者就诊时的主要症状，如心悸、胸闷、低血压等。记录有无服药史及既往有无类似发作史，如有，应记录其诊疗过程、用药情况、疗效如何，现是否维持治疗；如有药物治疗，则应记录用何药物、剂量、时间。体检记录相关体征。辅助检查记录心电图等检查结果。

2. 住院病历 详尽记录患者主诉、发病过程、门急诊或外院的诊疗经过、所用药物及治疗效果。记录相应诊断，与房颤、房速等的鉴别要点。记录患者入院后的病情变化、治疗效果，记录有关化验、心电图、心力衰竭、X线心脏摄片等结果。若需特殊检查或治疗的，应向患者及其家属解释其必要性和可能出现的后果，并签署知情同意书。

【注意事项】

1. 医患沟通 对已明确诊断者，应将有关房扑的一些相关知识及药物治疗、电复律、导管消融治疗的各自特点及可能出现的并发症告诉患者及其家属，以求得患者及其家属理解和配合；治疗中出现并发症和需调整方案或手术治疗时，应及时告诉患者及其家属，征得同意并签字后，方能实施。

2. 经验指导

（1）本病无特异性的症状，心悸、胸闷、头晕，甚至心绞痛、心功能不全、低血压等方面表现往往与其他心血管病的表现类似，心电图检查可明确房扑的诊断。但对于快速心室率者（如1:1或2:1房室传导）可能需借助食管心电图鉴别，也可以通过按摩颈动脉窦使心室率减慢，使F波暴露出来而便于诊断。

（2）根据折返环路的解剖位置，可分为典型房扑和非典型房扑两类，前者的折返环位于右心房，依照激动的传导方向又分为Ⅰ型房扑（激动的传导方向为逆钟向）和Ⅱ型房扑（激动的传导方向为顺钟向），前者的心电图表现为Ⅱ、Ⅲ、aVF导联心房扑动波向下，V_1导联心房扑动波向上；后者恰恰与之相反，Ⅱ、Ⅲ、avF导联心房扑动波向上，V_1导联心房扑动波向下；非典型房扑的折返环位于右心房外的解剖或功能障碍区，通常无固定的折返环路。

（3）终止房扑最有效的方法是直流电复律，通常应用很低的电能（低于50J），便能迅速转复房扑为窦性心律；如电复律无效，或已应用大剂量洋地黄而不宜做电复律者，可将电极导管插至食管的心房水平，或经静脉穿刺插入电极导管至右心房处，以超越心房扑动频率起搏心房，此法能使大多数典型心房扑动转复为窦性心律或心室率较慢的心房颤动。

（4）钙拮抗剂维拉帕米或地尔硫草能有效减慢房扑之心室率，或使新发生之房扑转回窦性心律。超短效的 β-受体阻滞药艾司洛尔 200μg/（kg·min）静脉滴注亦可用作减慢房扑心室率。

（5）若上述治疗方法无效或房扑发作频繁，可应用洋地黄制剂（地高辛或毛花苷 C）减慢心室率，此时常需较大的剂量始能达到目的。用药后房扑通常先转变为心房颤动，停药后再恢复窦性心律。若单独应用洋地黄未能奏效，联合应用普萘洛尔或钙拮抗剂可有效控制心室率。

（6）Ⅰa 类（如奎尼丁）或Ⅰc 类（如普罗帕酮）抗心律失常药能有效转复房扑并预防复发，但之前应以洋地黄、钙拮抗剂或 β-受体阻滞药物减慢心室率，否则，由于奎尼丁减慢心房率和对抗迷走作用，反可招致心室率加快。胺碘酮每日 200mg 口服对预防房扑复发有效；如房扑持续发作，Ⅰ类与Ⅲ类药物均不应继续应用。治疗目标旨在减慢心室率，保持血流动力学稳定。

第六节　阵发性室上性心动过速

异位兴奋点自律性增多或发生连续折返激动时，产生连续 3 个或 3 个以上的早搏，称为阵发性心动过速（paroxysmal tachycardia，PSVT）。PSVT 中 90% 以上为房室结折返性心动速（AVNRT）和房室折返性心动过速（AVRT）。阵发性室上性心动过速是一种常见的心律失常，它是因心跳突然急剧加快所引起的一系列临床表现。此病常见于没有器质性心脏病的，年轻人多于老年人，女性稍多于男性，现已证明阵发性室上性心动过速与某种先天性心脏结构异常有关，而这种微小结构上的改变，大多数情况下不经特殊检查是发现不了的。

【诊断】

（一）症状

1. 阵发性发作，突然发生和突然消失，发作时心率达 160～220 次/分，心律规则。发作可持续数分钟或数日，但极少有长期持续者。

2. 发作时有心悸、心前区不适（或心绞痛）、眩晕。发作持续时间长而严重时，血压常下降，并可有心力衰竭。

3. 压迫颈动脉窦或其他刺激迷走神经的方法，如有效，可使心率立即恢复正常；如无效，心率保持不变；极少数患者在恢复正常心律前可有心率轻度减慢。

（二）体征

一般情况下，阵发性室上性心动过速患者无特殊的阳性体征。

（三）检查

1. **实验室检查** 血、尿、便等常规检查均无异常。肝肾功能、血电解质、血糖、血凝常规、肝炎病毒、梅毒抗体、艾滋病的检测等相关检查，主要是为射频消融术做术前准备。

2. **特殊检查**

（1）AVNRT 心电图特点：QRS 频率 150～250 次/分，节律规则；QRS 形态与时限均正常，但心室率过快发生室内差异传导，或窦性激动伴有束支传导阻滞时，QRS 波可宽大畸形，可见逆行 P′波，常重叠于 QRS 波群内或位于终末部。电生理检查时心动过速能被期前刺激诱发和终止。R-P′间期 <70 毫秒，房室交界区存在双径路现象。后者表现为房室传导曲线中断。同一频率刺激时，出现长短两种 S-R 间期，相差 >50

毫秒。

（2）AVRT 心电图特点：QRS 波频率 150～250 次/分，节律规则；QRS 波群时限正常时为房室顺传型 AVRT，QRS 波群宽大畸形和有 delta 波时为房室逆传型 AVRT；可见逆行 P′波，R-P 间期一般 >110 毫秒；电生理检查时，心动过速能被期前刺激诱发和终止，R-P′间期常 >110 毫秒。

（四）诊断要点

1. 有突然发作、突然终止的特征，发作时伴有心悸或心前区扑动感、眩晕。发作时经刺激迷走神经可终止心动过速。

2. 有典型的心动过速发作时的心电图特征。

3. 食管心房调搏，能复制出心动过速的心电图特征。

（五）鉴别诊断

1. 窦性心动过速 一般心率很少超过 150 次/分，且受呼吸、运动及体位影响，心电图可见窦性 P 波出现，可助鉴别。

2. 室性阵发性心动过速 心率很少超过 200 次/分，压迫颈动脉窦心率不变，常见于冠心病，特别是急性心肌梗死等有器质性损伤心脏病患者，心电图可有室性心动过速特征性改变，可助鉴别。

3. 心房扑动及心房颤动 心电图可助鉴别。

【治疗】

（一）急性发作期的处理

1. 兴奋迷走神经的方法

（1）压迫颈动脉窦：患者取卧位，颈后垫一枕头，头稍向左侧，则手指压于患者的右颈动脉窦处（相当于甲状软骨上缘水平的颈动脉搏动处），每次压迫时间不超过 15 秒。压迫时，注意观察心律的变化，发现心率突然减慢，立即停止压迫。如无效，可在左侧试之，但不能两侧同时压迫。加压前须听诊颈动脉区，如有血管杂音或颈动脉病变、过敏史者，不应作本手法治疗。老年人也不宜用。

（2）压迫眼球：嘱患者眼球向下（往下肢方向），操作者用拇指压迫一侧眼球上部，时间10～15秒，如无效可试另一侧，可连续压迫数次，发现心率突然减慢，立即停止压迫。须注意本法偶可引起视网膜剥离。青光眼、高度近视患者禁用；老年人也不宜用。

（3）屏气：对发作较频繁但每次持续时间较短者，可教会患者使用 Valsalva 屏气法，即嘱患者深吸一口气，关闭声门后再用力呼出，在动作结束时，可出现心排血量升高，兴奋迷走神经。也可用冷（冰）水浸面使发作中止。

（4）刺激咽部：发作呕吐反射。

（5）β-受体阻滞剂：普萘洛尔（心得安）或美托洛尔，静脉推注；也可用超短效 β-受体阻滞剂艾司洛尔，0.5mg/kg，静脉推注，作用短暂，更适用于中止室上性心动过速发作的治疗。

（6）也可用地尔硫䓬或胺碘酮静脉推注。

2. 抗心律失常药物

（1）普罗帕酮：适用于治疗各类型折返性 PSVT，特别是 AVRT。普罗帕酮35～70mg（或1～2mg/kg）直接静脉推注；也可用普罗帕酮35～70mg 加入5%～10%葡萄糖注射液20ml 后静脉推注，无效者，20分钟后可重复上述剂量，每日最大应用剂量不超过350mg，不良反应有恶心、呕吐、味觉改变、头晕等。

（2）维拉帕米：适用于 AVNRT 和顺向性 AVRT，不宜应用于逆向型 AVRT。维拉帕米5mg 静脉推注；如无效，15分钟后可再用5mg 静脉推注，此药终止室上速的有效率为90%以上。静脉推注维拉帕米过快或剂量过大时，可引起心动过缓、房室传导阻滞甚至心脏停搏，亦可引起血压下降、诱发心力衰竭等。病窦、二～三度 AVB、心力衰竭、心源性休克忌用。

（3）三磷酸腺苷（ATP）：主要用于 AVNRT 及顺向性 AVRT。ATP 5～20mg 静脉推注，一般为经肘静脉快速（弹丸式）静脉推注；也可用腺苷 6～12mg 静脉推注。大多数患者应用后可有胸闷、呼吸困难、面色潮红、头痛、窦性心动过缓、房室传导阻滞等不良反应。

（4）洋地黄：适用于伴有心功能不良的 AVNRT、顺向性 AVRT，不适用于逆向型 AVRT。毛花苷C 0.4～0.8mg 加入 5% 葡萄糖注射液 20ml，缓慢静脉推注。

3. 同步电击复律　发作时有休克、心力衰竭、心绞痛、晕厥者，或经过上述治疗无效者应予电复律。休克者于电击前先行升压治疗。

4. 其他　对于非发作期间心电图示明显预激波者，在室上性心动过速发作时应谨慎并避免应用洋地黄、β-受体阻滞剂、维拉帕米及地尔硫草；有心房颤动发作史者尤须注意。对于隐匿性预激波者，治疗方法与一般室上性心动过速相同。

（二）预防发作的措施

（1）偶有发作者，无须应用药物长期预防。

（2）发作频繁者，当发作控制后，可用下列药物之一维持：维拉帕米、洋地黄类、普罗帕酮、β-受体阻滞剂。

①口服 Ic 类、Ⅲ类和 Ⅰa 类抗心律失常药物能有效减少室上性心动过速的发作。但随着射频消融治疗术的广泛应用，口服药物预防已少用。

②射频消融术可根治室上性心动过速，其有效率超过 95% 。

（3）发作频繁而顽固者可采取以下措施。

①射频治疗：可根治其发作，先行电生理检查，如为预激综合征者，定位后作射频消融治疗；如为房室结双径路者，可作射频房室结改良术。

②起搏治疗：用抗心动过速起搏方法，对上述治疗无效

或有明显转复后心动过缓的患者适用。

【病情观察】

对已明确诊断者，如用药物口服预防发作，应注意观察药物的服用情况、药物疗效，如仍频繁发作，建议行射频消融术；如心动过速发作伴有血流动力学障碍应立即行电复律，并建议住院行射频消融术。

【病历记录】

1. 门急诊病历 详细记录患者就诊时间及主要症状，是否有晕厥、黑蒙、意识丧失及心功能不全等严重并发症。了解既往有无类似发作史，如有，应记录其诊疗经过、用药情况及效果。记录发作时心电图的特点。

2. 住院病历 记录患者主诉、症状持续时间、既往类似发作史及诊治经过。记录体格检查结果。首次病程记录，提出初步诊断、制定相应的诊疗。记录入院后病情有无变化，如有心动过速发作，应及时记录。需行介入手术治疗的，记录与患者或家属的谈话内容，并要求其签署知情同意书。术后记录生命体征有无变化，观察并记载穿刺部位有无血肿、渗血等。

【注意事项】

1. 医患沟通 如已明确诊断者，应向家属及其本人讲明本病的发病特点，告知患者药物不能根除发作而只能预防；射频消融术为一安全性好、有效率高、复发率低的根治方法。如患者本人及家属同意，应向其讲明介入手术的方法、手术风险，并签署手术知情同意书。

2. 经验指导

（1）根据发作时的心电图可初步诊断，食管心房调搏可帮助诊断，行心腔内生理检查可明确诊断。

（2）如并发明显的血流动力学障碍，应立即行电复律治疗，明确诊断后应建议患者行射频消融根治治疗。

（3）发作很少时，可用内科治疗；发作较多时，采用射频消融治疗。多数的室上性心动过速病例并无严重后果，不致引起显著的循环障碍，有时发作可自行停止，因此应先使用简单而安全的疗法，必要时采用药物或其他措施。

（4）某些药品可终止阵发性室上性心动过速发作，也可预防其发作，但不能根治，且长期用药可能有不良反应，因而目前最佳的选择是射频消融术。射频消融术所用高频电流在很小的范围内产生很高的温度，通过热效能，使局部组织内水分蒸发、干燥坏死，无痛，不须全麻，局部组织损伤均匀、范围小、边界清楚，容易控制。与药物治疗相比，射频消融术不是暂时性预防或终止心动过速的发作，而是一次性根治，并且不再需要使用抗心律失常药物。与外科手术比，它不需要开胸，不需要全麻，患者无痛苦，操作方法简便。总之，射频消融术是一种安全有效、简便易行的治疗方法。

第七节　阵发性室性心动过速

室性心动过速（ventricular tachycardia，简称室速）是指发生于希氏束分叉以下的一组快速性心律失常，频率 >100 次/分，自发的至少连续 3 个，心电程序至少连续 6 个室性搏动。

根据室性心动过速发生持续时间以及血流动力学影响可分为：①持续性室性心动过速，即每次发作持续时间 >30 秒或虽然未达到 30 秒但患者已发生意识丧失，须立即复律者；②非持续性室性心动过速，发作持续时间 <30 秒的室性心动过速，常能自行终止。根据室性心动过速发作时心电图 QRS 波形特征又可分为：①单形性室性心动过速，QRS 波行一致的室性心动过速；②多形性室性心动过速，即 QRS 具有多种不同形态的室性心动过速；③Q-T 间期延长的多形性室性心动过速，即尖端扭转型室性心动过速，阵发性发作，可自行终

止，心室率一般为 200～250 次/分，R-R 间隔不齐，QRS 波的极性每经过数个心动周期沿轴线发生一次扭转，常伴有 Q-T 间期延长；④双向性室性心动过速，即室性心动过速发作时交替出现电轴明显左偏和右偏的 QRS 波，心电图表现为左肢导联上 QRS 正向波与负向波交替性出现。也可将尖端扭转型室性心动过速和双向型室性心动过速归为多形性室性心动过速中的特殊类型。

室性心动过速常发生于各种器质性心脏病患者，最常见为冠心病，特别是以急性心肌梗死及陈旧性心肌梗死伴有室壁瘤或心功能不全最多见；其次是心肌病，特别是扩张型心肌病发生室性心动过速较常见；另外还可见于急性心肌炎、心力衰竭、高血压性心脏病、心瓣膜病、先天性心脏病、致心律失常性右心室发育不良、药物中毒（Ⅰa、Ⅰc 类抗心律失常药物以及洋地黄、氨茶碱、三环类抗抑郁药等）；其他如长 Q-T 综合征、麻醉、心脏手术如心导管操作、起搏器安装等亦可引起室性心动过速。

【诊断】

（一）症状

1. 阵发性发作，突然发生、突然消失，发作时心率在 100～180 次/分，心律大致规则，心前区第一心音可有强弱差异。

2. 大多数患者在发作时出现心慌、头晕、面色苍白、神态紧张、心前区压迫感或疼痛，也有些出现恶心、呕吐、尿频，严重者甚至昏倒。

（二）体征

1. 室性心动过速发作时的体征可见颈静脉搏动强弱不等，有时可见较强的颈 V 波（大炮波），心尖区第一心音的强度和脉搏强度不一致。

2. 心率一般在 150～200 次/分左右，节律可齐也可轻微不齐或绝对不规律；如 Q-T 间期延长的尖端扭转型室性心动过速可绝对不规律、脉搏细弱，同时可见面色苍白、四肢厥冷，还可伴有不同程度的精神症状。

(三) 检查

心电图检查是诊断室性心动过速最有价值的检查。但很多患者室性心动过速发作时均在院外，此时很难与心动过缓型心律失常引起的晕厥鉴别，现可借助于 24 小时动态心电图帮助诊断。

1. 心电图检查 室性心动过速的心电图特征为：①3 个或 3 个以上的室性期前收缩连续出现；②QRS 波群形态畸形，时限超过 0.12 秒，ST-T 波方向与 QRS 波群主波方向相反，但如果心室搏动起源于室间隔的高位，则 QRS 可以不那么宽大畸形；③心室率通常为 100 ~ 250 次/分；④心律规则亦可不规则；⑤心房活动与 QRS 波群无固定关系形成房室分离，偶尔个别的心房激动、夺获心室或出现室性融合波。心室夺获与室性融合波的存在是确定室性心动过速诊断的最重要依据。

2. 动态心电图检查 对某些非持续性心律失常患者，做动态心电图检查是十分必要的，特别对那些怀疑由于心脏传导功能异常或心律失常引起的晕厥，但在常规心电图未能捕捉到异常表现者，此项检查尤为适用。检查目的在于了解患者昼夜心律变化的情况，了解在有限的时间内有无发生心律失常以及心律失常与生活状态的关系，了解出现心律失常与临床症状的关系，评价治疗效果。

(四) 诊断要点

室性心动过速的诊断主要靠心电图，心电图诊断室性心动过速具有高度特异性，临床表现及体征缺乏特异性。心电图诊断有困难者，可借助电生理检查明确诊断。

(五) 鉴别诊断

应和预激综合征旁路前传或伴有束支传导阻滞的室上性

心动过速相鉴别。室性心动过速的鉴别诊断，归根结底就是宽 QRS 心动过速的鉴别诊断。

1. Wellens 介绍的主要鉴别要点 ①心动过速时心电图房室分离，体征有第一心音强弱不等，支持室速。②心动过速时出现心室夺获或室性融合波，支持室速。③QRS 波呈右束支阻滞型而心室率 >170 次/分者，不利于室性心动过速的诊断。④QRS 波节律不匀齐较显著者，应考虑房颤伴室内差异性传导或束支传导阻滞，以及从房室旁路下传。⑤如果过去心电图没有束支传导阻滞，患者近来又未用抗心律失常药物，发生心动过速的 QRS 波宽度 >0.14 秒者，高度提示室性心动过速。⑥宽 QRS 波心动过速的额面电轴左偏，有利于室性心动过速的诊断，电轴不偏有利于室上速的诊断，电轴右偏对鉴别诊断帮助不大。⑦宽 QRS 波心动过速呈右束支阻滞图形者，V_1 导联的 QRS 波呈单相的 R 波或呈双相的 qR、QR、RS 波型者，高度提示室速；V_1 的 QRS 波呈三相波者，室上速、室速均可见，V_1 的三相波呈 rSR 或 M 型者，室上性心动过速的机会大；若 V_1 呈三相波，而 I 和 V_6 的 QRS 波有初始的 q 波（提示正常室间隔激动），提示室上速的可能性大；另外 V_1 呈三相波，若伴有电轴左偏和 V_6 的 R/S 比例 <1，则提示为室速；V_1 导联 QRS 波呈"兔耳"形（宽大的 QRS 波顶峰有明显切迹）者仅见于室速。⑧宽 QRS 波，心动过速呈"左束支传导阻滞"图形者，只有 V_6 导联有助于鉴别，V_6 的 QRS 波呈 QS 或 QR 形，提示为室速。⑨如果 $V_1 \sim V_6$ 的 QRS 波一致性向上或者一致性向下的，高度提示为室速。

2. Brugada 介绍的主要鉴别要点 观察全部心前区导联的 QRS 波图形，如果没有一个导联呈 RS 型图形者，判断为室速；如果有的导联呈 RS 型者，进行下一步判断：如有一个导联的 R-S 间距（指从 R 波的起点至 S 波的谷底之间的距离）>100 毫秒者判断为室速；否则继续进行下一步判断：观察有无房室分离，有房室分离者判断为室速；否则继续进行下一步判断：观察导联 $V_1 \sim V_6$ 的 QRS 波形态，以判断为室速还是室上速伴差异传导。

【治疗】

治疗原则为治疗基础心脏病，预防心脏猝死。无器质性心脏病时与室性期前收缩处理相同；有器质性心脏病时，按恶性室性心律失常进行防治。

（一）一般治疗

室性心动过速常出现在器质性心脏病的患者，一般治疗应根据不同的器质性心脏病展开。无器质性心脏病发生非持续性室性心动过速，如无症状及晕厥发作，无须进行治疗；有器质性心脏病的非持续性室性心动过速应予以治疗。持续性室性心动过速发作，无论有无器质性心脏病，均应给予治疗。如果室性心动过速伴有明显的血流动力学障碍，应立即电转复心律。

（二）药物治疗

1. 发生于器质性心脏病患者的非持续性室性心动过速
治疗主要针对病因和诱因，即治疗器质性心脏病和心力衰竭、电解质紊乱（尤其是低血钾、低血镁）。在此基础上，应用 β-受体阻滞剂有助于改善症状和预后，如美托洛尔 25mg，每日 2 次口服；但如伴有心功能不全时，应视心功能不全的程度选择不同的剂量，心功能Ⅳ级的患者禁用 β-受体阻滞剂。明显心动过缓、高度房室传导阻滞和心源性休克者禁忌 β-受体阻滞剂。对于上述治疗措施效果不佳且室性心动过速发作频繁、症状明显者可按持续性室性心动过速用抗心律失常药，以预防和减少其发作。已证实某些药物（阿普林定、氟卡尼、莫雷西嗪）可增加远期死亡率，因此应避免使用此类抗心律失常药物；室性心动过速发生较多者可用胺碘酮。胺碘酮应采取小剂量负荷，维持量亦可相应减少，缓慢负荷方法如下：

胺碘酮 0.2g，每日 3 次口服，1 周后改为胺碘酮 0.2g，每日 2 次；1 周后用维持量，维持量的大小需因人而异。

2. 发生于器质性心脏病患者的持续性室性心动过速 除了治疗基础心脏病、认真寻找可能存在的诱发因素外，必须及时治疗本病伴有的室性心动过速。常见的诱发因素有心功能不全、电解质紊乱、洋地黄中毒等。对室性心动过速的治疗包括终止发作和预防复发。

（1）有血流动力学障碍者不要考虑药物终止室性心动过速，应立即同步电复律，能量一般选择在 200J，如不成功可再次选择 200～300J，如仍不成功可选择 360J。

（2）利多卡因对缺血性心脏病引起的室性心动过速有较好的疗效，首次负荷量为利多卡因 0.75～1.5mg/kg（成人一般为 50～100mg），稀释于 10～20ml 的 0.9% 氯化钠注射液中 90～120 秒静脉推注；如无效，可每 5～10 分钟追加 0.5～0.7mg/kg，直到最大剂量 3mg/kg；显效后立即开始以 1～4mg/min 速度静脉滴注。应用剂量过大时可出现中枢神经系统毒性反应（如嗜睡、精神兴奋或癫痫样抽搐等）及恶心、呕吐等消化道症状，或出现窦性停搏、传导阻滞与低血压，亦可加重心功能不全。有心功能不全的患者应首选胺碘酮，用法为：负荷量胺碘酮 150mg，10 分钟内静脉推注，随后以胺碘酮 1mg/min 维持 6 小时，其间亦可追加负荷量。持续性室性心动过速发作时间过长会影响血流动力学，抗心律失常药物对心肌也有不同程度的抑制，因此，不要过分强调依靠药物转复，药物无效时应及时使用电复律，一般为同步 50～100J。

（3）宽 QRS 心动过速治疗如前所述。宽 QRS 心动过速有室上性、室性等多种可能，而以室性心动过速最常见，血流动力学不稳定的宽 QRS 心动过速，即使不能立即明确心动过速的类型，也应尽早行电转复心律，血流动力学稳定者首先行鉴别诊断，明确发作机制再制订不同的治疗方案；静脉用药可选择胺碘酮，有器质性心脏病及心功能不全的患者只可用胺碘酮，不宜用普罗帕酮。

（三）预防复发

1. 在伴有器质性心脏病的室速中，应注意降低交感神经的兴奋性，可用 β-受体阻滞剂。β-受体阻滞剂治疗可改善心肌梗死和心力衰竭患者的远期预后，可以减少猝死的发生率，此类药物对高血压性心脏病、冠心病、心肌病患者并发室速尤为重要，无禁忌者应尽量选用；本类药还可以和其他抗心律失常类药物（如美西律、胺碘酮）合用。此外，还可应用 ACE 抑制剂，降低 RAS 系统活性，可间接抑制交感神经兴奋性，减少心肌肥厚的不良反应。

2. 对于反复发作而药物治疗无效的室速患者，尤其对有心肌梗死、心脏骤停或晕厥等病史、电生理检查能诱发室速的患者应植入心脏复律器（ICD）。无条件安置 ICD 者可予以胺碘酮治疗。

3. 积极防治器质性心脏病，并纠正心力衰竭、电解质紊乱、洋地黄中毒等；在此基础上应用大剂量 β-受体阻滞剂、ACE 抑制剂和螺内酯有助于改善心室重构、控制非持续室速。

4. 对于治疗效果不佳，非持续室速或持续室速发作频繁、症状明显者，可以按持续性室速用埋藏式心脏复律除颤器（ICD）并用胺碘酮和大剂量 β-受体阻滞剂预防心律失常或减少发作。大剂量 β-受体阻滞剂预防非持续室速或持续室速发作的疗效明显超过胺碘酮。

5. 对于电生理检查能诱发持续性室速者，应按持续室速处理。如果患者左心功能不全，并诱发血流动力学障碍的持续性室速或室颤，应该埋藏 ICD，无条件植入 ICD 者，按持续性室速给予大剂量 β-受体阻滞剂和（或）胺碘酮进行防治。预防复发：排除急性心肌缺血和梗死、电解质紊乱或药物影响等可逆性因素或一过性因素导致的持续性室速后，通常持续性室速是 ICD 治疗的明确适应证。CASH 和 AVID 试验结果表明，ICD 可显著降低这类患者总死亡率和心律失常猝死率，效果明显优于包括胺碘酮在内的抗心律失常药。心功能正常的患者，也可选用索他洛尔或普罗帕酮。注意索他洛尔有引起扭转型室速的可能性，应在医院内开始用药，待临床状况稳定和用药达到稳态后再转入医院外观察用药。如果用药前曾经使用过胺碘酮，需待 Q-T 间期恢复正常后再使用索他洛尔。索他洛尔的 β-受体阻滞剂作用明显，需时刻警惕其减慢心率和负性肌力作用。普罗帕酮也可引起心功能不全和致心律失常作用，用药过程中需要密切注意。

（四）特殊类型室速的治疗

1. 先天性长 Q-T 综合征 应避免使用延长 Q-T 间期的药物，不论是否有症状或猝死的家族史，均应使用 β-受体阻滞剂，应使用至患者所能耐受的最大剂量；心脏起搏对预防长间歇依赖性的 Tdp 有效；对于发生过心脏骤停的幸存者宜安置 ICD。对已使用足量 β-受体阻滞剂仍有晕厥发作者，可考虑左侧第 4~5 交感神经节切除术。

2. 获得性长 Q-T 综合征 其治疗主要是去除诱因（如低钾、心动过缓、应用Ⅲ类抗心律失常药物等），治疗时并予补钾、补镁，应用异丙肾上腺素提高心率或临时起搏治疗。

3. 尖端扭转型室性心动过速（Tdp） 首先寻找并处理 Q-T 延长的原因（如低血压、低血镁及致 Q-T 延长的药物等）。采用药物终止心动过速时首选硫酸镁，首剂 2~5g，静脉推注（3~5分钟），然后以 2~20mg/min 的速度静脉滴注；不良反应为可致低血压及呼吸麻痹；疗效不佳者行心脏起搏，可以缩短 Q-T 间期，消除心动过缓，预防心律失常进一步加重；异丙肾上腺素能增加心率，缩短心室复极时间，有助于控制扭转型室性心动过速，但可能使部分室性心动过速恶化为心室颤动，使用时应小心。

（五）介入治疗

对于室性心动过速的介入治疗，目前主要是针对特发性室性心动过速的射频消融治疗，其成功率可达95%。

【病情观察】

1. 对已明确诊断的室速，重点观察患者有无血流动力学障碍，必须心电监护监测血压变化，注意观察患者的心律及神志、尿量等变化及有无电解质紊乱（如低钾、低镁）；用洋地黄制剂的，应检测地高辛浓度；临床症状是否与室速发作相关。

2. 对尚未明确诊断者，如有晕厥须提高警惕。除上述检测内容外，还可用24小时动态心电图来帮助明确诊断。

【病历记录】

1. 门急诊病历　详细记录患者就诊时间、主要症状特点，记录既往病史。体检记录生命体征及神志变化等。辅助检查记录血常规、血清酶学、电解质、心电图等检查结果。并记录初步诊断和处理及抢救过程。

2. 住院病历　应详细记录患者发病过程、外院治疗经过、过去史、个人史、体格检查结果。首次病程记录应提出相应诊断、与其他疾病的鉴别要点、诊疗计划；病程记录应包括入院治疗后的病情变化、治疗效果、处理过程、抢救过程以及上级医师的查房记录及相关检查结果。需特殊检查或治疗者（如行介入治疗）以及患者病情恶化，应记录与患者或其直系亲属的谈话经过，无论同意与否，应请患者或其直系亲属签名。

【注意事项】

1. 医患沟通　室性心动过速是危及生命的恶性心律失常，特别是伴有器质性心脏病的持续性室速有猝死可能。因此，须跟家属讲清楚该疾病的危害性，以免带来不必要的医疗纠纷。心肌梗死后左室射血分数降低、室性心律失常、左室功能不全、交感神经张力增高和（或）迷走神经张力下降等，已被认为是猝死的高危因素。心室肥厚、心力衰竭的存在亦增加发生心源性猝死的危险。如患者存在以上高危因素，则应尽早向家属交代清楚。

2. 经验指导

（1）室速的临床表现取决于两方面：①室速发生的频率和持续时间是否引起血流动力学障碍；②是否有器质性心脏病和心功能不全。临床上患者可以没有症状，也可出现轻微不适。有晕厥的患者应详细询问伴随情况，这对判断室速持续时间以及室速发生时有无血流动力学障碍，有无心功能不全以及患者预后，包括医师拟定治疗方案都是非常有用的。

（2）室速诊断很大程度上依赖心电图检查，因此必须掌握室性心动过速的心电图特点，尤其是房室分离、心室夺获与室性融合波。

（3）室速的鉴别诊断就是宽 QRS 波心动过速的鉴别诊断，其中室速与室上速伴差异传导的鉴别非常重要。了解 Wellens 和 Brugada 鉴别方案对临床医师有较大的参考价值。

（4）阵发性室性心动过速是一种危急病症，极易导致心室停顿或心室颤动而死亡，因此必须争分夺秒地进行救治。有基础心脏病或心率 >200 次/分者可伴有血压降低、呼吸困难、大汗、四肢冰冷等血流动力学障碍的表现，说明患者病情危急，需要紧急处理。

（5）在伴有器质性心脏病的室性心动过速中，应注意降低交感神经的兴奋性，可用 β-受体阻滞剂治疗，可以改善心肌梗死和心力衰竭患者的远期治疗效果和减少猝死的发生率，此类药物对高血压性心脏病、冠心病、心肌病患者合并室性心动过速尤为重要，无禁忌者应尽量选用。同时，本类药可以和其他抗心律失常类药物（如美西律、胺碘酮）合用。此外，还可应用 ACE 抑制剂，降低 RAS 系统活性，可间接抑制交感神经兴奋性，减少心肌肥厚的不良反应。

（6）积极防治器质性心脏病，并纠正心力衰竭、电解质紊乱、洋地黄中毒等；在此基础上应用大剂量 β-受体阻滞剂、ACE 抑制剂和螺内酯有助于改善心室重构、控制非持续性室性心动过速。

（7）对于治疗效果不佳、非持续性室性心动过速或持续性室性心动过速发作频繁及症状明显者，可以按持续性室性心动过速用埋藏式心脏复律除颤器（ICD），并用胺碘酮和大剂量 β-受体阻滞剂预防心律失常或减少发作。大剂量 β-受体阻滞剂预防非持续性室性心动过速或持续性室性心动过速发作的疗效明显超过胺碘酮。

（8）对于电生理检查能诱发持续性室性心动过速者，应按持续性室性心动过速处理。如果患者左心功能不全，并诱发出有血流动力学障碍的持续性室性心动过速或心室颤动，应该埋藏 ICD；无条件植入 ICD 者，按持续性室性心动过速给予大剂量 β-受体阻滞剂和（或）胺碘酮进行防治。

第八节　预激综合征

预激综合征（preexcitation syndrome 或 wolff-parkinson-white syndrome，简称 WPWS）是指正常心脏房室传导系统外，存在附加传导旁路，在心房冲动沿着正常的传导系统下传尚未到达心室之前，部分或全部由附加旁路激动心室，而易发生室上性心动过速的一种综合征。连接心房和心室之间者，称为房室旁路（accessory atrioventricular pathways）或 Kent 束，Kent 束可位于房室环的任何部位。除 Kent 束外，尚有三种较少见的旁路：①房 – 希束（atriohisian tracts）；②结室纤维（nodoventricular fiber）；③分支室纤维（fasciculoventricular fiber）。这些解剖联系构成各自不尽相同的心电图表现。

【诊断】

(一) 症状

预激综合征本身不引起临床症状，但常可发生严重心律失常，或与其他疾病并存时有增加猝死的危险。预激常并发阵发性室上速，多在儿童或青年期发病，可反复发作，无器质性心脏病证据；亦可合并心房颤动（扑动），心房颤动发作经旁道下传时，心室率常在 180～360 次/分，当心室率 >200 次/分时，极易出现昏厥或心源性休克。

(二) 体征

(1) 预激综合征患者不伴快速心律失常时，无特殊体征。

(2) 快速心律失常发作时，可有相应的临床体征。

(三) 检查

心电图是诊断本病的主要方法。

1. 典型预激综合征　P-R 间期 <0.12 秒，P 波正常；QRS 时间 >0.11 秒；QRS 波群起始部分变粗钝，称为预激波或 δ 波；继发性 ST-T 改变。临床上又分为三型：①A 型预激。预激波和 QRS 波群在各胸导联均向上，其旁道位于左心室后基底部。②B 型预激。预激波和 QRS 波群的主波 V_1 导联向下，在左胸导联 V_5 向上，其旁道位于右心室外侧壁。③C 型预激。预激波和 QRS 波群 $V_1 \sim V_2$ 导联向上，$V_3 \sim V_5$ 导联向下，为左心室侧壁预激。

2. 变异型预激（LGL 型预激）　①P-R 间期 ≤0.11 秒；②QRS 波群时间正常。

3. 没有 δ 波 Mahaim 型预激　①P-R 间期 ≥0.12 秒；②QRS 综合波起始波有 δ 波，但 δ 波小；③QRS 时间 ≥0.12 秒，但只轻微增宽。

(四) 诊断要点

1. 显性预激患者　心电图可确诊。

2. 隐性预激患者　心电图正常，但可通过食管心房调搏或腔内电生理检查证实。

（五）鉴别诊断

1. 束支传导阻滞　束支传导阻滞时 P-R 间期 > 0.12 秒，QRS 波时限 > 0.12 秒，异常宽大者多见，P-J 间期常 > 0.27 秒，QRS 波虽有挫折粗钝，但初始部无预激波，图形一般恒定或随病理过程而有转变。大多数无室上性心动过速、心房颤动等并发症。

2. 心肌梗死　通常不易误诊，但有时向下的 δ 波可有一个主波向上的 QRS 波群与 δ 波位于等电位线上伴有一个主波向下的 QRS 波，这样就酷似病理性波而误认为心肌梗死。鉴别要点是 WPW 综合征的心电图表现：①在其他导联上有典型向上的 δ 波 QRS 波增宽；②P-R 间期 < 0.12 秒；③缺乏心肌梗死的原发性 ST-T 改变。此外，应仔细询问病史，是否有心肌梗死的症状及血清心肌酶改变的诊断依据。应特别重视心电图的演变过程，尤其是 ST-T 波演变规律。

3. 心室肥大　A 型 WPW 综合征的 V_1 导联呈 R 或 Rs 型酷似右心室肥大，但 WPW 综合征 P-R 间期 < 0.12 秒，QRS 初始部有预激波，V_5、V_6 导联 S 波不深，很少有电轴明显右偏。B 型 WPW 综合征 V_5 导联 QRS 波高大，应与左心室肥大相鉴别，依据 P-R 间期 < 0.12 秒，有 δ 波等，鉴别并不困难。

【治疗】

预激综合征本身不需治疗。但若并发快速室上速时常须紧急处理，以终止室上速的发生。如室上速发生频繁，药物又无法控制时，则须心内电生理检查，以确定旁道位置，行消融，以切断旁道，终止心动过速发作。

特殊治疗方法：①如药物治疗无效可进行紧急电复律。如顽固性反复性发作者，应做或心内电生理检查，进行心脏标测，以确定旁道位置，进行旁道消融。②心动过速发作如经过旁道下传时不能使用洋地黄类药物，因其缩短旁道不应期，增加心室肌应激性，可导致室速或室颤。

1. 一般治疗 预激综合征本身不需治疗。患者以往无心动过速发作或偶有发作但症状轻微者，更无须给予治疗。

2. 药物治疗 预激综合征合并快速室上速时常需紧急处理，以终止室上性心动过速的发生。药物治疗同一般室上性心动过速。

3. 电复律 预激综合征发作心房扑动或心房颤动，伴有晕厥或低血压，提示存在血流动力学改变，应立即予电复律治疗。

4. 射频消融术 室上性心动过速发生频繁，药物又无法控制，则需行食管调搏或心内电生理检查，以确定旁道位置，行射频消融术治疗切断旁道，终止心动过速发作。

【病情观察】

已诊断明确的，则根据患者具体情况予以处理，预激本身可不治疗，主要是观察血压、心率、心律等变化，如合并室上速发作或发作心房扑动或颤动，伴有晕厥或低血压则应予相应处理。

【病历记录】

1. 门急诊病历 记录患者就诊的主要症状、持续时间、有无伴随症状、既往有无类似发作史及诊治过程、使用药物情况。记录此次发作时的心率、血压及治疗过程等。

2. 住院病历 记录患者的主诉、发病过程、门急诊或外院的治疗经过、所用药物及疗效等。记录其未发作、发作间歇时和发作时心电图的检查结果。记录本病相应的诊断依据及诊疗计划。如行射频消融术的，应记录与患者或其亲属的谈话经过，详尽记录操作过程，术后观察 1～2 日无异常后安排出院。

【注意事项】

1. 医患沟通 对已明确预激综合征诊断者，应向家属及患者说明该病的发作特点、发作时的症状以及心动过速发作时的处理方法，向家属及患者讲明射频消融术的方法、过程及其效果，使之认识到射频消融术为一根治手术，安全性高、并发症低。

2. 经验指导

（1）患者有典型的预激综合征心电图则明确诊断；有的患者为隐性或隐匿性旁路，发作间歇为正常的心电图，这时可借助食管心房调搏术明确诊断。

（2）预激本身不需特殊治疗。当预激并发室上性心动过速时，治疗同一般的室上性心动过速；并发房颤或房扑时，对心室率快且伴循环障碍者宜尽快采用同步直流电复律。利多卡因、普鲁卡因胺、普罗帕酮与胺碘酮可减慢旁路传导，使心室率减慢或使房颤、房扑转复为窦性心律。房颤和房扑合并预激综合征时，洋地黄、维拉帕米可使心室率明显增快，甚至发展成室颤，因而不宜使用。室上性心动过速发生频繁，药物无法控制者建议行消融术治疗。

第九节　病态窦房结综合征

病态窦房结综合征（sick sinus syndrome，SSS，简称病窦综合征），是由于窦房结或其周围组织器质性病变导致窦房结冲动形成障碍，或窦房结至心房冲动传导障碍所致的多种心律失常和多种症状的综合征。其主要特征为窦性心动过缓。当合并快速性心律失常反复发作时称为心动过缓－心动过速综合征，又称慢－快综合征（bradycardia-tachycardia syndrome）。

【诊断】

（一）症状

主要为心动过缓所致脑、心、肾等器官供血不足症状，尤以脑供血不足症状为主。轻者表现为头晕、心悸、乏力、记忆力减退等，重者可发生短暂晕厥或阿－斯综合征。部分患者并发短暂室上性快速心律失常发作（慢－快综合征），进而可出现心悸、心绞痛或心力衰竭。具有以下临床特征：

1. 自发的、长时间的窦性心动过缓。

2. 窦房传导阻滞。

3. 窦性停搏（停顿时间持续 2 秒以上）。

4. 有窦性心动过缓和阵发性室上性快速心律失常交替（快－慢综合征），后者包括阵发性心房颤动或扑动，或房性、交界性心动过速，在恢复窦性心律前可出现较长间歇。

5. 可伴有交界区起搏功能障碍，称"双结病变"。

6. 可发生栓塞病变。

7. 严重心动过缓、长间歇可发生不同程度的脑缺血表现，如眩晕、昏厥、阿－斯综合征及最终死亡。

（二）体征

1. 心脏听诊可有长间歇停搏。

2. 脉搏较慢。

3. 有基础心脏疾病的相关症状与体征。

（三）检查

1. 心电图检查

（1）常规心电图

①持续而显著的窦性心动过缓（<50 次/分）。

②窦性停搏和（或）窦房结阻滞。

③窦房结传导阻滞与房室传导阻滞并存。

④心动过缓－心动过速综合征（慢－快综合征），指心动过缓与房性快速心律失常（如房性心动过速、心房扑动、心房颤动）交替发作。

⑤房室交界区逸搏心律。

（2）动态心电图除出现上述心电图特征外，尚可出现

①24 小时总窦性心率减少。

②24 小时窦性平均心率减慢（ <60 次/分）。

③反复出现大于 2.0～2.5 秒长间歇等。

2. 运动试验　半分钟内下蹲 15 次，心率 90 次/分者为运动试验阳性，据此可初步诊断本病，此法可作为初步筛选。

3. 阿托品试验　静脉推注阿托品 2mg，开始注射前、注射完毕及注射后 1、3、5、7、10、15 分钟观察心率，若心率达不到 90 次/min，或注射阿托品后反而诱发心律失常者，支持病态窦房结综合征的诊断。有青光眼或明显前列腺增生患者慎用。

4. 异丙肾上腺素试验　异丙肾上腺素 0.5mg 加入 5% 葡萄糖注射液 250ml 中静脉滴注，每分钟 1～2μg，心率达不到 90～100 次/分者，可协助诊断本病。

5. 窦房结恢复时间（SNRT）　每分钟可用经食管心房调搏或经静脉心房调搏测得，一般认为 SNRT <1500 毫秒为正常，重度的患者其 SNRT 可达 2000～6000 毫秒。

6. 窦房传导时间（SACT）　一般认为 SACT 的正常值应 <150 毫秒，如 >200 毫秒，对本病诊断的敏感性为 50%。

（四）诊断要点

1. 有典型的症状，即心率过慢或长间歇停搏使心排出量减少导致不同程度的脑、心、肾等脏器供血不足的临床表现。

2. 心电图及动态心电图、频谱心电图、心室晚电位等，有下述 1 项或 1 项以上者，可诊断为病态窦房结综合征：①持久而严重的窦性心动过缓；②窦性停搏，短期内无逸搏点出现，或停搏稍久后才有房性或交界性心律取代；③窦性停搏持久而无新起搏点出现，或继之以室性心律失常；④由窦性停搏而致慢性心房颤动、心室率缓慢（非药物所致）提示双结性病变者；⑤心房颤动经电击后较长时间不能恢复窦性心律者；⑥非药物引起的窦房传导阻滞。

3. 排除迷走张力增高、药物、电解质紊乱等因素的影响。

(五) 鉴别诊断

本病所表现的心律失常应和功能性因素、药物作用、电解质紊乱和某些器质性心脏病等所引起的一过性缓慢心律失常相鉴别；鉴别的要点是上述缓慢心律失常均无严重持久的心动过缓，固有心率测定正常，治疗后其过缓性心律失常可消失或好转。

【治疗】

治疗原则为病因治疗。避免一切减慢心率的药物。心率减慢伴明显症状时，可静脉应用阿托品或异丙肾上腺素等药物；反复发生心源性昏厥者应安置人工心脏起搏器。

(一) 一般治疗

以针对病因治疗为主。

(二) 药物治疗

1. 阿托品 每次 0.3mg，每日 3～4 次口服，必要时可用阿托品 1～2mg 皮下注射或静脉推注。可引起口干、视物模糊、尿潴留、疲乏、嗜睡等不良反应；严重时可有瞳孔散大、皮肤潮红、心率加快、兴奋不安、幻觉、谵妄、惊厥、昏迷、呼吸麻痹等不良反应。心功能不全、前列腺增生者慎用，有青光眼、器质性幽门梗阻、肠梗阻者禁用。

2. 异丙肾上腺素 每次 10～20mg，每 3～4 小时舌下含服；或用异丙肾上腺素以每分钟 1～2μg，静脉滴注。可引起头晕、恶心、呕吐、心前区疼痛等不良反应，过量可致心动过速，尤其是室性心动过速；心绞痛、心肌梗死、心房颤动、高血压等严重器质性心脏病及甲状腺功能亢进患者忌用。

3. 氨茶碱 每次 0.1g，每日 3 次口服，必要时用氨茶碱 0.25g 加入 5% 葡萄糖注射液 500ml 中静脉滴注，4 小时滴完，每日 1 次，睡前加服氨茶碱缓释片 0.2g。可引起恶心、呕吐、食欲不振、胃部不适、失眠、心率增快等不良反应；静脉给药速度太快或浓度过高可引起心律失常、惊厥、血压骤降甚至死亡，有低血压、休克、急性心肌梗死者忌用。

4. 对于慢 - 快综合征的药物治疗 因为终止心动过速的药物常使复律后的心率更为缓慢；心动过缓时，提高心率的药物又易引起心动过速，故如需治疗，仅能选用小剂量洋地黄制剂，防止或减少快速性心律失常的发作，而小剂量的洋地黄制剂并不影响窦房结和房室传导系统。

（三）起搏治疗

1. 临时起搏的指征 ①急性心肌炎引起病窦综合征伴有晕厥先兆或阿 - 斯综合征，用药难以奏效者；②急性心肌梗死并发病态窦房结综合征，临床上有明显症状且药物治疗不满意或不宜使用药物者；③药物中毒或电解质紊乱（如洋地黄过量、β-受体阻滞剂过量、高钾血症）引起的窦房结功能障碍，临床上出现晕厥等症状而药物不能紧急解除者。

2. 永久起搏的指征 ①慢性病态窦房结综合征伴有阿 - 斯综合征，或有明显晕厥先兆者；②慢性病态窦房结综合征因心动过缓而伴有心力衰竭或心绞痛发作者；③慢 - 快综合征伴有阿 - 斯综合征或伴有晕厥先兆者；④慢性病态窦房结综合征合并二度Ⅱ型以上房室传导阻滞伴有阿 - 斯综合征，或伴有晕厥先兆者。

3. 起搏器的选择

（1）房室结功能正常、文氏点 > 120 次/分者，应选用心房按需（AAI）起搏器。

（2）伴有房室结功能异常而心功能不全者，应选用全自动型起搏器（DDD）。

（3）伴有频发的房性快速心律失常而心功能较好者，一般用心室按需（VVI）起搏器。

（4）有条件选用频率应答式心室按需（VVIR）或频率应

答的全自动型（DDDR）起搏器，则更为理想。

【病情观察】

1. 已明确诊断者 主要观察患者神志、血压、心率，有无阿-斯综合征发作，有无胸痛，有无呼吸困难，心电图中长间歇的长短、尿量等变化，评估疗效，并根据患者的具体情况，予以相应的治疗。

2. 尚未明确诊断者 除观察上述内容外，需心电监护或24小时动态心电图监测，尤其是注意有心动过速时，心动过速终止瞬间有无长间歇，观察运动或情绪激动时的心率变化、夜间及白天的心率变化，心率缓慢有无临床表现等，以尽早明确诊断。

【病历记录】

1. 门急诊病历 记录患者就诊时间，详细记录患者就诊时的主要症状、体征。辅助检查应记录心电图、24小时动态心电图等检查结果。

2. 住院病历 记录患者主诉、发病过程、门急诊或外院诊疗经过、所用药物及效果。首次病程记录应提出本病的诊断依据、与其他疾病的鉴别要点、诊疗计划。病程记录应包括患者入院治疗后的病情变化、上级医师的查房记录，记录有关心电图、24小时动态心电图以及相关检查结果。需安置起搏器治疗者，应记录与患者或患者亲属的谈话经过，无论同意与否，应请患者或家属签名。

【注意事项】

1. 医患沟通 病窦综合征患者往往一般情况尚可，容易放松警惕，因此须跟家属讲明疾病的危害性，说明严重者可出现猝死。需做特殊检查的，应及时告知患者及其家属，并征得患者同意并签字为据。患者经济条件允许的情况下，应尽量选择生理性起搏器，因非生理性起搏器可能引起起搏器综合征，应预先告知。对采用起搏器治疗者的随访时间、注意事项等也应交代清楚。

2. 经验指导

（1）临床上应注意，病窦综合征多见于老年人，早期以脑部表现为主的，常被误认为脑动脉硬化及自然衰老，从而忽略了病窦综合征的诊断。部分病窦综合征患者可以急性肺水肿就诊，因发现缓慢的心室率，从而想到病窦综合征诊断。虽然窦性心动过缓在老年人和某些训练有素的运动员中十分常见，可病窦综合征也多发生于老年人，所以临床遇此情况应审慎，必须除外病窦综合征存在的可能性。当出现2:1窦房阻滞时，易误诊为窦性心动过缓，运动后窦性心律能成倍增加，则提示为窦房阻滞。

（2）窦性心动过缓、窦房传导阻滞、窦性停搏除窦房结本身的器质性损害所致外，尚可由洋地黄中毒、高血钾、普鲁卡因酰胺、奎尼丁等诱发，其中迷走神经功能亢进是临床导致以上三种窦性心律失常的另一种常见的重要原因。

（3）总的来讲，药物治疗疗效不满意。许多基层医师将希望寄托于中成药，这种观点是不可取的。

（4）患者是否需要安装永久起搏器，是根据患者有无晕厥或近似晕厥的症状以及长间歇是否超过3秒而决定，其中有晕厥的症状是关键。

（5）对于急性心肌梗死、急性心肌炎、洋地黄中毒、高血钾引起者，一般不急于安装永久性起搏器，可暂时安置临时起搏器，动态观察病情变化。在患者经济条件允许的情况下，应尽量选择生理性起搏器。

第十节　房室传导阻滞

房室传导阻滞（atrioventricular block，AVB）指房室交界区脱离了生理不应期后，心房冲动传导延迟或不能传导至心室。按程度分为Ⅰ度、Ⅱ度、Ⅲ度。阻滞部位可发生在房室结、希氏束及束支等不同的部位。该类心律失常病因广泛，包括急性心肌梗死、病毒性心肌炎、急性风湿热、心肌病、先天性心脏病、洋地黄等药物过量、传导系统的退行性病变和迷走神经张力增高等。

【诊断】

(一) 症状

1. 一度房室传导阻滞 无自觉症状，可仅有第一心音减弱。需依赖心电图诊断。

2. 二度房室传导阻滞 心室率较慢时，可有心悸、头晕、乏力等症状。如仅偶有下传脱落，患者可无症状。

二度房室传导阻滞可进一步按心电图区分为Ⅰ型及Ⅱ型。Ⅰ型常可逆且预后通常较好，Ⅱ型大多数不可逆，且预后险恶，可骤然进展为高度阻滞，发生阿-斯综合征，甚至病死。

3. 三度或完全性房室传导阻滞

(1) 常有心悸，自觉心脏跳动缓慢，眩晕、乏力，易致晕厥。有时有心力衰竭或阿-斯综合征。

(2) 心搏慢而规则，20～40次/分。第一心音轻重不等，有"大炮音"。收缩压增高，舒张压减低，脉压增大，运动或注射阿托品后，心室率不加速或加速甚少。

(二) 体征

1. 有基础心脏疾病的有关症状与体征。

2. 一度AVB听诊可无明显体征或第一心音低钝；二度Ⅰ型AVB者，听诊可发现第一心音逐渐减弱并有心搏脱漏；二度Ⅱ型AVB听诊时，亦有间歇性心搏脱漏，但第一心音强度恒定；三度AVB听诊时，心室率较为缓慢（35～60次/分），听诊可发现第一心音强弱不等，及心房音、"大炮音"。另外，因心室率慢，心脏每搏量增加，主动脉瓣区可闻及收缩期杂音，收缩期血压也常代偿性升高。

（三）检查

1. 心电图检查

（1）一度 AVB：P-R 间期延长 >0.2 秒，每个心房冲动都能传导到心室。

（2）二度 AVB：分为二度 Ⅰ 型和二度 Ⅱ 型。二度 Ⅰ 型表现为 P-R 间期进行性延长，直至一个 P 波受阻不能下传心室；相邻的 R-R 间期进行性缩短，直至一个 P 波不能下传心室；包括受阻 P 波在内的 R-R 间期小于正常窦性 P-P 间期的两倍。二度 Ⅱ 型表现为 P-R 间期不变，心房冲动传导突然阻滞，下传的 P-R 间期正常或延长，但有周期性 P 波受阻不能下传心室；包括受阻 P 波在内的 R-R 间期等于正常窦性 R-R 间期的两倍或整数倍。

（3）三度 AVB：全部心房冲动均不能传导心室，心房与心室活动各自独立，互不相干；心房率快于心室率，心房冲动来自窦房结或心房异位节律（房速、心房扑动或心房颤动）；心室起搏点通常在阻滞部位稍下方，如位于希氏束及其近邻，心室率在 40~60 次/分，QRS 波群正常，心律亦较稳定，如位于室内传导系统的远端，心室率可 <40 次/分，QRS 波群增宽，心室率亦常稳定。

2. 心脏电生理检查 可对房室传导阻滞定位，A-H 阻滞为心房 – 房室结或房室结阻滞；H 波增宽或 HH 为希氏束阻滞，H-V 阻滞为房室结 – 希氏束及束支水平阻滞。阻滞点位于希氏束上部，QRS 波形态多为正常；阻滞部位低，则 QRS 波形态畸形增宽，心率仅 35 次/分左右，且不稳定，常可出现长间歇。

3. 动态心电图检查 能较长时间观察房室传导的变化，可发现在不同时间不同的房室传导阻滞，故对间歇房室传导阻滞者有诊断意义。

4. 超声心动图检查 可发现基础心脏病的征象。

(四) 诊断要点

1. 有典型的症状, 即由于心室率过慢或长间歇停搏使心排出量减少导致不同程度的脑、心、肾等脏器供血不足的临床表现。

2. 心电图及派生心电图检查确诊。

3. 排除了迷走神经张力增高、药物、电解质紊乱等因素的影响。

(五) 鉴别诊断

应与病窦综合征相鉴别。根据典型心电图改变并结合临床表现, 不难作出诊断。为估计预后并确定治疗, 尚需区分生理性与病理性房室传导阻滞、房室束分支以上阻滞和三分支阻滞, 以及阻滞的程度。

【治疗】

第一度和第二度Ⅰ型可能与迷走神经张力增高有关, 不需特殊治疗; 第二度Ⅱ型和第三度房室传导阻滞心室率过慢, 应该安装临时或永久心脏起搏器稳定病情。

(一) 一般治疗

房室束分支以上的阻滞形成的一度或二度 AVB, 并不影响血流动力学, 主要采用针对病因的治疗。房室传导阻滞常见于急性下壁心肌梗死、病毒性心肌炎、急性风湿热、心肌病、洋地黄中毒、传导系统退行性变、心脏介入检查治疗时, 以及心脏外科手术损伤等。若心室率不慢, 无临床表现, 不须特殊治疗。各种心肌炎、心脏直视手术损伤或急性心肌梗死引起的 AVB, 可试用糖皮质激素治疗; 解除迷走神经过高张力, 停用相关药物, 纠正电解质失调。

(二) 药物治疗

Ⅲ度Ⅱ型和Ⅲ度房室传导阻滞心室率过慢(<40 次/分), 或有血流动力学障碍, 应积极治疗; QRS 波呈室上性, 可立即给予阿托品; 宽大畸形的 QRS 波群应用阿托品无效, 可立即给

予异丙肾上腺素静脉滴注治疗，必要时须安装临时或永久心脏起搏器治疗，尤其是心脏手术后出现者，应该积极处理，以防心室率进一步减慢，导致严重不良后果。

1. 心率较慢者，可用异丙肾上腺素 5 ~ 10mg，每 4 小时 1 次，舌下含服；预防或治疗房室传导阻滞引起的阿-斯综合征发作，可用异丙肾上腺素 3 ~ 5mg 加入 5% 葡萄糖注射液 500ml 中静脉滴注，一般维持心率在 60 ~ 70 次/分。用药过量不仅不能明显增加心率，反而会使传导阻滞加重，而且能导致快速性室性心律失常。

2. 阿托品 0.3mg，每 4 小时 1 次口服，适用于房室束分支以上的阻滞，尤其是迷走神经兴奋过高者，必要时可用阿托品 1 ~ 2mg，皮下注射或静脉注射；不良反应有口干、视物模糊、尿潴留、疲乏、嗜睡等，严重时可有瞳孔散大、皮肤潮红、心率加快、兴奋不安、幻觉、谵妄甚至惊厥、昏迷、呼吸麻痹等；心功能不全、前列腺增生者慎用，青光眼、器质性幽门梗阻、肠梗阻等患者禁用。

3. 氨茶碱 0.1g，每日 3 次，口服；亦可用氨茶碱 0.25g 加入 5% 葡萄糖注射液 500ml 中静脉滴注，4 小时滴完，每日 1 次，睡前可加服氨茶碱缓释片 0.2g。该药可引起恶心、呕吐、食欲不振、胃部不适、失眠、心率增快等不良反应，静脉给药太快或浓度过高可引起心律失常、惊厥、血压骤降甚至死亡，低血压、休克、急性心肌梗死者忌用。

（三）起搏器治疗

1. 临时起搏器　急性心肌梗死、急性心肌炎、药物中毒或电解质紊乱、心脏外科手术后引起的二度Ⅱ型以上的 AVB 均可临时起搏治疗。

2. 永久起搏器　有症状的Ⅲ度 AVB 是绝对适应证，无症状的Ⅲ度 AVB 则是相对适应证。有症状的二度Ⅰ型、二度Ⅱ型亦是永久起搏的绝对适应证，无症状的二度Ⅱ型 AVB 为相对适应证。无症状的二度Ⅰ型不主张安置起搏器。

3. 选择性起搏 选择的起搏模式有 VVI、VVD、VAT、DDD。如窦性心律尚可，主张选用 VDD、VAT；伴有心房颤动则首选 VVI；窦性心律不稳定宜选择 VVI、DDD。总之，在患者经济条件许可的情况下，应尽量选择符合生理要求的起搏模式。

【病情观察】

1. 已明确诊断者 对于二度Ⅰ型以上的 AVB，重点观察有无头晕、黑矇、神志变化、有无阿-斯综合征发作；必要时需心电监护、24 小时动态心电图监测，观察有无长间歇，白天、夜晚房室传导情况如何，是否为迷走神经亢进所引起；尤其是对于伴有阵发性房颤的患者，恢复窦律后是否伴有 AVB 等。采用药物治疗的，应密切观察治疗后的病情变化，尤其要注意治疗药物本身的不良反应，以便及时调整用药。

2. 尚未明确诊断者 凡有头晕、黑矇或近似晕厥的患者，均应考虑有无心源性原因的可能，尤其是二度Ⅰ型以上的 AVB。因此，除注意上述观察内容外，24 小时动态心电图及心电监护显得格外重要。

【病历记录】

1. 门急诊病历 详细记录患者就诊的时间及主要症状。辅助检查记录心电图、24 小时动态心电图等检查结果。

2. 住院病历 记录患者主诉、发病过程、门急诊或外院诊疗经过、所用药物及效果如何。病程记录应提出本病的诊断依据、与其他疾病的鉴别要点、诊疗计划，并记录患者入院治疗后的病情变化、上级医师的查房记录，心电图、24 小时动态心电图以及相关检查结果。需安置起搏器者应记录与患者或患者亲属的谈话经过，无论同意与否，应请患者或亲属签名。

【注意事项】

1. 医患沟通　对二度Ⅰ型以上的 AVB，尤其是伴有症状如头晕、黑矇、晕厥或近似晕厥的患者应提前向家属讲明疾病的危害性，告知有猝死的可能，应及时安置起搏器，在患者经济条件允许的情况下应尽量选择生理性起搏器，非生理性起搏器可能引起头晕、乏力、心悸、气急、低血压及心力衰竭、休克、晕厥等起搏器综合征，应预先告知患者及家属。安置起搏器治疗者随访时间、注意点也应交代清楚。

2. 经验指导

（1）房室束分支以上阻滞形成的一～二度房室传导阻滞，并不影响血流动力状态者，主要针对病因治疗。房室束分支以下阻滞者，不论是否引起房室传导阻滞，均必须结合临床表现和阻滞的发展情况，慎重考虑电起搏治疗的适应证。

（2）阿托品有加速房室传导纠正文氏现象的作用，但也可加速心房率。使二度房室传导阻滞加重，故对二度Ⅱ型房室传导阻滞不利。二度Ⅱ型房室传导阻滞如 QRS 波群增宽畸形，临床症状明显，尤其是发生心源性昏厥者，宜安置人工心脏起搏器。

（3）人工心脏起搏治疗心室率缓慢并影响血流动力状态的二～三度房室传导阻滞，尤其是阻滞部位在房室束分支以下，并发生在急性心肌炎、急性心肌梗死或心脏手术损伤时，均有用临时起搏治疗的指征。安装永久起搏器前，或高度至Ⅲ度房室传导阻滞患者施行麻醉或外科手术时，临时起搏可保证麻醉或手术诱发心室停搏时患者的安全，并可预防心室颤动的发生。

第九章

心源性休克及猝死 ◄••

第一节　心源性猝死

心源性猝死（SCD）系指由于心脏原因所致的突然病死。可发生于原来有或无心脏病的患者中，常无任何危及生命的前期表现，突然意识丧失，在急性症状出现后 1 小时内病死。91% 以上的 SCD 是心律失常所致，但某些非心律失常的情况，如心脏破裂、肺栓塞等亦可于 1 小时内病死，但其发生机制及防治原则与心律失常性猝死不同。

心肺复苏（cardiopulmonary resuscitation，CPR）是指心脏骤停所采取的旨在恢复生命活动的一系列及时、规范的抢救措施。完整的心肺复苏包括：①初级心肺复苏，即基础生命维持（basic life support，BLS），建立有效的通气和人工循环，支持基本生命活动；②高级心肺复苏，即高级生命维持（advance cardiovascular life support，ACLS），在初级心肺复苏基础上使用药物或电技术来恢复心律和呼吸；③延续生命支持（prolonged life support，PLS），主要是脑复苏、原发病的治疗和生物学并发症的防治。

【诊断】

（一）症状

心源性猝死的经过大致分为四个时期：即前驱期、发病期、心脏停搏和生物学病死期。

1. 前驱期 有些患者在猝死前数日至数月可出现胸痛、气促、疲乏及心悸等非特异性症状。但亦可无前驱表现，瞬间即发生心脏骤停。

2. 发病期 亦即导致心脏骤停前的急性心血管改变时期，通常不超过1小时。此期内可表现为长时间的心绞痛或急性心肌梗死的胸痛，急性呼吸困难，突然心悸，持续心动过速或头晕目眩等。若心脏骤停瞬间发生，事前无预兆，则95%为心源性，并有冠状动脉病变。

3. 心脏骤停期 意识完全丧失为该期的特征。心脏骤停是临床病死的标志，其症状和体征依次如下：①心音消失；②脉搏扪不到，血压测不出；③意识突然丧失或伴有短暂抽搐；④呼吸断续，呈叹息样，以后即停止。多发生在心脏骤停后20～30秒内；⑤昏迷，多发生于心脏骤停30秒后；⑥瞳孔散大，多在心脏骤停后30～60秒。但此期尚未到生物学病死。

4. 生物学病死期 从心脏骤停至发生生物学病死时间的长短取决于原来病变性质，以及心脏骤停至复苏开始的时间。心室颤动或心室停搏，如在最初的4～6分钟内未予心肺复苏，则预后很差。

（二）体征

1. 意识突然丧失，可伴发短暂抽搐。

2. 大动脉搏动消失，面色苍白。

3. 呼吸不规则，随即停止，出现发绀。

4. 心音消失。

5. 瞳孔散大。

（三）检查

1. 实验室检查 电解质及血气分析，可有低血钾、酸中毒。

2. 特殊检查

（1）心电图检查

①心室颤动：心室肌纤维发生不协调的、极不规则的、快速的连续颤动，心脏不能完成有效的收缩和舒张以射出血液；心电图上 QRS 波群消失，代之以不规则的、连续的心室颤动波，频率为 150～400 次/分，可呈持续性或反复短暂发作。颤动波振幅高且频率快者，复律机会多；如波幅甚低、频率又慢者，多为全心停搏的前奏。

②全心停搏：心脏无任何电与机械活动，心电图呈直线。

③电－机械分离：心脏停止了机械活动，临床上无血压和脉搏；但心电图可显示有规律的 QRS 波与 T 波，甚至有 P 波，其频率可快可慢。多见于急性心肌梗死后心脏破裂、大面积肺梗死等情况，临床上很少见。

（2）脑电图检查：可示脑电波低平。

（四）诊断要点

主要依据患者意识丧失、动脉搏动消失、心音消失等临床表现迅速做出判断，心电图则有助于进一步确定心源性猝死的临床类型并指导治疗。

（五）鉴别诊断

在成人以心音消失诊断心脏骤停并不可靠，血压测不出也未必都是心脏骤停，对怀疑心脏骤停的患者反复听诊或测血压，反而会浪费宝贵的时间而延误复苏的进行。瞳孔变化的可靠性也较小，瞳孔缩小不能排除心脏骤停，尤其是在应用过阿片制剂或老年患者中；而瞳孔显著扩大不一定发生在心脏骤停时，当心排出量显著降低、严重缺氧、应用某些药物包括神经节阻滞剂以及深度麻醉时，瞳孔也可扩大。

【治疗】

治疗原则为时间就是生命，必须做到：①快速进入发病现场（rapid access）；②快速心肺复苏（rapid CPR）；③快速除颤（rapid defrillation）；④快速高级生命支持（rapid advanced life support）。

目前统一的心肺复苏术按下列顺序，分秒必争地进行。

（一）识别心脏骤停

须根据临床征象及时识别做出判断。

（二）告急

在不延缓施行基础心肺复苏术的同时，设法（呼喊或通过他人或应用现代通信设备）通知急症救护系统。因仅做基础心肺复苏术而不进一步给予高级复苏术，其效果是有限的。

（三）心前捶击复律

心前捶击可能使少数患者恢复窦性节律。一旦确定为心脏骤停而手边无心电监护和除颤仪的情况下，应坚定地予以心前捶击：拳头举高 20~30cm，捶击患者胸骨中下 1/3 处，共 1~2 次。然后扪患者颈动脉确定心跳是否恢复，若仍无搏动，则按下列步骤施行基础心肺复苏。

1. 初级心肺复苏 ①通畅气道（airway）：除去假牙，清除口腔及气管异物，使患者颈部后仰，下颌前移，以克服舌根后坠阻塞气管；②人工呼吸（breathing）：口对口或口对鼻人工呼吸；③重建循环（circulation）：人工胸外心脏按压，按压胸骨中下 1/3 交界处，下压 3~5cm，按压频率 100 次/分，重建血液循环功能；④电复律（defibrilation）：心脏猝死初始即为心室颤动时，复苏顺序为④③②①。

2. 高级心肺复苏 主要措施包括气管插管建立通气；电复律使室性心动过速、室颤变为血流动力学稳定的心律；建立静脉通路，并应用必要的药物恢复和维持稳定的血液循环状态。

（1）心室颤动和无脉性室性心动过速处理方案：目前自动体外除颤仪（automated external defibrillators，AEDs）包括两类除颤波形：单相波和双相波，不同的波形对能量的需求有所不同。单相波电除颤：首次电击能量200J，第2次200～300J，第3次360J。双相波电除颤：早期临床试验表明，使用150J可有效终止院前发生的心室颤动。低能量的双相波电除颤是有效的，而且终止心室颤动的效果与高能量单相波除颤相似或更有效。电击后5秒钟心电图显示心搏停止或心室颤动以外的电活动均视为电除颤成功。如效果不佳，仍有心室颤动、室性心动过速，静脉应用肾上腺素1mg（稀释后静推）后，再给予电复律，能量为360J。

①如心室颤动、室性心动过速仍持续，应再次评估患者。

②实施心肺复苏已10分钟，且反复电击复律无效者，可应用碳酸氢钠（$NaHCO_3$）1mmol/kg静脉注射，约为60mmol（60mmol＝100ml）。

③应用胺碘酮300mg加5%葡萄糖溶液稀释为20ml静脉推注10分钟，必要时可再给予150mg，然后以每分钟1mg持续静脉滴注6小时，6小时后减至每分钟0.5mg静脉滴注维持24小时，每日总量一般不超过2000mg。

④血管加压素40U或0.8U/kg静脉注射，一般仅用1次。肾上腺素1mg可间歇静脉给药，每3～5分钟静脉推注1次；若1mg间歇静脉给药无效，亦可级进增量给药，3分钟间隔静脉推注1mg→3mg→5mg。

⑤硫酸镁2.5g稀释于5%葡萄糖溶液10～40ml缓慢静脉推注，对于伴有QT间期延长的多形性室性心动过速（扭转型室性心动过速）疗效显著。

（2）室性心动过速心室颤动以外心脏性猝死的处理方案：

①找原因，针对病因积极处理：病因包括缺氧、低血容量、房室传导阻滞、低或高钾血症、低温、张力性气胸、心脏压塞、药物中毒、血栓栓塞或机械阻塞或机械性并发症等。

②根据病因不同给予下列相应治疗：a. 紧急起搏；b. 肾上腺素1mg静脉推注，每3～5分钟可重复应用；或应用血管

加压素 0.8U/kg 静脉注射；c. 阿托品 1mg 静脉推注，每 3 ~ 5 分钟重复至总量 0.04mg/kg；d. 多巴胺 5 ~ 20μg/（kg·min）静脉滴注；e. 呼吸维持用药可静脉推注尼克刹米 0.375g 或 0.75g，然后以 3.75g 放入 5% 葡萄糖或 0.9% 氯化钠溶液 500ml 内静脉滴注；f. 应用碳酸氢钠（NaHCO$_3$）1mmol/kg 静脉推注；g. 纳洛酮具有脑干和大脑保护作用，剂量宜大，可给予 0.4 ~ 0.8mg 静脉推注，继以 0.8 ~ 1.2mg 加入 500ml 液体中静脉滴注。

3. 延续生命支持（prolonged life support，PLS）　主要是维持有效的循环和呼吸功能，预防再次心脏骤停，防治脑水肿并促进脑复苏，防止发生急性肾功能衰竭，并维持水、电解质和酸碱平衡，预防感染，并注重原发病的治疗和各种并发症的防治。

（1）维持有效的循环功能：全面评价心脏状况、诱发心脏骤停的原因及相关危险因素，维持足够的血容量并应用多巴胺、多巴酚丁胺维持足够的心排血量和血压。

（2）维持呼吸功能：自主呼吸恢复前，患者仍需要应用机械通气和给氧，呼气末正压通气（PEEP）对于肺功能不全和心力衰竭均有益处，临床上应该根据血气分析结果进行调整。

（3）防治脑水肿和缺氧：在缺氧时，脑血流的自主调节功能丧失，维持脑血流依靠脑灌注压（体循环平均压 - 颅内压），因此，维持有效的体循环血压（平均压）并降低颅内压，是维持脑血流的关键。防治脑水肿的主要措施包括：①降温，降低高代谢状态，减轻脑缺氧和脑损伤，至 33 ~ 34℃为宜。开始越早越好，一般持续 24 ~ 48 小时。②脱水，应用渗透性利尿剂配合降温，可减轻脑水肿，有助于脑功能恢复。通常选用 20% 甘露醇（0.25 ~ 1.0g/kg）125ml 或 25% 山梨醇（0.25 ~ 1.0g/kg）100ml，快速静脉滴注，每日 2 ~ 4 次；亦可选用 10% 甘油溶液 0.8~1.0g/（kg·d）；可联合使用呋塞米 20~40mg（剂量亦可加大到 100~200mg）加入静脉输液瓶中滴注；亦可配合应用 25% 白蛋白（20~40ml 静脉滴注）或给予地塞米松（5~10mg，每 6~12 小时静脉推注），有助于避免渗透性利尿剂应用过后的反跳现象。应该注意防止过度脱水使血压难以维持。③防治脑缺氧抽搐，应用冬眠疗法控制脑缺氧抽搐，可选用双氢麦角碱 0.6mg、异丙嗪 50mg 稀释于 5% 葡萄糖注射液 100ml 中缓慢静脉滴注或地西泮 10mg 静脉推注。④高压氧治疗。

（4）防治肾功能衰竭：心脏复苏后长时间低血压的患者容易发生急性肾功能衰竭，因此，维持有效的血压和循环功能十分重要。通常老年患者有肾功能损害史者易发生肾功能衰竭。心脏复苏后应该留置导尿管，并记录尿量，若血压和心功能正常，尿量每小时 <30ml，并排除由血容量不足引起，可以试用呋塞米 20~100mg 静脉推注，若仍少尿或无尿，则提示急性肾功能衰竭，按急性肾功能衰竭处理。

（5）维持水、电解质和酸碱平衡，预防感染。

（6）注意原发病的治疗和各种并发症的防治。

4. 心肺复苏停止的指征　凡来诊时患者心脏骤停、呼吸停止、进行心肺复苏已经历时 30 分钟者，出现下列情形是终止心肺复苏的指征：①瞳孔散大或固定；②对光反射消失；③呼吸仍未恢复；④深反射活动消失；⑤脑电活动消失；⑥心电图成直线。

（四）复苏后的处理

心肺复苏后的处理原则和措施，包括维持有效的循环和呼吸功能，预防再次心脏骤停，维持水、电解质和酸碱平衡，防治脑水肿、急性肾功能衰竭和继发感染等，对于所有心肺复苏后的患者均是通用的。

1. 维持有效循环和呼吸功能　心肺复苏后，病情多不稳定，应严密监测心率、心律、血压和呼吸情况，若仍有心律失常、心力衰竭和休克等情况继续做对应治疗。

2. 防治脑水肿 亦称为脑复苏。主要措施包括：①降温：降温包括物理降温和药物降温。降温可保护缺氧的脑组织，停止颅内充血（或出血），降低脑组织代谢，有利于消除或防止脑水肿，恢复大脑功能。降温深度一般以 32℃ 为宜。②脱水：脑细胞脱水和降温应同时进行，二者缺一不可，因其可减轻脑组织水肿和降低颅内压，有助于大脑功能恢复。常用细胞脱水剂为 20% 甘露醇、50% 葡萄糖、地塞米松、利尿剂、胶体液等。在脱水治疗时，应注意防止过度脱水，以免造成血容量不足，难以维持血压稳定。③防治抽搐：通过应用冬眠疗法控制缺氧性脑损害引起的四肢抽搐以及降温过程的寒战反应，可选用双氢麦角碱 0.6mg，异丙嗪 50mg 稀释于 5% 葡萄糖液 100ml 内静脉滴注。亦可应用地西泮 10mg 静脉推注。④高压氧治疗：通过增加血氧含量，提高脑组织氧分压，改善脑缺氧，降低颅内压。

3. 防治急性肾功能衰竭 应注意维持有效的心脏和循环功能，避免使用对肾有损害的药物。在心脏复苏后宜留置导尿管，记录尿量。如心功能和血压正常而每小时尿量少于 30ml，且并非因血容量不足所致者，可试用呋塞米 40 ~ 100mg 静脉推注。若注射呋塞米后仍无尿或少尿，则提示急性肾功能衰竭，此时应严格限制入水量，防治高血钾，必要时可考虑透析治疗。

4. 维持水、电解质和酸碱平衡。

5. 预防感染 选用广谱抗生素，预防肺部及尿路感染。

【病情观察】

1. 诊断明确者 予持续心电监护，包括脉搏、血压、心率、呼吸监测，观察有无心律失常的发生，一般心电监护至病情平稳，同时还需监测电解质、酸碱平衡及血气情况，监测血流动力学如中心静脉压、肺毛细血管楔压等，据此调整补液量。

2. 诊断不明确者 如患者就诊时已意识丧失，心电图、心电监护发现室扑、室颤，本病诊断一般即可明确。如在院外频发晕厥，可能是由于室扑、室颤持续时间短暂，且可自行转复，对于这一类患者心脏方面还应考虑心动过缓型心律失常（如二度Ⅰ型以上房室传导阻滞、病窦综合征等），或为心动过速型心律失常，如室速等。不论何种情况，心电监护以及基本生命体征的监测均是必不可少的。

【病历记录】

1. 门急诊病历 详细记录患者就诊时间、主要症状特点，记录既往病史，体检记录生命体征及神志变化等。辅助检查记录血常规、血清酶学、电解质、心电图等检查结果并做出初步诊断，应记录处理过程、抢救经过。

2. 住院病历 应详细记录患者发病过程、外院治疗经过、过去史、体格检查结果。病程记录应提出相应诊断、与其他疾病的鉴别要点、详尽的诊疗计划，病程记录应包括入院治疗后的病情变化、治疗效果、处理过程、抢救记录以及上级医师的查访记录、相关检查结果等。如需特殊检查或治疗（如行介入治疗），以及患者病情恶化，应记录与患者或患者直系亲属的谈话经过，无论同意与否，应请患者或直系亲属签名。

【注意事项】

1. 医患沟通 室扑、室颤是致命性心律失常，必须向家属告病危，讲明疾病的危害性及患者随时可能死亡，在医师尽力抢救的前提下，一般来说家属均会理解。心肌梗死后，左室射血分数降低、室性心律失常、左室功能不全、心室晚电位阳性以及交感神经张力增高和（或）迷走神经张力下降等，已被认为是心源性猝死的高危因素。心室肥厚、心力衰竭的存在亦增加发生心源性猝死的危险。如患者存在以上高危因素，应尽早向家属交代清楚。

2. 经验指导

（1）只要患者有突发的意识丧失和大动脉搏动消失，就应立即想到可能是室扑、室颤，其次为心室静止、心肌电－机械分离，临床表现对诊断十分重要。过分依赖心电图以及心电监护会延误抢救时机。

（2）电复律时可采用前后位，可在患者左肩胛下垫一金属病历夹，病历夹与皮肤接触处须涂导电糊以防灼伤，前后位除颤，所需能量小，且易复律成功。

（3）静脉给药时首选近心端静脉内给药，如颈外静脉、锁骨下静脉，经胸心内射法最后才采用，心内注射可引起气胸和心肌损伤，穿刺时又要暂停其他治疗措施，不利于自身供血和心脏复搏，故除非未及时建立静脉通道时才将此法作为应急措施临时应用。

第二节　心源性休克

心源性休克（cardiogenic shock）是指心输出量减少而导致的周围循环衰竭。由于心脏排血能力急剧下降，或是心室充盈突然受阻，引起心搏量减少，血压下降，造成生命器官血液灌注不足，以迅速发展的休克为其临床特征。心脏发生严重心肌损害（炎症、缺血、坏死、心肌梗死 > 左心室心肌数量的40%）时会发生心源性休克，心源性休克常是急性心肌梗死的严重并发症。心源性休克时会出现严重低血压、周围循环衰竭和各个组织、器官低灌注表现，伴有肺淤血和严重呼吸困难。

【诊断】

（一）症状

根据心源性休克发展过程可分为早期、中期和晚期。

1. 休克早期 由于机体处于应激状态，儿茶酚胺大量分泌入血，交感神经兴奋性增高，患者常表现为烦躁不安、恐惧、精神紧张、面色和皮肤苍白或轻度发绀、肢端湿冷、大汗、心率增快、呼吸深快、血压正常或稍低，但脉压变小，尿量减少，但意识清醒。

2. 休克中期 休克症状进一步加重，患者表情淡漠，反应迟钝，意识模糊，脉细速无力，心率常 >120 次/min，收缩压 < 10.64kPa（80mmHg）、甚至测不出，脉压 < 2.67kPa（20mmHg）、甚至测不出，面色苍白，发绀，出现大理石样改变，尿量更少甚至无尿。

3. 休克晚期 可出现有弥漫性血管内凝血和广泛的心脏器质性损害。前者引起出血，可有皮肤、黏膜和内脏出血，消化道出血和血尿较常见；肾上腺出血可导致急性肾上腺皮质功能衰竭；胰腺出血可导致急性胰腺炎。可发生心力衰竭、急性呼吸衰竭、急性肾功能衰竭、脑功能障碍和急性肝功能衰竭等。

发生休克前，临床上常有机械性损伤并发症的表现，如由于腱索、乳头肌断裂或间隔穿孔等所致的全收缩期杂音，心室穿孔所致的心包填塞等。发生心包填塞时临床上可出现电 - 机械分离，突然心率减慢，或心动过缓或高度房室传导阻滞，甚至血压为零。此时应考虑存在有心包填塞的可能。

（二）体征

1. 血压 <12kPa（90mmHg）或血压下降 4kPa（30mmHg）以上。

2. 如是急性心包填塞症，则有颈静脉怒张、奇脉及心音遥远等心包填塞症状。

3. 并发气胸者，听诊肺部呼吸音减弱或消失。

4. 左心室功能不全，可闻及第三心音奔马律；心肌炎患者听诊者有心音低钝、奔马律或心律失常。

5. 二尖瓣反流、主动脉反流及室间隔穿孔者可闻及心脏杂音。

(三) 检查

1. 实验室检查

（1）血常规：常有白细胞计数增高，血红蛋白增加提示血液浓缩，发生 DIC 时血小板计数减少，凝血时间延长。

（2）尿常规和肾功能：休克中晚期出现蛋白尿及红、白细胞尿，尿素氮和肌酐进行性升高，尿比重降低。

（3）血清酶学检查：急性心肌梗死（AMI）所致的心源性休克早期血清肌钙蛋白升高，并且与梗死面积相对应，其后血清肌酸磷酸激酶及其同工酶、乳酸脱氢酶及其同工酶升高，并且呈动态改变。

2. 特殊检查

（1）心电图检查：对疑为急性心肌梗死者应常规进行心电图检查并动态观察。

（2）超声心动图检查：该检查对于心源性休克时的诊断和鉴别诊断具有重要意义；如急性心肌梗死可表现局限性室壁运动异常，并确定有无急性心肌梗死并发症如室壁穿孔、室间隔缺损和乳头肌断裂；严重心肌炎可见弥漫性室壁运动低下，对心瓣膜病、心包疾病、主动脉夹层和心脏肿瘤的诊断也具有重要价值。

（3）X 线胸部摄片：可观察有无肺淤血和肺水肿，心影有无扩大。

（4）其他检查：CT 或 MRI 有助于诊断主动脉夹层或肺栓塞。

（5）有创血流动力学检测：球囊静脉漂浮导管可对中心静脉压、肺毛细血管楔压和输出量进行监测，必要时还可通过周围动脉插管直接测量动脉内压力。

(四) 诊断要点

1. 低血压，收缩期血压（持续 30 分钟以上）< 90mmHg，

有高血压者收缩压下降 60 ~ 80mmHg，并且排除出血、药物、疼痛、迷走神经反射等引起的血压下降。

2. 有肢端湿冷、尿量减少等组织灌注不足的表现，尿量在每小时 20ml 以下，神志淡漠、模糊、嗜睡或昏迷。

3. 有周围血管收缩（末梢循环障碍）表现，如皮肤苍白、湿冷、发绀等。

4. 心脏指数明显降低 $< 1.8L/(min \cdot m^2)$，肺小动脉楔压显著升高（$>18mmHg$）。

（五）鉴别诊断

1. 低血容量性休克 急性心肌梗死患者由于交感神经兴奋，大量出汗、恶心、呕吐，或发病初期使用吗啡、哌替啶等镇痛药物，可引起有效循环血容量不足或相对不足而出现血压下降、低血容量性休克，但经过补液治疗多可很快纠正。

2. 药物性低血压 血管扩张药、β-受体阻滞剂和利尿剂有降压作用，剂量过大、注射速度过快可引起低血压，有相关的药物应用史，可资鉴别。

【治疗】

治疗原则为尽快、尽早诊断可引起休克的疾病并及时予以治疗，是防止发生休克的最有效的措施。院前的处理可能对进一步的抢救有较好的帮助。建立静脉通道、高流量的吸氧和心脏监护非常有必要。

（一）一般治疗

患者绝对卧床休息、镇痛、吸氧和补充血容量，同时进行有创血流动力学指标监测。心源性休克伴有心力衰竭的患者，可采用半卧位。注意保暖和安静。

（二）药物治疗

心源性休克的主要病理生理特点是心排血量减低，心搏量亦减低，其周围血管阻力则可增高、正常或降低。心源性休克的病死率很高，最好在血流动力学的监测下积极治疗。

一般常见的心源性休克多由急性心肌梗死所引起，故本节着重讨论急性心肌梗死引起心源性休克的治疗。

1. 镇痛 急性心肌梗死时的剧痛对休克不利，剧痛本身即可导致休克，宜用吗啡、哌替啶等止痛，同时用镇静剂以减轻患者精神紧张和心脏负担。

2. 纠正低氧血症 吸氧和保持呼吸道通畅，以维持正常或接近正常的动脉氧分压，有利于微循环得到最大的氧供应，防止发生呼吸性酸中毒或因换气过度而发生呼吸性碱中毒。

3. 维持血压 如血压下降，应立即开始静脉滴注间羟胺，以 10～20mg 稀释于 100ml 葡萄糖注射液内，亦可同时加入多巴胺 20～30mg。必要时在密切观察血压下，静脉内缓慢推注间羟胺 3～5mg，使收缩压维持在 12.0～13.3kPa（90～100mmHg），保持重要器官的血流灌注。

4. 补充血容量 休克时血容量不是绝对的减少，就是相对减少，所以补充血容量极为必要。过去的观点认为血容量应缺多少补多少，然而近年来的实践证明这种做法有欠妥之处。根据血流动力学监测的结果认为，血容量的补充和血容量缺失的估测，是有很大的出入，因此，应根据中心静脉压监测结果来决定输液量。中心静脉压正常为 0.392～1.18kPa（4～12cmH$_2$O），如低于 0.49kPa（5cmH$_2$O），提示有低血容量存在。输液品种宜根据具体情况选用（如全血、血浆、人体血清蛋白、低分子右旋糖酐或葡萄糖液等），一般多应用低分子右旋糖酐。低分子右旋糖酐应用于非失血性休克有两个优点：①能较快地扩张血容量，且从血管中消失也快，故可减少过度扩张的危险；②能抑制或解除红细胞和血小板的聚集及减低血液黏稠度，有助于改善微循环和防止微血栓形成。方法：先在 10～20 分钟内输入 100ml，如中心静脉压上升不超过 0.196kPa（2cmH$_2$O），可每 20 分钟重复输入同样剂量，直至休克改善、收缩压维持在 12.0～13.3kPa（90～

100mmHg），或中心静脉压升至 1.47kPa（15cmH$_2$O）以上，输入总量达 750～1000ml 为止。输液过程中还需密切观察呼吸、心率、肝脏大小、静脉充盈、口渴及尿量等情况，并经常听诊肺部有无啰音，以防发生肺水肿。如中心静脉压已高于 1.18kPa（12cmH$_2$O），或原先中心静脉压虽不甚高，但稍补充血容量后中心静脉压迅速升高，而动脉血压仍未改善，提示心排血功能差而静脉淤血。如有条件，应用多用途的漂浮心导管，可同时测中心静脉压、肺楔压及心排血量，如导管带有铂电极必要时可记录心腔内心电图，还可行心腔内起搏。正常时肺楔压为 1.33kPa（10mmHg），高于 2.0～2.67kPa（15～20mmHg），说明左心排血功能不佳；如高于 4.0kPa（30mmHg）说明左心功能严重不全；如低于 2.0kPa（15mmHg）说明左心排血功能尚佳，而静脉压的增高为右心排血功能不佳所致。均应采用其他措施治疗。

5. 应用血管活性药物 当初次测量中心静脉压其读数即超过 1.18kPa（12cmH$_2$O）或在补充血容量过程中有明显升高而患者仍处于休克状态时，即需考虑选用血管活性药物。常用的血管活性药物有升压胺类和血管扩张剂。

（1）升压胺类：对升压胺类药物在心源性休克中的应用问题，有两种不同的看法。有人认为，患者已有强烈的代偿性血管收缩，用药后心壁张力增高、心肌耗氧量增多，对心脏不利，而且升压胺的应用未能明显降低心肌梗死的病死率，故主张不用为宜。另有人认为，患者血压之所以不能提高，可能不是由于心搏量不足，而是由于周围血管收缩仍不够之故，提高主动脉压可以增加冠状动脉血流，使血流动力状态和代谢都得以改善，故主张应用。常用的有：①间羟胺：兼有 α 和 β 肾上腺素能作用。通过刺激心脏 β-肾上腺素能受体，使心肌收缩力增强，增加心排血量和冠状动脉血流量；通过刺激 α-肾上腺素能受体使小血管收缩、血压升高。用小剂量

时主要表现为 β-受体增强心肌收缩力、增加心排血量的作用。可用 10～30mg 加入 5% 葡萄糖液 100ml 中静脉滴注。较去甲肾上腺素作用缓和而持久，且使肾血管收缩的作用也较轻，被列入首选药物。②去甲肾上腺素：作用与间羟胺相同，但作用比较快而维持时间短，渗出血管外易引起局部组织损伤及坏死。可用 0.5～1.0mg 加入 5% 葡萄糖溶液 100ml 中静脉滴注，每分钟静脉滴入约 20 滴或 5～10μg。如加入酚妥拉明 0.5～1.0mg，可减轻本药血管外溢时引起的局部组织损伤；如加入 3～5mg 则可对抗其 α-肾上腺素能受体兴奋作用，而保留其对 β-肾上腺素能受体的兴奋作用。③多巴胺：为去甲肾上腺素的前体，作用于多巴胺受体，刺激心脏 β-肾上腺素能受体，使心肌收缩力增强和心排血量增加。对周围血管有选择性作用，对皮肤和肌肉的小动脉及冠状动脉有扩张作用，使肾血流量和尿量增加，心率无明显增快，但耗氧量增加。用 10～30mg 加入 5% 葡萄糖液 100ml 静脉滴注，可和间羟胺合用，两者比例 1:1 或 2:1。本药溢出血管外也可引起局部组织损伤，可用含 5～10mg 酚妥拉明的生理盐水 15ml 作局部浸润治疗。④多巴酚丁胺（dobutamine）：是多巴胺的衍生物，具有 α 和 β 肾上腺素能作用的拟交感神经药物，对心脏的正性肌力作用较多巴胺强，能增加心排血量和收缩压，降低肺楔压，明显改善心脏泵功能，但对外周血管作用不明显。小剂量有轻度缩血管效应。

（2）血管扩张剂：当血管收缩造成周围血管总阻力增加，病变的左心室面临高阻抗时，心排血量减少，心壁张力增高，心肌耗氧增加，左心室进一步受损，心源性休克的程度将加重。此时用血管扩张剂减轻心脏的后负荷，可明显降低左心室喷血阻力，增加心排血量，改善休克状态。在周围阻力减低后，缺血心肌的收缩功能也好转，并可能使梗死范围缩减。但本类药物只宜用于肺楔压高于 2.0kPa（15mmHg）的患者，应用过程中要密切观察动脉血压和肺楔压。①硝普钠：直接作用于动脉和静脉的平滑肌，降低动脉血压和周围总阻力，对心脏无直接作用，但通过对静脉的作用亦降低前负荷。以 9～10mg 加入 5% 葡萄糖液 100ml 中静脉滴注，滴速每分钟 20～100μg。滴注时要警惕突然发生严重低血压，停滴 1～10 分钟作用即消失。滴注瓶应包以黑纸避光，防止其所含的高铁离子转变成亚铁离子。连续使用 72 小时以上时应每日检查血硫氰酸盐浓度，超过 12mg 即停药，以免引起神经系统的不良反应。血压降低时可与去甲肾上腺素合用。②酚妥拉明（苄胺唑啉）：为 α-肾上腺素能阻滞剂，同时有 β-肾上腺素能兴奋作用。作用于血管的平滑肌而使之扩张，降低小动脉张力，增加周围静脉容量；作用于心脏、增强左心室的收缩力。在左心室充盈压明显增高的患者，本药可减轻后负荷、使左心室充盈压迅速降低，作用较快，但持续时间较短，故必须持续静脉滴注。用 10～20mg 加入 5% 葡萄糖液 100ml 中静脉滴注，一般剂量为每分钟 0.3～0.5mg。为防止血压明显下降，可与去甲肾上腺素、间羟胺或多巴胺合用。③酚苄明（dibenzyline）：也是一种 α-肾上腺素能受体阻滞剂，使小血管扩张，回心血量增加，因而可间接增加心排血量。其扩张血管作用较慢，常需 3～4 小时才能达到高峰，但持续时间较长（24～48 小时）。剂量为 0.2～1.0mg/kg，加入 5% 葡萄糖液 200ml 内静脉滴注。④硝酸酯：可降低心脏的前后负荷。静脉给药法以硝酸甘油 1mg 置于 5% 葡萄糖液 100ml 中静脉滴注，每分钟 7～8 滴；或硝酸异山梨醇 10mg 溶于 5% 葡萄糖 100ml 中静脉滴注，每分钟 30～100μg。⑤胆碱能受体阻滞药：常用的有阿托品和山莨菪碱两种，对治疗感染性休克有一定效果。具有扩张细小动脉的作用，因而可以改善微循环。

6. 强心苷的应用问题 强心苷对心源性休克的作用，意见颇不一致。从一般临床经验看，有休克而无充血性心力衰竭的患者，用强心苷并无明显的裨益，且其强心作用不如儿茶酚胺类药物容易控制，在急性心肌梗死早期还易引起心律失常，故不宜常规应用。

7. 高血糖素的应用 高血糖素为多肽类物质，能激活腺苷酸环化酶系统，使三磷酸腺苷转变为环磷酸腺苷，使钙在心肌细胞内聚积，可增强心肌收缩力、增快心率、增加心搏量和心排血量、升高血压而使周围血管阻力下降，适用于心源性休克。用 3~5mg 静脉推注，半分钟内注完，观察 2~3 分钟，如无反应可再重复注射，继而用 3~5mg 加入 5% 葡萄糖注射液 1000ml 中静脉滴注，连用 24~48 小时。不良反应主要有恶心、呕吐、低血钾等。

8. 肾上腺皮质激素的应用 目前还有不同的意见。如要使用，早期大剂量应用，其潜在有益的作用主要是与细胞膜的作用有关，大剂量的肾上腺皮质激素有增加心排血量和减低周围血管阻力，增加冠状动脉血流量的作用，因此在急性心肌梗死所致的心源性休克患者中也可考虑应用。

9. 纠正酸碱平衡失调和电解质紊乱 休克时必然发生代谢性酸中毒，后者必然会促进血压下降，形成恶性循环。主要是纠正代谢性酸中毒和高钾或低钾血症。休克较重或用升压药不能很快见效者，可静脉滴注 5% 碳酸氢钠 100~200ml，以后参照血 pH 值、血气分析或二氧化碳结合力测定结果，及时发现和处理可能出现的呼吸性碱中毒或酸中毒。纠正代谢性酸中毒的药物中，乳酸钠的缓冲能力较碳酸氢钠强，但需经肝脏转化后才起作用；在肝脏缺血的情况下，还可能分解出乳酸而加重乳酸血症。此外，三羟甲基氨基甲烷（THAM）亦可应用，有作用快、不含钠和具有渗透性利尿作用等优点，只宜用于有水肿或缺钾而不能多用钠盐，或代谢性酸中毒伴有二氧化碳潴留和呼吸性酸中毒的患者。2~3ml/kg 的 0.6mol（7.28%）溶液用 5% 葡萄糖液稀释 1 倍成等渗溶液静脉滴注，最好滴入近中心静脉处。

10. 预防肾功能衰竭 血压基本稳定后，在无心力衰竭的情况下，可在 10~30 分钟内快速静脉滴注 20% 甘露醇或 25% 山梨醇 100~250ml 利尿，以防发生急性肾功能衰竭。如有心力衰竭，不宜用上述药物静脉滴注，可静脉注射呋塞米 40mg。

（三）机械辅助循环

急性心肌梗死并发心源性休克是其病死的主要原因。GUSTO-Ⅰ和Ⅲ的研究表明溶栓治疗对急性心肌梗死伴心源性休克作用不明显。而 Goldberg 等的研究发现血管重建和 IABP 的应用改善了心源性休克患者的预后。最近的 SHOCK 试验以急性心肌梗死并发心源性休克为研究对象，观察了不同治疗方法对患者生存的影响，发现溶栓治疗加 IABP 组获益最大。另有研究也显示 IABP 联合溶栓治疗较单纯的溶栓治疗得益多，显著降低患者的临床病死率。

（四）介入治疗

在发生急性心肌梗死后并发休克者，过去常应用升压药物等维持，待病情稳定后再考虑使用经皮冠状动脉成形术（PTCA）的方法来改善预后。近年来应用急诊 PTCA 的方法治疗急性心肌梗死取得了较好的临床效果。PTCA 通过重建冠脉血流，改善局部心肌的血液供应，恢复心肌的功能，可以明显降低急性心肌梗死的病死率。

（五）外科手术

紧急手术治疗对有机械并发症的患者大多数有效。对严重瓣膜关闭不全或狭窄伴有心源性休克的患者进行急性瓣膜替换术，可使患者的心脏功能得到迅速恢复。冠状动脉旁路移植术可使因严重冠状动脉病变致急性心肌梗死并发心源性休克者取得较好的临床疗效。

（六）溶栓治疗

冠状动脉内血栓的形成是急性心肌梗死患者的主要病因，

因此发生梗死后早期应用溶栓药物溶解冠状动脉内的血栓，使梗死部位再通，实现再灌注，从而使梗死面积缩小，部分心肌功能恢复，心脏泵血功能改善。国内外已广泛采用了在急性心肌梗死的早期进行有效的溶栓治疗。在理论上溶栓有利于心源性休克的治疗，但最近的研究表明，单纯的链激酶（SK）治疗心功能Ⅳ级的急性心肌梗死的患者并不能提高生存率，病死率高达70%，认为溶栓治疗对急性心肌梗死伴有心源性休克效果尚不肯定。可能的原因是虽然恢复了冠状动脉的血流，但由于心输出量低，仍然不能使受损的心肌得到足够的血液供给，还可能造成后期介入治疗的出血危险，并可加速急性心肌梗死后的机械损伤。

（七）其他原因引起的心源性休克的治疗

1. 心律失常　异位性心动过速、心房颤动、心房扑动等，当心室率超过150次/min时，心脏过快收缩引起心肌的疲劳，心搏量即显著降低，而心排血量不能由频率增高来补偿。原来心脏正常的患者，除非心率超过200次/min，而且发作时间很长外，休克一般罕见；但如心脏原有器质性病变，即使心率不甚快亦能引起休克。如心动过速属心室性，则心室收缩的效率更差，休克更常见。本类心源性休克为异位性心动过速所致，应尽快纠正心律失常。

2. 急性心脏压塞　如心包腔内有大量血液或渗出液迅速积聚，心包腔内压力突然升高，妨碍心脏舒张期的充盈，使心排血量降低而引起休克，此时应用穿刺抽液或用手术解除心脏压塞。

3. 慢性充血性心力衰竭　在本症的末期，血容量和静脉回心血量显著增多，心腔过度膨胀，心肌收缩力减弱，反使心排血量逐步降低，最后可引起休克，此时应积极治疗慢性充血性心力衰竭。

4. 右室心肌梗死和心功能不全　急性下壁心肌梗死中近

一半存在右心室心肌梗死，但有明确血流动力学障碍者仅10%~15%。下壁伴右心室心肌梗死者病死率明显增加。右胸导联（尤其 V4R）ST 段抬高≥0.1mV 是右心室心肌梗死最特异的改变。下壁心肌梗死时出现低血压、无肺部啰音、伴颈静脉充盈或 Kussmaul 征（吸气时颈静脉充盈）是右心室梗死的典型三联症；但临床上常因血容量减低而缺乏颈静脉充盈体征，主要表现为低血压。维持足够的右心室前负荷为其主要处理原则。下壁心肌梗死合并低血压时应避免使用硝酸酯和利尿剂，需积极扩容治疗。若补液 1~2L 血压仍不回升，应静脉滴注正性肌力药物多巴酚丁胺。在并发高度房室传导阻滞时，常对阿托品无反应，应给予临时起搏以增加心排血量。右心室梗死时也可出现左心功能不全，引起的心源性休克，处理同左心室梗死时的心源性休克。

【病情观察】

1. 诊断明确者 本病一经明确应立即住院治疗，观察生命体征、尿量、氧饱和度以及补充血容量后血压变化及尿量情况。对于心源性休克患者观察尿量的改变，对病情预后也是一项不可忽视的指标，为了保证测量尿量的准确性，应采用留置导尿管。急性心肌梗死合并心源休克者常有低氧血症发生，动脉血气分析可帮助诊断。呼吸性酸中毒和碱中毒也是常伴随的临床表现，且可增加急性心肌梗死患者室上性和室性心律失常的发生率，须对患者常规进行血 pH、二氧化碳以及碳酸盐的监测。

2. 诊断不明确者 应尽快告知家属明确诊断的必要性，可行血常规、血清酶学、心电图、床边心超等检查尽快明确诊断，同时观察患者生命体征、尿量、氧饱和度等情况。

【病历记录】

1. 门急诊病历 详细记录患者就诊时间、主要症状特点、有无胸痛、呼吸困难及咯血等症状，记录既往病史，体检记录生命体征及神志等。辅助检查记录血常规、血清酶学、心电图、心超等检查结果并做出初步诊断和处理。

2. 住院病历 应详细记录患者主诉、发病过程、外院治疗经过。记录本病的诊断依据、与上述其他疾病的鉴别要点、详尽的诊疗计划。病程记录应包括入院治疗后的病情变化、治疗效果、上级医师的查房记录、相关检查结果分析等。需特殊检查或治疗者（如行介入治疗）以及患者病情恶化的，应记录与患者及直系亲属的谈话经过，无论同意与否，应请患者或直系亲属签名。

【注意事项】

1. 医患沟通 对已诊断明确者，应告知患者病情危重，病死率较高；原发疾病不明确者，应告知家属明确原发疾病的重要性，及时做心电图、心超、CT 等检查以明确诊断。一般应在上级医师的指导下，确定个体化的治疗方案。需调整治疗方案或需做特殊检查、行主动脉内气囊反搏、血管重建或手术治疗时应征得家属同意并签字为据。

2. 经验指导

（1）本病低血压需排除出血、药物、疼痛、迷走神经反射所致的血压下降。临床上可根据有组织灌注不足的表现、末梢循环障碍的表现以及血流动力学的检测指标等确立诊断。

（2）心源性休克确立后应尽快明确原发疾病，可依据血清酶学、超声心动图等检查诊断，其中超声心动图对于原发疾病的诊断和鉴别诊断有重要意义。患者如有原发疾病的症状、急性心肌梗死时的胸痛、大块肺栓塞的咯血及呼吸困难，则这些表现对病因诊断有帮助。

（3）本病尽快明确原发疾病至关重要，如为急性二尖瓣反流、室间隔穿孔、心室游离壁破裂、急性大块肺栓塞应尽快手术治疗。

（4）排除上述情况而经相关检查明确为急性心肌梗死者，

除一般治疗、药物治疗外，应采取主动脉内气囊反搏术及溶栓治疗或血管重建术。

(5) 几种特殊情况的处理：①右心室心肌梗死，首先考虑补充血容量，增加右心室前负荷，改善左心室舒张期充盈和心输出量；②急性二尖瓣反流，急性心肌梗死引起的乳头肌功能障碍，导致二尖瓣关闭不全，可选用血管扩张药（如硝酸甘油）以降低前负荷，必要时用正性肌力药物和血管活性药物维持血压。应立即予主动脉内气囊反搏支持，尽快行手术修补或换瓣治疗；③室间隔穿孔，也应在药物治疗的同时采用主动脉内气囊反搏治疗，行手术修补治疗；④心室游离壁破裂，应紧急心包穿刺减压，并行紧急心脏修补术；⑤急性肺栓塞，该病引起的心源性休克应立即行手术取栓。

第十章

肺源性心脏病 ◄•••

第一节 急性肺源性心脏病

急性肺源性心脏病（acute cor pulmonale）指肺动脉主干或其分支栓塞，并发神经体液因素和低氧引起的肺动脉收缩，导致肺动脉压急剧升高，右心排血受阻，右心扩张和右心衰竭。栓子来源主要为周围静脉血栓和右心血栓，其他为癌栓、脂肪栓和气栓等。栓子为血栓时称为肺血栓栓塞（PTE）。

【诊断】

（一）症状

1. 呼吸功能损害和肺梗死表现为呼吸困难、胸闷、发绀、胸痛、咳嗽、咯血和发热。肺部叩诊呈浊音，呼吸急促，呼吸音减弱，干、湿啰音，可有胸膜摩擦音甚至胸腔积液。

2. 急性肺动脉高压、右心扩大和衰竭表现为肺动脉瓣区第二音亢进、分裂，收缩期喀喇音和杂音。心脏浊音界向两侧扩大，心率加快。三尖瓣区收缩期杂音和奔马律，可有心律失常、颈静脉怒张、肝肿大、双下肢水肿。

3. 心排血量下降表现为肺动脉主干栓塞时，可因心排血量减少和室间隔左移，使左心排血量剧减，收缩压下降，引起昏厥、心绞痛、休克甚至猝死。

(二) 体征

病变广泛时可有发绀。肺大块梗死区叩诊浊音，呼吸音减弱或伴有干、湿性啰音。如病变累及胸膜，可出现胸膜摩擦音和胸腔积液体征。心率多增快，心浊音界扩大。胸骨左缘第 2、3 肋间隙浊音界增宽，搏动增强，肺动脉瓣区第二心音亢进，并有收缩期和舒张早期杂音。三尖瓣区亦有收缩期杂音及舒张期奔马律。可有心律失常（如房性、室性早搏、心房扑动、心房颤动等），亦可发生心搏骤停。右心衰竭时，颈静脉怒张，肝肿大并有压痛。可出现黄疸，双下肢水肿，可有血栓性静脉炎的体征。

(三) 检查

1. 血浆 D-二聚体酶联免疫吸附分析　$< 500ng/ml$ 时可基本排除诊断。

2. 动脉血气分析　可有或无低氧血症和低碳酸血症。

3. 肺部 X 线检查　典型的 X 线胸片异常表现。

（1）肺栓塞（PE）表现

①灶性缺血（westmark 征）：区域性血管纹理减少，透亮度增加，表示巨大中心性栓子。

②横膈上方、外周楔形阴影（Hampton 驼峰征）：表示较小周围性栓子导致肺梗死。

③肺门动脉扩张，但外周分支血管迅速变细。

（2）心影增大。

4. 心电图检查　电轴右偏，极度顺时针转位，右束支传导阻滞，I 导联深 S 波、Ⅲ 导联 Q 波和 T 波倒置（SIQⅢTⅢ波型），心律失常，ST-T 缺血改变。这些变化可在数日后恢复，动态观察有助于诊断。

5. 超声心动图检查　是识别 PE 后右心室负荷过度的一种快速、简便、敏感的方法。可显示右心室扩张、活动减弱，室间隔异常活动，三尖瓣反流，肺动脉扩张。少数患者可检出右心或肺动脉血栓。

6. 放射性核素肺显像 安全、无创、有价值。肺灌注显像敏感性好，但特异性差。典型表现为部分肺段灌注缺损，可根据灌注缺损的肺段多少评估，分为高、中或低度可疑。肺通气显像能提高诊断特异性，当前者异常、后者正常时，应高度怀疑该病。

7. 增强螺旋 CT 和 MRI 有较高的 PE 诊断价值，提供相似于导管血管造影的显像。

8. 选择性肺动脉造影 是诊断 PE 最可靠的方法。可检出肺动脉内的栓子。表现为肺动脉血管充盈缺损、堵塞（截断现象）和节段性血流减少或血管缺乏等。为有创检查、可发生致命性并发症，应严格掌握指征，如果其他检查能确诊，而且拟采用内科治疗时，则不必作该检查。

9. 下肢超声检查和静脉对比造影 可诊断深静脉血栓。

(四) 诊断要点

1. 突然发病、剧烈胸痛、与肺部体征不相称的呼吸困难、发绀和休克，尤其发生在长期卧床、手术、分娩后以及心力衰竭患者身上。

2. 肺动脉高压体征和支持肺动脉高压的心电图（SIQⅢTⅢ型改变）、心电向量图和 X 线检查的结果。

3. 选择性肺动脉造影或强化螺旋 CT 则可以确诊肺动脉栓塞的诊断以及栓塞部位和范围。

(五) 鉴别诊断

根据突然发病、剧烈胸痛、与肺部体征不相称的呼吸困难、发绀和休克，尤其发生在长期卧床、手术或分娩后以及心力衰竭患者，结合肺动脉高压体征、心电图、心电向量图和 X 线检查的结果可以诊断。选择性肺动脉造影则可以确诊栓塞的部位和范围。严重肺梗死需与心肌梗死相鉴别。

【治疗】

病情急剧恶化，血压降低、严重呼吸困难、发绀或休克，属于大块肺动脉栓塞，必须紧急溶栓治疗。病情平稳且血流动力学稳定者，卧床休息、吸氧、镇痛、扩张肺血管，加强抗凝而不溶栓治疗。

1. 缓解疼痛和呼吸困难 病情急剧恶化，血压降低、严重呼吸困难、发绀或休克，必须积极抢救。卧床休息，吸氧；剧烈胸痛时可皮下或静脉注射罂粟碱 30 ~ 60mg，具有止痛、扩张肺血管、解除血管痉挛的作用。

2. 抗休克处理 可用羟乙基淀粉代血浆（706 代血浆）或生理盐水 500 ~ 1000ml 尽快补充血容量，以提升血压。若血压仍低，液体中加入多巴酚丁胺以 2.5 ~ 10.0μg/（kg·min）静脉滴注。

3. 解除血管痉挛 静脉推注阿托品 0.75 ~ 1.0mg，以降低迷走神经张力，防止或改善肺动脉栓塞发生时肺血管和冠状动脉的反射性痉挛。

4. 抗凝及溶栓治疗

（1）溶栓治疗：是大块肺动脉栓塞并发严重血流动力学不稳定、病情急剧恶化时的急救措施。血压降低、严重呼吸困难、发绀或休克时，唯一能紧急解除肺循环急性梗阻的措施为尽快溶栓。链激酶、尿激酶和组织型纤溶酶原激活剂（tPA）能使血浆纤溶酶原快速转换成纤溶酶，并强化纤溶酶活性，使肺动脉栓塞溶解，肺循环急性梗阻状态开通或改善。溶栓治疗的禁忌证包括颅内疾病（脑出血史、颅内肿瘤、脑创伤或手术、脑卒中未超过 2 个月）、任何部位的活动性出血、原有出血性因素（如肝肾功能障碍）、妊娠、严重未控制的高血压（血压 > 180/110mmHg）、10 日内的手术史等是溶栓治疗的主要禁忌证。

（2）溶栓方法：①链激酶；患者可先用氢化可的松 100mg 或地塞米松 5 ~ 10mg，静脉推注，然后每 12 小时重复推注 1 次，可减轻链激酶的过敏反应和发热反应。首先静脉推注链激酶 25 万单位的负荷剂量，继之以每小时 10 万单位连续静脉滴注 24 小时。②尿激酶：首次剂量为 4400U/kg，静脉推注 10 分钟，随后以每小时 4400U/kg 连续滴注 12 小时。③ tPA：可用每小时 50mg 静脉滴注 2 小时，如果重复肺动脉造影未见血块溶解，且无出血并发症，可在随后 4 小时用 40mg（每小时 10mg）连续静脉滴注，输入溶栓剂 tPA 前后，应该使用肝素，应使 APTT 值升至正常对照值的 1.5～2.5 倍，然后肝素维持连续静脉滴注。

所有接受溶栓治疗者出血危险性均会增加，尤其是近期手术伤口部位、静脉穿刺部位、有创性操作部位和消化道出血部位。因此，应该尽量避免有创性操作，必要时加压包扎阻止渗血。严重大出血则需停止溶栓剂，并给予冷冻，或给予新鲜血浆以补充新鲜的纤维蛋白原。此外，即刻用抗纤溶药物氨基己酸 5g 加入 100ml 生理盐水或 5% 葡萄糖中，在 15～30 分钟内静脉滴注，然后以每小时 1g 维持滴注，可逆转纤维蛋白溶解状态。

(3) 防止进一步血栓形成和栓塞：重点是防止血栓形成进一步发展和再发栓塞。可用肝素持续静脉滴注，应使 APTT 值升至正常对照值的 1.5～2.5 倍，或使 APTT 值保持在 60～80 秒。有证据表明，肝素持续静脉滴注可减少出血性并发症，可避免肝素间歇性静脉推注引起的肝素血浓度出现高峰和低谷。快速静脉推注肝素负荷剂量（100U/kg）后，如果采用间歇给药方法，则肝素的剂量需能维持部分促凝血酶原激酶时间（APTT）达到照值的 1.5～2 倍，最初 24 小时内达到治疗作用的 APTT 非常关键，否则静脉血栓栓塞的复发率高。开始治疗后，可每 4 小时复查 APTT，可根据 APTT 测定结果追加肝素或减少肝素静脉注射，以达到足够的 APTT 值。并在肝素治疗的第 1 日开始口服华法林治疗，口服华法林与肝素静脉推注可重叠 5～7 日，直到 INR（INR 2.0～3.0 为宜）达到治疗范围。第 1 日口服华法林 10mg，随后调整每日剂量，以保持凝血酶原时间在正常对照的 2.0 ~ 3.0 倍。抗凝治疗的疗程需根据病情个别调整，对于病因明确且属可逆性者（如手术后），抗凝治疗可在 2 ~ 3 个月后停止。否则，抗凝治疗可根据经验维持 3 ~ 6 个月，对慢性疾病有血栓栓塞高发因素者，需要考虑长期抗凝治疗。

5. 外科治疗 个别病例可考虑外科手术取出血栓。肺栓子切除术适用于大范围肺栓塞发生后，收缩血压 ≤90mmHg，排尿量少和 PaO_2 ≤60mmHg，持续达 1 小时。应在栓子切除前做好肺血管造影，以证实肺栓塞的诊断，并继以下腔静脉阻断和静脉给药肝素治疗。大范围肺栓塞造成心搏骤停，通常的复苏措施往往无效，因为肺脏的血流受阻塞。在此情况下，肺栓子切除术应紧急进行。

6. 放置滤器 采用下腔静脉过滤器阻断下肢静脉血栓来源。抗凝治疗有禁忌的患者，或虽进行足量的抗凝治疗仍反复出现肺栓塞的患者，放置下腔静脉过滤器是一种治疗选择。过滤器通过导管经颈内静脉导入下腔静脉，阻断的最合适部位为肾静脉入口的下方。接受腔静脉阻断治疗者，在处理深静脉血栓塞后，需抗凝治疗至少 6 个月。

【病情观察】

患者大多因并发症而入院治疗，主要观察患者呼吸、循环功能状况以及其他脏器的功能状况，重点观察治疗后患者的病情变化，评估治疗疗效，并根据患者的具体情况，予以相应的治疗调整。

【病历记录】

1. 门急诊病历 记录患者呼吸困难、胸闷、发绀、胸痛、咳嗽、咯血发作的时间，本次症状加重的时间，本次发作的诱发因素，痰量及痰的性质。过去史记录有无吸烟史及慢性胸、肺疾病史等，记录患者过去的诊断和治疗情况。体检记录患者有无发绀，有无梗死区叩诊浊音、呼吸音减弱或伴有干湿性啰音；如病变累及胸膜，是否出现胸膜摩擦音和胸腔积液体征；有无肺气肿症；心尖搏动位置，肺动脉瓣及三尖瓣区听诊情况，以及右心功能不全体征等。辅助检查记录血常规、X线胸片、动脉血气分析、心电图和心脏超声等检查结果。

2. 住院病历　重点记录患者的诊治经过、治疗后相关症状、体征和辅助检查结果的变化和分析。神志有改变的患者须密切观察、记录动脉血气的变化，如病情危重，或需机械通气治疗、抗凝溶栓治疗或手术治疗者，应与患者或家属的及时沟通，并请患者或家属签字。

【注意事项】

1. 医患沟通　告知患者或家属有关本病的相关知识。对出现神志改变者，应及时行血气分析。若出现肺性脑病、消化道出血、肾功能衰竭和休克，往往是疾病终末期，须告知家属，并应对患者的疾病程度进行评估，同时将预后与家属交代。

2. 经验指导

（1）本类疾病在我国少见，易被漏诊或误诊。根据突然发病、呼吸困难、窒息、心悸、发绀、剧烈胸痛、昏厥和休克，尤其发生于长期卧床或手术后的患者，应考虑肺动脉大块栓塞引起急性肺源性心脏病的可能；如发生体温升高、心悸、胸痛和血性胸腔积液，则应考虑肺梗死的可能。结合心电图、X线检查、肺扫描及用多普勒超声法或阻抗体积扫描检查下肢有否深部静脉血栓等结果可以诊断。确诊则有赖于选择性肺动脉造影。

（2）本病属内科急症，血流动力学稳定时，只需肝素加华法林抗凝治疗；而血流动力学不稳定时，需紧急抢救，溶栓治疗是第一要务。

第二节　慢性肺源性心脏病

慢性肺源性心脏病（chronic cor pulmonale）是由于肺、胸廓或肺动脉血管慢性病变所致的肺循环阻力增加、肺动脉高压，进而导致右心肥厚、扩大，甚至发生右心衰竭的心脏病。

本病是我国比较常见的一种心脏病。1973 年起全国进行了大面积的肺心病普查，综合 1900 多万我国人口普查的结果，平均患病率为 0.48%，居住在高寒、日照不足、潮湿地区的人群及吸烟者发病率高，随职业的不同患病率也有差异。

【诊断】

（一）症状

本病病程进展缓慢，可分为代偿与失代偿两个阶段，但其界限有时并不清楚。

1. 功能代偿期　患者都有慢性咳嗽、咯痰或哮喘史，逐步出现乏力、呼吸困难。体检示明显肺气肿表现，如桶状胸、肺部叩诊呈过度清音、肝浊音上界下降、心浊音界缩小甚至消失。听诊呼吸音低，可有干湿啰音。心音遥远有时只能在剑突下听到。肺动脉区第二音亢进，剑突下有明显心脏搏动，是病变累及心脏的主要表现。颈静脉可有轻度怒张，但静脉压并不明显增高。

2. 功能失代偿期　肺组织损害严重，引起缺氧、二氧化碳潴留，进而可导致呼吸和（或）心力衰竭。

（1）**呼吸衰竭**　多见于急性呼吸道感染后。缺氧早期主要表现为发绀、心悸和胸闷等。病变进一步发展时发生低氧血症，可出现各种精神经障碍症状，称为肺性脑病。

（2）**心力衰竭**　亦多发生在急性呼吸道感染后，因此常伴有呼吸衰竭，以右心衰竭为主，可出现各种心律失常。由于肺心病是以心、肺病变为基础的多脏器受损害的疾病，因此在重症患者中，可有肾功能不全、弥散性血管内凝血、肾上腺皮质功能减退所致面颊色素沉着等等表现。

（二）体征

1. 肺、心功能代偿期（包括缓解期）的主要体征　胸廓畸形或有明显肺气肿的征象，肺部听诊呼吸音减弱，偶有干、湿啰音；下肢水肿，晨轻暮重；心浊音界常因肺气肿而不易叩出，肺动脉瓣区第二心音亢进，三尖瓣区出现收缩期杂音，心尖搏动位于剑突下。

2. 肺、心功能失代偿期（包括急性加重期）的主要体征发绀、球结膜充血，肢体温暖多汗，颈静脉怒张，肝颈反流征阳性，肝、脾肿大，双下肢水肿，部分患者出现胸腹水。

（三）检查

1. 血液检查　红细胞计数和血红蛋白增高，血细胞比容正常或偏高，全血黏度、血浆黏度和血小板黏附率及聚集率常增高，红细胞电泳时间延长，红细胞沉降率一般偏快；动脉血氧饱和度常低于正常，二氧化碳分压高于正常，以呼吸衰竭时显著。在心力衰竭期，可有丙氨酸氨基转移酶和血浆尿素氮、肌酐、血及尿 β_2-微球蛋白（β_2-MG）、血浆肾素活性（PRA）、血浆血管紧张素 Ⅱ 含量增高等肾功能受损表现。并发呼吸道感染时，可有白细胞计数增高。在呼吸衰竭不同阶段可出现高钾、低钠、低钾或低氯、低钙、低镁等变化。

2. 痰细菌培养　旨在指导抗生素的应用。

3. 肺功能检查　肺活量、最大通气量下降，残气量增加等。

4. 血气分析　可有动脉血氧分压降低，二氧化碳分压升高。当呼吸衰竭时，两者分别达到 <8kPa（60mmHg）和 >6.7kPa（50mmHg）。

5. X 线检查

（1）肺、胸基础疾病的表现。

（2）桶状胸表现：肋间隙增宽，横膈下移，肺透光度增高，心脏呈垂悬位。

（3）肺动脉高压表现：右下肺动脉横径≥15mm 或与支气管横径之比值≥1.07，肺动脉段凸出高度≥3mm，中央肺动脉扩张而外围分支纤细、对比鲜明。肺动脉圆锥凸出高度≥7mm（右前斜位45°）。

（4）右心扩大。

6. 心电图检查　右心室肥大表现：QRS 波额面平均电轴≥90°，极度顺时针转位（$V_5 R/S \leq 1$），$V_1 R/S \geq 1$，$Rv_1 + Sv_5 > 1.05mV$，aVR R/S 或 $R/Q \geq 1$，$V_{1\sim3}$ 呈 Qs、Qr 或 qr。肺型 P波。可有低电压和右束支传导阻滞。诊断特异性高，但敏感性低。

7. 超声心动图　可显示右心室增大、右心室壁增厚、三尖瓣关闭不全。

8. 磁共振成像　能提供最好的右心室图像，被作为测定右心室的金标准。

9. 右心导管检查　经静脉送入漂浮导管至肺动脉，直接测定肺动脉和右心室压力，可作为肺心病的早期诊断。

10. 其他　肺阻抗血流图及其微分图的检查，用放射性同位素作肺灌注扫描，均可作为肺心病诊断时的参考。

（四）诊断要点

1. 根据1977年我国修订的"慢性肺心病诊断标准"，患者有慢性支气管炎、肺气肿、其他肺胸疾病或肺血管病变，并引起肺动脉高压、右心室增大或右心功能不全表现，如颈静脉怒张、肝肿大压痛、肝颈静脉反流征阳性、下肢水肿及静脉高压等。

2. 有心电图电轴右偏、顺钟向转位、肺型 P 波，V_1 导联 QRS 波群呈 qR，V_5 导联 $R/S < 1$，$RV_1 + SV_5 \geq 1.05mV$。

3. X 线表现，X 线胸片正位中央肺动脉增宽，右肺下动脉增宽（≥15mm，其直径与主气管横径比≥1.07），肺动脉段明显凸出（其高度≥3mm）；外周血管纤细，形成"残根征"。右心室扩大征为心影向两侧扩大，当心力衰竭控制后则心影不大或缩小。

4. 慢性肺源性心脏病心功能代偿期即可出现低氧血症和高碳酸血症，血气分析显示低氧血症（$PaO_2 < 60mmHg$）和（或）高碳酸血症（$PaCO_2 > 50mmHg$）时即为呼吸衰竭。

5. 参考肺功能检查和血液气体分析或其他检查，可以做出慢性肺源性心脏病的诊断。

（五）鉴别诊断

1. 冠状动脉粥样硬化性心脏病（冠心病）　肺心病与冠心病均多见于老年人，有相似之处，且可合并存在。其鉴别在于冠心病多有心绞痛或心肌梗死病史、左心衰竭史，多与高血压、高血脂、糖尿病并存，体检及 X 线检查呈左心肥厚为主的征象。

2. 充血型原发性心肌病　肺心病心脏扩大，伴右心衰竭，可与本病相似。但本病多为全心扩大，无慢性呼吸道疾病史，X 线无突出的肺动脉高压征。心电图无电轴右偏及心脏顺时针转位。

3. 风湿性心瓣膜病　肺心病心脏扩大时，可有三尖瓣相对关闭不全而出现明显的收缩期杂音，易与风湿性心脏病混淆。其鉴别可根据风湿性心瓣膜病发病年龄较轻，常有风湿性关节炎和心肌炎的病史，二尖瓣区有明显的杂音，X 线检查除心室扩大外，有明显的左心房扩大，心电图有"二尖瓣型 P 波"，超声心动图有反映二尖瓣狭窄的"城垛样"改变的图形等征象可与肺心病相区别。

【治疗】

治疗原则为积极控制感染，通畅呼吸道，改善呼吸功能，纠正缺氧和二氧化碳潴留，控制呼吸衰竭；翻身、拍背、体位引流的护理措施极为重要。

（一）缓解期治疗

缓解期治疗是防止肺心病发展的关键。可采用：①冷水擦身和膈式呼吸及缩唇呼气以改善肺脏通气等耐寒及康复锻炼；②镇咳、祛痰、平喘和抗感染等对症治疗；③提高机体免疫力药物如核酸酪素注射液（麻疹减毒疫苗的培养液）皮下或肌内注射，或核酸酪素口服液 10ml/支，每日 3 次，3~6 个月为 1 疗程。气管炎疫苗皮下注射、卡介苗注射液肌内注射等；④中医中药治疗，宜扶正固本、活血化瘀，以提高机体抵抗力，改善肺循环情况。对缓解期患者进行康复治疗及开展家庭病床工作能明显降低急性期的发作。

（二）急性加重期治疗

1. 控制感染 参考痰菌培养及药物敏感试验结果选择抗生素。在培养结果报告前，根据感染的环境及痰菌涂片革兰染色结果选用抗生素。院外感染以革兰阳性菌占多数；院内感染则以革兰阴性菌为主。或选用二者兼顾的抗生素。常用的有青霉素类、氨基糖苷类、喹诺酮类及头孢类抗生素。原则上选用窄谱抗生素为主，选用广谱抗生素时必须注意可能继发真菌感染。

2. 通畅呼吸道，纠正缺氧和二氧化碳潴留 翻身、拍背、体位引流的护理措施对于引流痰液极为重要。在痰液堵塞气管、排除痰液极为困难、缺氧和二氧化碳潴留急剧加重时，应及时给予气管切开，可以方便吸出痰液，排除气管堵塞，并方便使用呼吸机。持续低流量吸氧为呼吸衰竭患者的供氧原则。

3. 控制心力衰竭 肺心病心力衰竭患者一般在积极控制感染、改善呼吸功能后心力衰竭便能得到改善，如尿量增多，水肿消退，肿大的肝缩小、压痛消失，不须加用利尿剂。但对治疗后无效的较重患者可适当选用利尿或血管扩张药。

(1) 利尿剂：可减少血容量并减轻右心负荷，消除水肿。原则上宜选用利尿作用轻的利尿剂，小剂量应用。如氢氯噻嗪 12.5～25mg，每日 1 次；尿量多时需补钾或用保钾利尿剂，如选用螺内酯 20～40mg，每日 1～3 次；重度而急需利尿的患者可用呋塞米 20mg 静脉注射。利尿剂应用后出现低钾、低氯性碱中毒，使痰液黏稠不易排痰和血液浓缩，应注意预防。

(2) 强心剂：肺心病心力衰竭患者由于慢性缺氧及感染，对洋地黄类药物耐受性很低，疗效差，且易发生心律失常，原则上不用洋地黄制剂。若伴有左心衰竭时，应用洋地黄制剂前应注意纠正缺氧、低钾和酸中毒，以免发生毒性反应。若肺心病心力衰竭伴有低氧血症、感染等，不宜应用洋地黄制剂治疗时，可以短期采用非洋地黄类正性肌力药物，如多巴酚丁胺 2.5～10μg/(kg·min)。

(3) 血管扩张剂的应用：血管扩张剂可减轻心脏前、后负荷，降低心肌耗氧量，增加心肌收缩力，对心力衰竭有一定效果。但是，血管扩张剂在呼吸衰竭时应用，有可能加重缺氧，并使二氧化碳分压上升，因而限制了血管扩张剂在肺心病的临床应用。

4. 改善呼吸功能，抢救呼吸衰竭采取综合措施 包括缓解支气管痉挛、清除痰液、畅通呼吸道：可用沐舒坦 15mg，每日 2 次，雾化吸入；或沐舒坦 60mg，每日 2 次，静脉滴注。持续低浓度给氧，应用呼吸兴奋剂、Bipap 正压通气等；必要时施行气管切开、气管插管和机械呼吸器治疗等。

5. 控制心律失常 除常规处理外，须注意治疗病因，包括控制感染、纠正缺氧、纠正酸碱和电解质平衡失调等。病因消除后心律失常会自行消失。应用抗心律失常药物时还要注意避免应用普萘洛尔等 β-受体阻滞剂，以免引起气管痉挛。

6. 增加心肌收缩力，提高心排血量 肺心病患者由于低氧、感染、电解质紊乱，对洋地黄类强心剂敏感，较易引起中毒。使用洋地黄类强心剂的原则是小剂量，约为常规剂量的 1/2。选用作用速度快、排泄快制剂，如毛花苷 C 0.2mg，或毒毛花苷 K 0.125mg，均加 10% 葡萄糖 20～40ml 静脉推注或入壶滴注，每日 1～2 次。使用洋地黄的指征：①经治疗呼吸衰竭虽已好转，但心力衰竭依然存在；②利尿剂效果不佳，心力衰竭不能纠正；③伴有左心衰竭；④伴有室上性心动过速。另外可试用非洋地黄类强心药如沙丁胺醇、多巴酚丁胺，磷酸二酯酶抑制剂如氨力农、米力农与氨茶碱。氨茶碱作为支气管扩张药同时具有增加心肌与膈肌收缩力及利尿作用，近来发现还有抗支气管炎症作用，肺心病患者常用量 0.1～0.2g，每日 3 次，口服；0.25g 加葡萄糖注射液 40ml 缓慢静脉推注 10～15 分钟，也可静脉滴注；血浆药物浓度 10μg/ml 是安全有效浓度，>20μg/ml 可有心律失常、头痛、烦躁，>40μg/ml，可猝死。氨茶碱吸收个体差异较大，肝硬化、心肌病变、甲状腺功能减退等患者对本药敏感性增强，因此本药注射时要缓慢，有条件者应监测血药浓度。

7. 纠正酸碱失衡及电解质紊乱

（1）呼吸性酸中毒：一般不需补充碱性药物，经积极通畅气道，改善呼吸功能多可纠正。若血气 pH 在 7.20 以下时，可小量补充 5% 碳酸氢钠注射液 50～100ml 观察。

（2）呼吸性酸中毒并发代谢性碱中毒：首先要消除诱发因素，补充氯化钾，每日 5～10g，直至纠正。单纯补钾不能纠正的低钾血症，要静脉同时滴注硫酸镁注射液 2～5g，每日 1 次。并发代谢性酸中毒的补充碳酸氢钠。对于由于利尿，大量出汗或长期低钠饮食，或肾上腺皮质功能减退，或抗利尿激素分泌失常等引起的缺钠性低钠，尤其是有低渗性脑病者，可补 3% 氯化钠，一般补至 130mmol/L 即可，可根据公式：测得血钠 mmol/L × 0.6 × 体重（kg），算出所需氯化钠 mmol/L

数，再根据 17mmol/L = 1g 氯化钠换算成氯化钠克数。补钠原则：①分次给予，每 1 日补缺钠量的 1/3；②宁少勿多，以免血容量急骤增加，加重心脏负荷；③速度不要过快，一般每小时 50mmol 以下，或每分钟不超过 25 滴；④血清钠水平有所回升并且症状改善后及时改为口服，血清钠接近正常或出现口渴立即停止补钠。对心力衰竭引起的稀释性低钠血症限制水的入量及改善心功能为治疗的根本措施。肺心病急性发作期患者进食减少，右心衰竭影响镁的吸收，利尿剂强心苷的使用增加镁的排泄，当血清镁低于 0.75mmol/L，24 小时尿镁低于 20mmol 时，认为机体有缺镁；当出现精神症状时，必须补镁治疗，一般使用 25% 硫酸镁 10～20ml 加 5% 葡萄糖液 500ml 静脉滴注，每日 1 次，直至症状缓解。低血磷患者，尤其血磷低于 0.32mmol/L 时要静脉滴注磷酸钠或磷酸钾配制的溶液，首剂 0.08～0.16mmol/kg，并根据血磷及临床症状调整用量。静脉补磷可出现低血钙、迁延性钙化、低血压、高血钾、高血钠等不良反应，因而只适用于严重低磷患者。轻度低磷治疗基础疾病，增加饮食中磷的摄入即可。中度低磷可用磷酸盐制剂，每日 1.2～2.5g，分 2～3 次口服。

8. 抗凝治疗 对血液流变学具有高黏血症的肺心病患者宜应用小剂量肝素治疗。应用方法是每日 50～100mg 肝素加入 5% 葡萄糖液 500ml 内静脉滴注，疗程 7～10 日，其疗效已较肯定。也有用蝮蛇抗栓酶 0.5U 溶于 5% 葡萄糖注射液 250ml 内静脉滴注，每日 1 次，疗程 7～10 日。

9. 能量与营养素的补充治疗 肺心病急性发作期呼吸肌疲劳问题越来越受到注意。呼吸肌疲劳的原因是由于食欲差、进食少所致能量供应不足。治疗可给高蛋白高热量饮食，补充不同疗程的氨基酸、脂肪乳。人体需要营养要素：碳水化合物、脂肪和蛋白质的呼吸商（氧消耗/二氧化碳排出量）分别为 1、0.7、0.84，因而高脂营养相对能降低二氧化碳的产生，减轻呼吸肌的工作负担。一般用 20% 的脂肪乳 250ml，每日 1 次静脉滴注。

10. 并发症的治疗 肺心病的发生、发展及影响预后的主要因素为低氧血症和（或）高碳酸血症，就其发生、发展的轻重缓急，临床上均有不同程度的心、肺功能障碍及多器官损害，因而并发症的治疗主要依靠综合治疗如抗感染、给氧、改善心肺功能、矫正酸碱失衡及电解质紊乱等，一般随综合治疗病情好转，受损器官功能逐渐恢复，受损较重的器官可给予相应的处理。早期发现，早期处理是成功的关键，如消化道出血者，预防性应用制酸剂如西咪替丁或雷尼替丁等，对有出血先兆者安置胃管，注入 8mg 的正肾盐水（生理盐水 250ml 加肾上腺素 1mg），凝血酶 2000U 胃管内注入有较好止血效果，无 DIC 并存的给酚磺乙胺、6-氨基己酸等。对肺血栓栓塞的给予肝素、链激酶或尿激酶等。肺性脑病酌情给予脱水剂及纳洛酮每次 0.4mg 静脉滴注。肺心病易发生自发性气胸，且易漏诊，应注意发现和迅速排气治疗。

有条件时，危重患者应送入重症监护室，由有经验的医疗技术人员对患者进行呼吸功能、循环功能监测、气道管理、机械通气，可明显降低死亡率。

（三）加强护理工作

本病多起病急，病情重、反复发作，多次住院，造成患者及家属精神上和经济上的极大负担。加强心理护理，提高患者对治疗的信心，配合治疗十分重要。同时又因病情复杂多变，必须严密观察病情变化，宜加强心肺功能的监护。翻身、拍背排除呼吸分泌物是改善通气功能的一项有效措施。

【病情观察】

肺心病患者主要观察患者呼吸、循环功能状况以及其他脏器的功能状况，重点观察治疗后患者的病情变化，评估治疗疗效，并根据患者的具体情况，予以相应的治疗调整。本病常需综合治疗，并根据病情变化准确判断，以决定下一步治疗，如有肺部感染的，可根据药敏试验和经验等，选择抗生素联合治疗；有右心衰竭的，则予以强心、利尿等治疗。本病容易出现各种并发症，如肺性脑病，亦需密切观察、及时处理。

【病历记录】

1. 门急诊病历 记录患者咳嗽、咳痰反复发作的时间，本次症状加重的时间；本次发作的诱发因素；痰量及痰的性质，是否有胸闷、气促和呼吸困难，有无下肢水肿等。过去史记录有无吸烟史及慢性胸、肺疾病史等，记录患者过去的诊断和治疗情况。体检记录患者有无发绀，球结膜是否有水肿，有无肺气肿症，两肺是否有啰音，心尖搏动位置，肺动脉瓣及三尖瓣区听诊情况，以及右心功能不全体征等。辅助检查记录血常规、X线胸片、动脉血气分析、心电图和心脏超声等检查结果。

2. 住院病历 重点记录患者的诊治经过、治疗后相关症状、体征和辅助检查结果的变化和分析。神志有改变的患者须密切观察、记录动脉血气的变化，如病情危重，或需机械通气治疗的，应记录与患者家属的谈话过程，并请家属签字同意为据。

【注意事项】

1. 医患沟通 鼓励患者多饮水或予静脉补液，以提高祛痰剂的药效和促进痰液排除，鼓励经常变换体位和用力呼吸。对无力咳痰者，可予捶背、拍胸、体位引流、超声雾化等；对出现神志改变者，应及时行血气分析。如果二氧化碳潴留明显，须告知家属切勿擅自调节吸氧流量，以免造成二氧化碳麻醉；若出现肺性脑病、消化道出血、肾功能衰竭和休克，往往是疾病终末期，须告知家属，并应对患者的疾病程度进行评估，同时将预后与家属交代；如为疾病缓解期，则可嘱患者加强锻炼，避免上感等诱发因素。

2. 经验指导

（1）肺心病患者一旦出现心、肺功能衰竭，诊断一般不难，但对早期患者，诊断有时尚难肯定。因此，必须结合患者的具体病史、症状、体征及各项实验室检查等进行全面分析和综合判断。下列各项可作为诊断肺心病的参考：①具有慢性支气管炎等肺、胸疾病的病史；②存在慢性阻塞性肺气肿或慢性肺间质纤维化等基础疾病的体征；③出现肺动脉高压的客观征象；④具有右心损害如右室肥大的各种表现；⑤肺、心功能失代偿期的患者则有呼吸衰竭和右心衰竭的临床征象和血气改变。

（2）抗生素的选用原则上以窄谱抗生素为主。反复多次住院患者、使用广谱抗生素和糖皮质激素者，住院期间应定期进行 X 线胸片检查和反复多次痰培养，以指导临床治疗。必须注意可能的真菌感染。

（3）利尿剂的使用原则上选择作用轻、小剂量的氢氯噻嗪或氨苯蝶啶，并间隙使用。尿量多时应注意补钾，症状重而急需利尿者，可用呋塞米。

（4）本病应用强心剂时应把握如下指征：①感染已控制，呼吸功能已改善，利尿剂不能取得良好疗效且反复水肿的心力衰竭者；②以右心衰竭为主要表现而无明显急性感染的患者；③出现急性左心衰竭。由于慢性缺氧和感染，患者对洋地黄药物耐受性很低，疗效差，易发生心律失常，宜选用作用快、排泄快的制剂（如毒毛花苷 K、毛花苷 C 等），一般用量为常规剂量的 1/2 或 2/3，用药前应注意纠正缺氧，防治低钾血症，以免发生药物毒性反应。低氧血症、感染等均可使心率增快，故不宜以心率作为衡量强心药应用和疗效考核的指标。

（5）呼吸衰竭伴有二氧化碳明显潴留时，一般禁用镇静剂；如果患者出现兴奋躁动、抽搐，可用 10% 的水合氯醛 10～15ml 灌肠，较为安全。

（6）肺心病并发的心律失常以房性心律失常为主，经控制感染，纠正低氧血症、高碳酸血症及电解质紊乱后常能使心律失常消失。若持续存在，可根据心律失常的类型选用相应治疗药物。

第十一章

周围血管疾病

第一节 雷诺病和雷诺综合征

雷诺综合征（Raynaud syndrome）以发作性指（趾）缺血为特征，有原发与继发之分，常在受凉或触摸冰凉物体时发作，有时情绪激动也可诱发。典型的雷诺现象表现为发作时一个或数个指（趾）由白变紫变红，随后转暖、恢复如常的病理生理现象。发作过程持续 10 多分钟，约 1/3 患者持续 1 小时以上。继发性雷诺综合征常见的病因有结缔组织病、阻塞性动脉疾病、原发性肺动脉高压、神经系统疾病、黏液异常、药物作用等。原发性雷诺综合征称为雷诺病，临床少见，多发生于女性，尤其是神经过敏者，男女比例为 1:10。发病年龄多在 20～40 岁。寒冷季节发作较重。本病的发病基础主要为肢端小动脉的痉挛，其原因未完全明确。

【诊断】

（一）症状

1. 发病时患者手指皮肤苍白，数分钟后转为发绀，再由发绀转为潮红，继而肤色恢复正常。一般由苍白转至正常15～30分钟。当苍白和发绀时，有指端麻木、刺痛、发凉、感觉迟钝；转为潮红时有轻度烧灼、胀痛，随肤色恢复正常而消失。

2. 双手同时发病，且呈对称性。发自指末节、逐渐向全指和掌指扩展，但不超过掌面。

3. 病久且反复频繁发作者，表现为手指皮肤变薄，紧缩、硬韧，伴有关节失灵或僵硬，甚则静息痛和指端溃疡。

4. 患者常伴有情绪易激动、忧郁、伤感、多疑、失眠、多梦、周身痛无定处等精神症状。

5. 常在寒冷季节或遇到冷刺激，或情绪刺激时发作。

（二）体征

1. 发作间歇期　体格检查完全正常，发作时除肤色改变外，脉搏搏动正常或发现患者手、足发凉多汗，约 10% 患者指（趾）皮下组织增厚发硬。

2. 继发性雷诺综合征　可伴有已知疾病的异常体征，如结缔组织病所致者常有相应的皮肤关节体征。

（三）检查

1. 实验室检查　免疫学检查作为病因学检查，可用于排除免疫因素引起的继发性雷诺综合征。

2. 特殊检查

（1）冷激发试验：将患者双手浸入 4℃ 的一盆冷水中，出现上述典型的雷诺现象即为阳性。

（2）微循环检查：可见发病时毛细血管袢明显减少、管径细、管袢短、血流慢甚至淤滞。

（3）动脉造影：可分别在经冷刺激前后进行，发作后显示指动脉管腔细小，晚期动脉内膜粗糙、管腔狭窄，但掌弓动脉及其近侧血管常无病变。

（四）诊断要点

1. 典型临床表现　①发作由寒冷或情绪激动所诱发；②两侧对称性发作；③无坏死或只有很小的指（趾）端皮肤坏死。

2. 激发试验　①冷水试验：将指（趾）浸于 4℃ 左右的

冷水中 1 分钟，可诱发典型临床表现；②握拳试验：两手握拳 1.5 分钟，然后弯曲状态下松开手指，也可出现典型雷诺现象的临床表现。

3. 血液检查 通过抗核抗体、类风湿因子、免疫球蛋白电泳、补体、抗 DNA 抗体、冷球蛋白以及 Coomb 试验检查寻找病因。

（五）鉴别诊断

1. 网状青斑 是一种以皮肤出现斑块或花斑纹状蓝色改变为特征的血管痉挛疾病，多发生在肢体的外露部位，冬季易发作，病因不明，但冷激发试验阴性。

2. 红斑性肢痛症 为一种原因不明的以肢端红、肿、热、痛为临床特点的末梢血管功能性疾病，冷激发试验阴性。

【治疗】

治疗原则为用交感神经阻滞剂或其他血管扩张剂，解除血管痉挛，降低周围血管对寒冷刺激的反应。

（一）一般治疗

患者应注意防寒保暖，避免接触冰冷物体，嘱患者戒酒。如为继发者，应注意对原发疾病的治疗。

（二）血管扩张疗法

1. 钙通道阻滞剂 二氢吡啶类钙通道阻滞剂是治疗本病的有效药物。①硝苯地平对本综合征有明显疗效，可在接触寒冷环境前半小时到 1 小时口服 10～20mg，发作频繁者应给予缓释制剂每日 30～90mg；②氨氯地平每日 2.5～10mg；③非洛地平每日 2.5～10mg；④地尔硫䓬（对心率快者）30～60mg，每日 3～4 次。

2. α-肾上腺受体阻断剂 ①盐酸妥拉唑啉 25～100mg，每日 4 次；②哌唑嗪 1～5mg，每日 3 次；也可用特拉唑嗪等。

3. 血管紧张素转化酶抑制剂、血管紧张素受体拮抗剂 可用于上述药物无效者。

4. 硝酸甘油软膏　局部使用。

5. 前列腺素　可静脉给药，如 PGE$_1$ 或 PGI$_1$，前者剂量为 10ng/(kg·min)，静脉滴注数小时至 3 日；后者 7.5ng/(kg·min)，静脉滴注 5 小时，每周 1 次，共 3 次。

6. 其他　双氢麦角碱（海特琴）、甲基多巴、利血平、三碘甲状腺原氨酸、胰舒血管素都可能有效。烟酸和罂粟碱虽是扩血管药，但无益处。

（三）血浆交换疗法

可降低血浆黏滞度。每日抽去血液 500ml，或 1~2 次抽去 350~1000ml，去除量 1L 以内可用人造血浆 2~2.5L 代替，去除量更大时必须用新鲜血浆或白蛋白等渗溶液替补。每周 1 次，共 5 次，疗效至少可维持 6 周。如用血细胞分离器进行时可仅仅去除血浆，保留血细胞，疗效更佳。

（四）肢体负压治疗

患者取坐位，将患肢置入负压舱内。治疗压力为上肢 -65~-100mmHg，一般为 -80mmHg；下肢 -80~-130mmHg，一般为 -100mmHg。每日 1 次，每次 10~15 分钟，10~20 次为 1 个疗程，平均治疗 14 次。治疗原理为负压使肢体血管扩张，克服了血管平滑肌的收缩，动脉出现持续扩张。

（五）手术治疗

1. 指征　①病程 >3 年；②症状严重，影响工作和生活；③药物治疗无效；④免疫学检查无异常发现。

2. 方法　①交感神经切除术：上肢病变可考虑施行传统的或经胸腔镜上胸交感神经切除术，疗效 40%~60%，2~5 年后症状可复发。下肢病变可施行腰交感神经切除术。②掌和指动脉周围微交感神经切除术。

（六）诱导血管扩张疗法

患肢及全身暴露在 0℃ 的寒冷环境中，而双手浸泡在 43℃

的热水中，每次治疗 10 分钟。冷试验结果表明，治疗后肢端温度平均升高 2.2℃。其机制为使患者再次暴露于寒冷环境中，肢端血管不再出现过度收缩反应。

（七）病因治疗

可找到发病原因者，应予治疗。

【病情观察】

对已明确诊断者，门诊诊疗时应观察患者症状发作次数、发作特点，评估治疗效果；对尚未明确诊断者门诊就诊时，应向患者及家属介绍冷激发试验的方法，怀疑继发性雷诺综合征者应对原发疾病明确诊断。

【病历记录】

1. 门急诊病历 记录患者就诊的主要症状、病程，有无反复发作的特点，是否有每次发作的诱因、症状持续时间、缓解方式等。注意询问并记录有无结缔组织病、阻塞动脉疾病、原发性肺动脉高压、神经系统疾病、血液系统疾病及服用避孕药等，有无吸烟史和有无高血压及糖尿病史。描述初步诊断、处理意见。

2. 住院病历 记录患者主诉、发病过程、门诊或外院的诊疗过程、用过何种药物及疗效如何。重点记录患者治疗后病情变化、治疗效果。

【注意事项】

1. 医患沟通 已诊断明确者，如为原发性，应告知患者戒烟，注意保暖，避免接触冰冷物体；需服药治疗的，应告知患者及家属治疗药物疗程、可能疗效。注意：本病的治疗目前仍不理想，患者及家属应有足够的思想准备。病情重而药物治疗无效者，应告知患者可采取交感神经切除术，但患者或其亲属须签署知情同意书。

2. 经验指导

（1）根据患者典型的雷诺现象，诊断本病一般不难，其中指端皮肤苍白是诊断的必备条件。

（2）如为发作间歇期，因患者无典型的表现，此时可行冷激发试验，如能诱发典型的雷诺现象，即可明确诊断。

（3）如为继发性，则应积极寻找原发疾病，如系统性红斑狼疮、真性红细胞增多症等，有助于治疗原发疾病，以控制本病发作。

（4）防寒保暖及避免接触冰冷物体、戒烟等能减少发作次数。

（5）经一般处理后，发作次数仍较多者可采取药物治疗。药物治疗应遵循个体化的原则，但不宜依赖药物，同时应注意药物治疗本身的不良反应。

第二节　闭塞性动脉硬化

闭塞性周围动脉粥样硬化（peripheral arteriosclerosis obliterations）是由于周围动脉发生粥样硬化病变引起血管腔进行性狭窄或闭塞所致的缺血症候群。主要累及下肢的大中型动脉，上肢较少见。患肢因缺血而发凉、麻木、疼痛或间歇性跛行，后期因组织营养障碍而发生溃疡或坏疽，常见于50~70岁的男性。目前认为本病的易患因素有高脂血症、肥胖、高血压、糖尿病、高龄和吸烟等，多数患者往往有多个易患因素。

【诊断】

（一）症状

本病的症状主要由于动脉狭窄或闭塞引起肢体局部血供不足所致。最早出现的症状是患肢发凉、麻木和间歇性跛行。如腹主动脉下端或髂动脉发生闭塞，行走时整个臀部和下肢均有酸胀、乏力和疼痛，且可有血管源性阳痿表现；症状发生在小腿，则可能为股动脉或腘动脉闭塞；如症状累及足或趾时，可能有抵达踝部的动脉闭塞。上肢动脉硬化也可表现上肢间歇性跛行；可由于"脑窃血综合征"而出现耳鸣、眩晕、语言障碍、复视、双侧视物模糊、单侧或双侧感觉缺失，甚至昏厥。随着病情的发展，缺血程度加重，出现下肢持续的静息痛，常在肢体抬高位时加重，下垂位时减轻，疼痛在夜间更为剧烈。患肢皮肤苍白、温度降低、感觉减退、皮肤变薄、汗毛脱落、肌肉萎缩、趾甲增厚变形、骨质疏松。后期可产生趾、足或小腿的干性坏疽和溃疡。糖尿病患者常有湿性坏疽和继发感染。

患肢动脉搏动减弱或消失，血压降低或测不出。上肢病变时两臂血压相差可 ≥2.67kPa（20mmHg）。患肢动脉如部分阻塞，则在狭窄动脉区可听到血管的收缩期吹风样杂音，此时常指示管腔减少 ≥70%。少数可扪及动脉瘤，多见于腘窝或腹股沟韧带以下的股动脉部。

患肢颜色改变，特别是足和趾在抬高时苍白，下垂时潮红、发紫，提示微循环水平的动脉缺血。两侧肢体皮温不同，患侧足变凉、变冷。"充血膝征"：在股浅动脉远端或腘动脉近、中段阻塞时，患侧膝比健侧温暖，两膝温差可达 2 ~ 5℃。此征指示有来自股深动脉的膝周侧支循环障碍。

两下肢可同时受累，常伴有高血压、糖尿病或其他脏器如脑、心、肾、肠系膜等动脉粥样硬化的临床表现，浅表动脉如颞浅动脉多有扭曲现象。

（二）体征

1. 狭窄远端动脉搏动减弱或消失，血管狭窄部位可闻及杂音。

2. 肢体缺血的体征，包括肌肉萎缩，皮肤变薄、苍白、发亮、汗毛脱落，皮温降低，趾甲变厚。

3. 肢体下垂到肢体转红时间 >15 秒，提示有动脉狭窄，相反，如将肢体上抬成 60°角，在 ≤60 秒内即出现明显的肢体苍白，也提示有动脉狭窄。

4. 晚期在骨凸出易磨损部位可见缺血性溃疡。

（三）检查

1. 节疫性血压测量 在下肢不同节段放置血压计袖带，采用 Doppler 装置检查压力。下肢动脉有明显狭窄者可使下肢血压明显下降，踝动脉与肱动脉的比值可 <1，正常应近似 >1；如此值 <0.5，则表明有严重狭窄。

2. 活动平板负荷试验 以患者出现肢体缺血症状为观察终点的负荷量来客观评价患肢的功能状态，由于有量化指标，适用于患者的随访观察。

3. 脉搏容积描记 一般做两侧肢体的比较，记录每次脉搏搏入肢体的血量，如有动脉狭窄则搏入量减少，与健侧肢体比较有明显差别。

4. 多普勒超声检查 可发现动脉狭窄的二维图像及血流频谱呈低平改变。

5. 动脉造影检查 可直观显示动脉闭塞的确切部位、程度以及侧支循环形成的情况。目前此项检查在国内已相当普及，对已有明显症状者宜行此检查，可为手术或介入治疗决策提供依据。

（四）诊断要点

1. 男性，50 岁以上，下肢或上肢慢性缺血症状且动脉搏动减弱或消失。

2. 下肢间歇性跛行或上肢运动后无力。

3. X 线片显示动脉壁内有斑片钙化阴影者，均应怀疑本病。

4. 动脉造影可以确诊。

（五）鉴别诊断

1. 多发性大动脉炎累及腹主动脉－髂动脉 可有腹痛、恶心、呕吐等症状，亦可有间歇性跛行的表现，腹部有时可闻及血管杂音，动脉造影有助于诊断。

2. 血栓闭塞性脉管炎（Buerger 病） 该病主要见于 30 岁以下青年男性重度吸烟者，累及中、小动脉，且上肢动脉亦常同时受累，病程长，发展慢，常有浅表静脉炎和雷诺（Raynaud）现象。

3. 神经病变及下肢静脉曲张所致溃疡 主要鉴别点是缺血性伴有肢体及溃疡局部剧烈疼痛，而此两者病变所致的溃疡常无明显疼痛。

【治疗】

（一）一般治疗

患肢应精心护理，可涂敷乳膏保湿，避免外伤。有静息痛者，可采用抬高床头，以增加下肢血流灌注，减少肢痛发作；有间歇性跛行发作的患者，应鼓励其有规律地进行步行锻炼（坚持每日步行到出现症状为止）。避免高脂饮食，积极控制高血压、糖尿病，体重超重的应注意减轻体重。

限制体力活动，卧床休息时应保持患肢低于水平面 20°～30°稍下垂位置；避免直接受热；戒烟；作有规律的运动，引起跛行性疼痛后，适当休息到症状缓解，重新行走，每次运动 30～45 分钟，每周≥4 次；积极治疗高脂血症，并控制糖尿病。

（二）对症治疗

可用硝苯地平 10～20mg，每日 3 次，口服；或用烟酸 100mg，每日 3 次，口服，联用低分子右旋糖酐 500ml，静脉滴注，每日 1 次，14 日为 1 疗程；或用妥拉唑啉 25mg，每日 3 次，口服。

血管扩张剂可以应用钙拮抗剂和 ACE 抑制剂治疗，此类药物可能改善间歇性跛行，并能加速伤口的愈合。

抗凝治疗一般用于旁路术或经皮球囊扩张血管成形术手术后，通常用低分子量肝素抗凝；由动脉栓塞引起者应用华法林抗凝治疗。

（三）血管重建

1. 导管介入治疗 包括经皮血管腔内成形术、激光血管成形术及支架术。主要适用于血管狭窄段相对较短和血管尚未完全阻塞者，并适用于缺血性症状急剧加重，出现静息痛并有致残危险者。介入治疗方法简便，病残率低，价廉，成功率高，可反复使用。

2. 手术治疗 内科治疗无效的，可行血管旁路移植术、动脉内膜剥脱术等，同样适用于缺血性症状急剧加重，出现静息痛并有致残危险的患者。鉴于病变具节段性，且多发于大、中型动脉，故约80%患者可作手术治疗。手术适用于伴有严重静息痛、症状呈进行性加剧，有产生溃疡或坏疽可能者。大多数采用人造血管或自体大隐静脉旁路移植术。腰交感神经节切除术可作为一种辅助性手术治疗方法。

【病情观察】

1. 诊断明确者 应注意患者步行距离变化，肢体有无静息痛，有无溃疡或坏疽或伴有感染。注意观察内科上述治疗后的症状变化，如有无发展、有无进行性加重；有上述血管重建指征的，可予以相应治疗。

2. 诊断未明确者 应根据患者的具体症状、体征，行上述相关的检查，注意与相关疾病的鉴别，以明确诊断。

【病历记录】

1. 门急诊病历 记录患者就诊时主要症状特点，如间歇性跛行；记录患者有无肢体局部疼痛、紧束、麻木、无力感，有无休息时患肢疼痛的表现；有无吸烟史、高血压及糖尿病史；既往发作史及用药情况、疗效如何。体检记录肢体远端动脉搏动情况。辅助检查记录节段性血压测量、Doppler血流速率情况。

2. 住院病历 记录患者主诉、发病过程、门诊及外院的诊疗过程、用过何种药物及疗效如何。记录本病的诊断依据、鉴别诊断要点。重点记录患者入院治疗后的病情变化、治疗效果。需行介入治疗或外科手术的，应由患者及家属签署知情同意书。

【注意事项】

1. 医患沟通 对已明确诊断者，应嘱患者对患肢精心护理，保持清洁，避免外伤。鞋袜的选择也应使之不影响局部血流；有静息痛者嘱其采用斜坡床，同时进行步行锻炼，积极控制危险因素。行内科治疗的，应注意定期门诊随访。治疗时应告知患者及家属，本病通过药物治疗缓解症状的效果并不理想，有介入治疗或外科手术指征的，应予相应的治疗，以使患者能理解、配合治疗，需行介入治疗或外科手术指征的，应由患者或其亲属签署知情同意书。

2. 经验指导

（1）本病的典型症状为间歇性跛行，易与其他疾病所致者相混淆。注意本病多伴有肢体动脉搏动减弱或消失。仔细询问病史，患者多有吸烟、糖尿病、高血压、高血脂等危险因素。

（2）本病的主要体征为狭窄远端动脉搏动减弱或消失，血管狭窄部位可闻及杂音；肢体下垂时，可因继发性充血而发红，从肢体下垂到肢体转红时间 >10 秒，表浅静脉充盈时间 >15 秒，即提示有动脉狭窄。

（3）有间歇性跛行而无静息痛且病情相对稳定的患者给予内科药物治疗，药物治疗对肢体动脉狭窄所引起的缺血症状远不如对冠心病、心绞痛有效，特别是血管扩张剂，临床已证明对缺血性肢痛无效。抗血小板药物，尤其是阿司匹林对防止四肢动脉闭塞性病变的进展有效，但不能提高患者的运动耐受能力。抗凝药肝素和华法林及尿激酶链激酶对动脉的慢性闭塞无效。

（4）对缺血性症状急剧加重，出现静息痛并有致残危险者，或由于职业的需要必须消除症状者，可行导管介入治疗术或外科手术治疗。

第三节 血栓性静脉炎

血栓性静脉炎（thrombophlebitis）是指静脉血栓形成伴有静脉炎症。包括血栓性浅静脉炎及深部静脉血栓形成，后者是肺栓塞的常见原因。本病与感染、肢体外伤、静脉内置留管超过 24 小时、静脉内注射高渗溶液和硬化剂、长期卧床、手术后恢复期、血液凝固性增高等因素有关，本病亦可能与恶性肿瘤、淋巴瘤等疾病有关。

【诊断】

（一）症状

1. 血栓性浅静脉炎（superficial thrombophlebitis） 多发生于四肢浅表静脉，如大、小隐静脉，头静脉或贵要静脉。急性期时患肢局部疼痛、肿胀，沿受累静脉的行径可摸到一条有压痛的索状物，其周围皮肤温度增高、稍红肿。一般无全身症状。1～3 周后静脉炎症逐渐消退，局部遗留有硬条索状物和皮肤棕色色素沉着，常经久不退。本病有复发倾向。

2. 深部静脉血栓形成（deep venous thrombophlebitis, DVT） 其症状轻重不一，取决于受累静脉的部位、阻塞的程度和范围。有些患者可全无症状，而以大块肺栓塞表现成为第一症状。其炎症和血栓形成多发生于小腿静脉或腘静脉内，局部疼痛，行走时加重。轻者仅有局部沉重感、站立时明显。患肢肿胀，小腿肌肉、腘窝、腹股沟内侧等处有压痛。直腿伸踝试验（Homan 征）阳性，检查时让患者下肢伸直，将踝关节急速背屈时，由于腓肠肌和比目鱼肌被动拉长而刺激小腿中病变的静脉，引起小腿肌肉深部疼痛。同理，压迫腓肠肌试验（Neuhof 征）亦阳性。此外，常可见远侧静脉压增高所致的浅静脉曲张。

（二）体征

1. 患肢肿胀、发热，有压痛。

2. 静脉血栓形成者两小腿的周径相差男性 >1.4cm，女性 >1.2cm。

3. 有时在小腿或腘窝处可扪及受累的静脉有触痛，在足背屈时可有阻力增加或疼痛。

（三）检查

1. 血液检查 DVT 时 D-二聚体增高，其阳性价值不大，但阴性预测值高达 97% ~99%。

2. 静脉压测量 患肢的静脉压升高。正常站位时足背静脉弓的平均压力为 18.8cmH$_2$O，而静脉压力为 7cmH$_2$O。平卧位时在上下肢的相当部位，下肢静脉压比上肢稍高。周围大静脉的正常压力平均为 6~12cmH$_2$O，但患肢常 >20cmH$_2$O。

3. 多普勒超声检查 近阻塞处的远端静脉和近端静脉中测不到血流波形曲线，监听器内"大风声"消失，远端肢体加压时正常人的血流加强效应消失。

4. 螺旋 CT 肺血管造影检查如阴性则可以排除明显肺栓塞。

5. 磁共振静脉显像（MRV） MRV 对近端主干静脉（如下腔静脉、髂静脉、股静脉等）血栓的诊断有很高的准确率。

6. X 线静脉造影 本法是诊断深静脉血栓形成的"金标准"，可显示静脉阻塞的部位、程度、范围和侧支循环血管的情况。

（四）诊断要点

1. 有发生深静脉血栓形成的高危因素。

2. 单侧肢体肿胀发热、疼痛，动脉搏动正常。

3. 有突然呼吸急促、咯血等肺栓塞的症状。

4. 血管超声检查、深静脉造影可做出定性和定位诊断。

（五）鉴别诊断

凡在术后、产后或因全身性疾病长期卧床的患者中，突然出现小腿深部疼痛、压痛、肿胀，直腿伸踝试验（Homan）征和压迫腓肠试验（Neuhof）征阳性时，应首先考虑小腿深部静脉血栓形成的可能。结合超声检查，放射性核素扫描和静脉造影即能确诊。但尚须与急性小腿肌炎、小腿蜂窝织炎、急性动脉阻塞和淋巴水肿等疾病相鉴别。

【治疗】

（一）一般治疗

1. 卧床休息 1~2 周，可减轻疼痛，并使血栓紧粘于静脉壁内膜上。

2. 抬高患肢高于心脏水平，促进静脉回流，直至水肿及压痛消失。

3. 保持大便通畅，以免用力排便使血栓脱落导致肺栓塞。

4. 起床后应穿有压差或无压差长筒弹力袜。

（二）药物治疗

1. 溶栓疗法　适用于发病时有严重血压下降、呼吸困难、发绀等严重血流动力学障碍的患者，首先尿激酶 4400U/kg（20~30）万单位静脉注射，然后 4400U/（kg·h）静脉滴注 2 小时。重组组织型纤溶酶原激活剂（rtPA），总剂量 50mg，先在 1~2 分钟内静脉滴注 8mg，剩余剂量在 90 分钟内滴入。

2. 抗凝治疗　如果肺栓塞时，无血流动力学障碍，可用肝素 5000U 一次静脉推注，以后每小时 1000U 持续静脉滴注 5~7 日，滴速以激活的部分凝血活酶时间（APTT）维持在 60~80 秒为适宜。华法林在应用肝素的同时或 1 周内开始应用，与肝素重叠用药 4~5 日。调整华法林剂量的指标为 INR 在 2.0~3.0。

（三）其他治疗

1. 对抗凝集禁忌的患者　如肺栓塞危险低，患者可试以抬高患肢和局部热敷的方法。血栓性浅静脉炎可用抬高患肢、局部热敷、穿弹力袜或用弹性绷带包扎。

2. 手术治疗　可考虑作静脉血栓摘除术或 Fogarty 导管取栓术等。

3. 介入治疗

（1）肺栓塞高危时、因抗凝剂并发症而需要终止时；或应用足量抗凝剂时仍有反复血栓栓塞发生；可考虑经皮下腔静脉内植入滤过器。

（2）慢性下肢静脉阻塞，主要针对髂静脉、下腔静脉等。静脉造影明确狭窄部位后，从对侧股静脉插管至狭窄处，用球囊扩张并置入支架。

【病情观察】

1. 诊断明确者　应观察治疗后症状是否缓解，服用华法林者应观察有无出血并发症，注意监测凝血酶原时间，以调整治疗用药剂量。

2. 诊断不明确者　门诊就诊或住院时，应告知患者及家属行 Doppler 或深静脉造影等方法以尽快明确诊断。

【病历记录】

1. 门急诊病历　记录患者症状出现的时间、特点，发病前有无静脉输液史，近期有无手术外伤史，有无服用雌激素、孕激素等用药史，有无静脉血管介入治疗等相关病史。并详细记录体格检查结果，记录 Doppler、深静脉造影结果。

2. 住院病历　详细记录患者主诉、发病过程、门诊或外院诊疗经过。重点记录患者入院治疗后的病情变化、治疗效果。

【注意事项】

1. 医患沟通　诊断未明确者，应告知患者及家属行

Doppler 及深静脉造影的必要性及潜在的肺栓塞的危险性；诊断明确者，应告知患者及家属有关抗凝治疗的意义。有关治疗效果及药物不良反应，需详细说明。需行手术治疗的患者，应告知患者及家属手术治疗的必要性及风险，以征得患者及家属的理解并签字同意为据。

2. 经验指导

（1）浅表性静脉炎多有静脉输液史，局部症状、体征明显，诊断较容易。深静脉血栓形成可有患肢发热、肿胀等，也可无局部症状而以肺栓塞为首发症状。

（2）深部静脉血栓形成诊断困难者，须行 Doppler 或深静脉造影以明确诊断。

（3）浅静脉炎患者一般诊断无困难，可予相应的对症处理，注意随访治疗效果。深静脉血栓形成者可致肺栓塞及慢性静脉功能不全，诊断未明确者应嘱患者尽快行 Doppler 或深静脉造影，以明确诊断；诊断明确者，应采取上述积极的治疗措施，评估治疗效果、不良反应，是继续治疗还是可以停药，如内科治疗无效的，可予手术治疗。如内科治疗无效的，可予手术治疗。

（4）深静脉血栓形成的主要治疗目的是预防肺栓塞，特别是病程早期血栓松软与血管壁粘连不紧易脱落时，应采取积极的治疗措施。急性近端深静脉血栓形成的抗凝治疗至少持续 6 ~ 12 个月，以防复发，对反复发作患者或有恶性肿瘤等高凝状态不能消除的患者，抗凝治疗时间可不限制。

第十二章

其他心血管疾病 ◀•••

第一节 梅毒性心血管病

梅毒性心血管病是由梅毒螺旋体侵入人体后引起的心血管疾病。梅毒螺旋体可以侵犯任何部位的动脉，但以升主动脉和主动脉弓最常受累。常在初次感染后 5～30 年发病，故发病年龄多在 35～50 岁，男性多见。梅毒螺旋体直接感染主动脉中层平滑肌和弹力纤维，产生炎症、坏死，继以瘢痕形成，主动脉壁逐渐变薄并有钙盐沉着，导致动脉瘤形成。近 20 年来，早期梅毒的感染有所增加，预计今后梅毒性心血管病会呈增加趋势。

【诊断】

（一）症状与体征

按病变的范围和影响，临床上有以下五种类型，同一患者可有一种或一种以上类型表现。

1. 单纯性梅毒性主动脉炎 梅毒性主动脉炎可以发生在梅毒的早期，但多见于晚期梅毒。多发生于升主动脉，亦可累及于远端的降主动脉。临床上一般无症状、诊断很困难，临床表现往往在发病后 10～13 年出现。

（1）症状：未经治疗的梅毒患者中，80% 以上发生梅毒性主动脉炎，其中大多数无症状，部分患者可感到胸骨后不适或钝痛，10%可发生主动脉瘤、主动脉瓣关闭不全、冠状动脉口狭窄等并发症。

（2）体征：由于主动脉扩大，叩诊时心脏上方浊音界增宽，主动脉瓣区第二心音增强，可能闻及轻度收缩期杂音，但此种杂音的性质无特异性。

2. 梅毒性主动脉瓣关闭不全 为晚期梅毒的表现，是梅毒性主动脉炎最常见的并发症（20%～30%发生率）。在感染20～30年后临床上出现症状，多发生在40～55岁中年男性。

（1）症状：轻重差别大，轻者无症状，重者由于主动脉瓣大量反流，加以可能合并冠状动脉口狭窄，致冠状动脉血流减少而引起心绞痛。心绞痛程度可以与主动脉瓣反流程度不相称。持久的主动脉瓣反流引起左心室负荷加重，逐渐出现左心衰竭。一旦出现心力衰竭，病程在1～3年内较快进展，发生肺水肿及右心衰竭，半数死亡。

（2）体征：叩诊示心浊音界向左下扩大，由于升主动脉和主动脉弓增宽，胸骨右缘第2肋间浊音界可增宽。心尖搏动常增强。在炎症波及主动脉瓣的早期，听诊主动脉瓣区第二音常亢进，在病变后期，由于主动脉瓣本身呈纤维收缩，活动力消失，主动脉瓣区第二音逐渐减低以至消失。主动脉瓣发生反流时，在胸骨右缘第2肋间或胸骨左缘第3、4肋间可闻及来回性收缩期吹风样与舒张期吹风样杂音，以胸骨右缘第2肋间最清楚。由于主动脉根部扩张，舒张期吹风样杂音在胸骨右缘第2肋间最响，向心尖区传导。就杂音部位而论，梅毒与风湿性主动脉瓣关闭不全不同，后者往往伴有二尖瓣病变，右心室扩大，心脏转位，因而舒张期吹风样杂音在胸骨左缘第3肋间最清楚。少数情况下，主动脉瓣右前叶外翻入左心室，产生乐音性3～4级舒张期杂音，可伴有震颤，杂音响亮呈海鸥鸣样，不注意时易被误认为收缩期杂音。主动脉环钙化、主动脉瓣小叶根部僵硬、近侧主动脉扩张，因而患者虽无主动脉瓣狭窄病变，也可出现较响的收缩期喷射性杂音，在收缩早期增强，但杂音时间较短，也以胸骨右缘第2肋间最响，向颈部传导，有时还可伴有震颤，震颤在颈总动脉或胸骨上窝扪到，但极少在主动脉瓣区扪及。

上述表现与风湿性心脏病的主动脉瓣狭窄不同，风湿性主动脉瓣狭窄杂音音调较高尖，在收缩中期或晚期增强。梅毒性主动脉瓣反流时在主动脉瓣区可听到响亮的拍击样收缩期喷射音，起源于收缩早期大量血液进入扩张的主动脉所造成的突然扩张振动。主动脉瓣反流较严重时，在心尖区除可听到由主动脉瓣区传来的杂音外，还可听到隆隆样舒张期杂音，其传导范围不广，此杂音起源于反流到左心室的血液冲击于二尖瓣的主瓣上所产生的功能性二尖瓣狭窄，即 Austin-Flint 杂音，此杂音无收缩期前增强，且不伴有第一心音亢进或二尖瓣拍击声，可与风湿性二尖瓣狭窄相鉴别。心房颤动在梅毒性心血管病中常见，可能与冠状动脉口阻塞性病变有关。梅毒性主动脉瓣关闭不全较严重时，舒张期血流大量反流入心室，使舒张期血压降低，有时几乎降至零，脉压增宽，随之而有各种周围血管体征，包括水冲脉（Corrigan 征）、枪击声（Traube 征）、毛细血管搏动（Quinck 征），比较少见的还有 Muller 征（扁桃体随心搏周期变红）、Landolfe 征（心脏收缩时瞳孔缩小，心脏舒张时瞳孔扩大）、Shelley 征（颈部收缩期搏动）等。

3. 梅毒性主动脉口狭窄或阻塞　为梅毒性主动脉炎第二个最常见的并发症（20%～26% 发生率）。病变可累及冠状动脉开口处，但限于离开口处 1.5～2cm 以内的组织。由于冠状动脉狭窄发展缓慢，常有侧支循环形成，故极少发生大面积的心肌坏死，仅有斑块状心肌纤维化。此症单独存在者颇少，多数合并有其他梅毒性心血管病变，如主动脉瓣反流或主动脉瘤。患者可有心绞痛，其出现年龄早于冠心病患者的好发年龄，常在夜间发作，且发作时间较长。如发生心肌梗死或心肌纤维化，则出现持续心力衰竭；如冠状动脉口完全阻塞，患者可以突然死亡。

4. 梅毒性主动脉瘤 是梅毒性主动脉炎最少见的临床表现，为梅毒直接侵犯主动脉的后果。多发于胸主动脉，50% 发生于升主动脉弓，呈囊状或梭状，但绝不会发生夹层分裂。在不同部位的动脉瘤压迫相应的周围脏器和组织产生相应的症状和体征。

（1）升主动脉瘤：在主动脉瘤所在的体表可闻及收缩期血管杂音。主动脉瘤若不压迫邻近组织，并无症状。升主动脉瘤在右前胸第 1 和第 2 肋间处有局部隆起并有明显搏动，也可在右侧胸锁关节或胸骨上凹处看见搏动。瘤体压迫侵蚀胸骨可引起疼痛；如压迫上腔静脉或无名静脉，可产生面部和上肢水肿、颈部、上肢及胸壁静脉怒张，以及突眼、球结膜水肿和呼吸困难（上腔静脉综合征）；如压迫气管或支气管可出现气急、呼吸困难、金属声咳嗽、肺不张和反复肺部感染；少数压迫肺总动脉产生肺动脉狭窄的体征，并可出现右心衰竭；神经受压或骨质受侵蚀均可发生疼痛。

（2）主动脉弓动脉瘤：主动脉弓动脉瘤常压迫周围器官早期引起症状。气管或支气管受侵蚀可致咯血；喉返神经受压可引起声音嘶哑或咳嗽带金属声；肋间神经受压可致持续性胸痛；左支气管受压可致支气管狭窄或肺不张，患者出现气喘，右侧卧或坐位、前俯时症状减轻，反之则加剧；食管受压时可出现吞咽困难；膈神经受压产生呃逆或膈肌瘫痪；左侧星状神经节受压可出现 Horner 综合征（颈交感神经麻痹综合征）而有上眼睑下垂、瞳孔缩小、左侧脸部出汗减少；上腔静脉受压产生上腔静脉综合征而表现为颈、上胸部静脉怒张，血液向下方流，头颈、上肢、躯干上部充血水肿，皮肤呈暗红色，结膜红肿，呼吸急促，咳嗽声嘶。

（3）胸降主动脉瘤：胸降主动脉瘤可以十分巨大而不出现症状，往往在常规胸部 X 线检查或在诊断其他疾病进行 X 线检查时发现，少数患者在左肩胛角下方出现搏动。动脉瘤压迫主要支气管可产生咳嗽、呼吸困难，压迫肺动脉可引起肺动脉狭窄，压迫肺部引起肺部继发感染，压迫肺静脉或奇静脉引起胸腔积液。

梅毒性腹主动脉瘤常发生于第 12 胸椎至第 2 腰椎水平。有时在腹部可扪及搏动性块物，若动脉瘤压迫肾动脉则可引起高血压。

胸降主动脉和腹主动脉瘤偶可压迫脊髓神经根，引起剧烈疼痛、椎骨萎缩、脊髓受压。

动脉瘤不论有无症状，其所在部位均有可能发生破裂。胸腔内的动脉瘤可破裂入心包、胸膜腔、食道或气管、支气管引起大量呕血或咯血；腹主动脉瘤常破入腹膜后间隙、腹腔，也可破入肠道。极少数患者可破入右心腔或肺动脉而产生连续性杂音，如杂音主要位于左侧第 2 肋间，可产生类似动脉导管未闭或主 – 肺动脉间隔缺损的表现。极少数破裂的主动脉瘤可自行闭合而出血停止，其余则常在数小时至数日内死亡。

发生于主动脉根部的主动脉窦动脉瘤早期甚难发觉。动脉瘤如发生在左和右主动脉窦而波及冠状动脉开口，可以发生心绞痛；发生在后主动脉窦的动脉瘤除非破裂，否则无症状或体征。主动脉窦动脉瘤破裂入肺动脉或右心腔可出现严重右心衰竭，引起连续性杂音，颇似动脉导管未闭或主 – 肺动脉间隔缺损；动脉瘤偶破入左心房，在背部可有连续性杂音，并有左心衰竭。

5. 心肌树胶样 梅毒螺旋体大多通过性的接触而感染，约 30% 未治愈的患者最终引起心血管、神经和其他器官的晚期梅毒，而有 10% ~ 12% 梅毒患者可发生心血管梅毒病变。从开始感染梅毒螺旋体到发生心血管病的潜伏期为几年到几十年，多为 5 ~ 25 年。患本病者男多于女，其比例约为 4:1 至 5:1。有 10% ~ 25% 心血管梅毒与神经梅毒共存。患者如同时有人类免疫缺陷病毒（HIV）感染，Ⅱ期梅毒可以很快发展为神经梅毒，使患者的各种梅毒原来症状发生改变，虽经治疗病情可以缓解，但容易复发。

梅毒螺旋体侵犯动脉中层。在感染早期，螺旋体进入血流后，部分经肺门淋巴管引流至主动脉壁的营养血管，但极少侵入心肌或心内膜；在梅毒后期主动脉壁往往发炎，有瘢痕形成。梅毒可以侵犯任何部位的动脉，但以升主动脉受侵最多，因其富有淋巴组织，有利于梅毒螺旋体的进入。主动脉中层肌肉和弹性组织被梅毒螺旋体侵入破坏产生炎症，发生阻塞性血管内膜炎，伴有血管周围浆细胞和淋巴细胞浸润，这些细胞有时可引起组织过度增生，主动脉中层的正常组织被纤维组织代替。在有病变的主动脉中也可发现巨细胞和小的梅毒树胶样病变。

由于炎症，主动脉壁逐渐松弛并可有钙化，也可导致动脉瘤的发生。血管内膜出现皱褶，上面覆盖闪亮珍珠状物质的大斑块。主动脉内出现"树皮"样改变是梅毒性主动脉炎的特征，但不能以此作为梅毒性主动脉炎确诊的证据。

梅毒感染可以从升主动脉蔓延到主动脉根部，引起主动脉环的扩大和主动脉瓣连合处的分离，从而产生主动脉瓣关闭不全。主动脉瓣支持组织受到破坏和主动脉瓣卷曲，长度缩短，因此发生严重的主动脉瓣反流。

（二）检查

1. 血清学检查　梅毒血清学检查其范围从较低的特异性、敏感性到高度的特异性、敏感性主要包括以下几种方法。

（1）华氏试验（Wasserman's test）、康氏试验（Kahn'

s test）：以往常被用于梅毒的血清学试验，现在已被更敏感、更特异的方法所替代。

（2）非螺旋体血清试验（非特异性心月抗体）：有 VDRL 试验（veneral disease research laboratories，性病研究实验室）、RPR（快速血浆反应素环状卡片试验）和 APT（自动反应素）试验，经常用于梅毒筛选。VDRL 试验在初期梅毒阳性率为70%，Ⅱ期梅毒阳性率为99%，而在晚期梅毒（包括心血管和神经梅毒）阳性率为70%。如果合并 HIV 感染初期和Ⅱ期梅毒试验的反应可以被延迟或阳性率降低。

（3）梅毒螺旋体试验：包括密螺旋体活动抑制试验（treponema pallidum immobilization test，TPItest）、荧光法密螺旋体抗体吸附试验（fluorescent trepomal antibody absorption test，FTA-ABStest）和密螺旋体微量血细胞凝集试验（micro-hemagglutination，MHA-TP）均阳性。FTA-ABS 试验在初期梅毒阳性率为70%，在Ⅱ期梅毒为99%，而在晚期梅毒阳性率为98%，可以作为确诊的试验，作为心血管和神经梅毒的阳性试验。MHA-TP 试验在初期梅毒其敏感性比 VDRL 试验和FTA-ABS 试验要差些，但在Ⅱ期和晚期梅毒在敏感性和特异性方面与 FTA-ABS 相似。即使患者经过治疗，FTA-ABS 可终身保持阳性。

（4）密螺旋体 IgG 抗体测定（Westernblottest）：具有FTA-ABS 试验特点，有99%敏感性和88%特异性，容易操作，特别用于怀疑重复感染的病例、先天性梅毒和梅毒与 HIV 混合感染者。

2. 影像学检查

（1）胸部 X 线检查：单纯性梅毒性主动脉炎时可见升主动脉近端扩张，约有20%患者升主动脉见线索状钙化，而主动脉粥样硬化时常在胸降主动脉有块状硬化。升主动脉钙化常在梅毒性主动脉炎发生数年后出现。梅毒性主动脉炎时，主动脉结和胸降主动脉可以钙化，但以近头、臂动脉处的升主动脉钙化最广泛，而动脉粥样硬化时主动脉结与胸降主动脉钙化最突出，有所区别。梅毒性主动脉炎时病变从主动脉根部开始，可以向远端延伸，最多可达横膈，病变处主动脉增宽。在有主动脉瓣关闭不全存在时，心脏向左下后方增大呈靴形，在荧光屏下心脏与主动脉搏动剧烈、幅度大。在主动脉瘤时发现在相应部位主动脉膨出，呈膨胀性搏动，升主动脉或主动脉弓瘤可以侵蚀邻近骨骼，可见到骨质的破坏，瘤壁内可有钙化。

（2）CT 和 MRI 检查（计算机化 X 线断层显像）：CT 用于胸部 X 线有怀疑病例的筛选，能精确测量动脉瘤的大小，其精确度不亚于超声造影和动脉造影，是一种特别引人注意的新技术。MRI（magneticresonanceimagine，磁共振显像）能获得高分辨率静态影像，对胸主动脉病变有高度诊断精确性。能显示囊性动脉瘤，动脉瘤真实大小和特征，与周围炎性反应的关系。动脉瘤受累的范围与主动脉弓的相互关系。对心脏瓣膜反流的探测有高度的敏感性和特异性。

（3）超声检查：超声心动图可显示不同节段增宽、钙化、动脉瘤（包括主动脉窦瘤）以及主动脉瓣关闭不全。用超声多普勒测出主动脉瓣反流量。检测左心室大小、室壁厚度、左室收缩末期和舒张末期压力和容量、射血分数等。显示二尖瓣活动异常包括前叶舒张期扑动；显示动脉瘤大小、部位和破裂部位等。

（4）心血管造影：逆行主动脉造影显示主动脉瘤部位和大小，主动脉瓣反流程度，左室大小，心功能状况等。选择性冠状动脉造影用于梅毒性心血管病患者有心绞痛而怀疑有冠状动脉口狭窄时。该病冠状动脉狭窄仅限于开口处，而远处冠状动脉无狭窄病变，这点与冠状动脉粥样硬化时不同。据统计有 20%～80% 梅毒性主动脉炎患者有冠状动脉口狭窄。

（三）诊断要点

1. 病变部位和受累程度决定临床类型

（1）梅毒性主动脉炎：早期常无症状与体征，随着病变发展，主动脉瓣区可闻及轻度收缩期吹风样杂音，主动脉瓣区可有第二心音亢进。X线检查有升主动脉局部增宽和膨隆，收缩期主动脉搏动幅度增强，而舒张期搏动减弱。

（2）主动脉瓣关闭不全：症状与体征均比其他疾病所致的主动脉瓣关闭不全明显。明显关闭不全时可出现周围血管体征（脉压增大、水冲脉、枪击音和毛细血管征），胸骨右缘第2、3肋间有收缩期吹风样杂音伴有舒张期倒水样杂音，向心尖部传导。心尖部有舒张期隆隆性杂音，系由于相对性二尖瓣狭窄所致。

（3）左心室增大、心尖搏动明显增强：代表严重左心室重构和心功能不全。患者易疲乏、无力、呼吸困难、不能平卧等。X线检查有左心室扩大，升主动脉局限性扩张，有肺淤血。心电图有左心室肥厚。

（4）冠状动脉口狭窄：常与主动脉瓣关闭不全同时存在。由于病变进展缓慢，多已建立了冠状动脉侧支循环，可有心绞痛、心力衰竭或心律失常，较少有心肌梗死发生。

（5）主动脉瘤形成及巨大瘤体的压迫症状：体征取决于瘤体的位置、大小以及对周围组织压迫程度而定。升主动脉瘤常向右前上扩张，在前胸可见到巨大动脉瘤搏动。压迫上腔静脉可出现上腔静脉梗阻综合征，表现为上肢和头颈部水肿、胸壁静脉曲张；压迫支气管可有咳嗽、呼吸困难和肺部感染；瘤体破入胸腔、心包和肺动脉引起相应体征或猝死。升主动脉瘤易于引起较明显的体征，称为"体征性动脉瘤"。而主动脉弓动脉瘤可压迫食道、气管、喉返神经、交感神经节、膈神经、上腔静脉与胸椎等，出现相应的压迫症状，故称"症状性动脉瘤"。瘤体可破入胸腔或气管而发生咯血、窒息或猝死。降主动脉瘤和腹主动脉瘤症状、体征不明显。

（6）心肌树胶样肿：少见，可为局限性或弥漫性。可有心脏扩大或心力衰竭。病变多数位于左心室间隔部，可引起房室传导障碍。

2. 病史和病因 根据过去有冶游史或性病史和血清反应阳性可作出诊断。若有典型病史和临床表现，血清反应阴性者，可作螺旋体抑制试验或螺旋体荧光抗体吸附试验。

（四）鉴别诊断

梅毒心血管病患者有冶游史，有典型的梅毒或晚期梅毒的临床表现，以及阳性的梅毒血清学反应，诊断并不很困难。但应与风湿性瓣膜病、动脉粥样硬化性心脏病产生的心脏杂音和一些其他疾病鉴别。

1. 心脏瓣膜杂音的鉴别

（1）主动脉瓣区舒张期杂音：梅毒性主动脉根部扩张引起的主动脉瓣反流杂音，由于根部扩张所以在胸骨右缘第2肋间隙杂音最响。而风湿性主动脉瓣反流，由于往往伴有二尖瓣病变左心室扩大，使心脏转位，所以舒张期杂音在胸骨左缘第3肋间隙最响。

（2）主动脉瓣区收缩期杂音：梅毒性主动脉瓣反流时在该区可以听到响的拍击样收缩早期喷射音和收缩期杂音。而风湿性主动脉瓣狭窄的杂音音调较高尖，在收缩中、晚期增强。主动脉瓣环粥样钙化近侧主动脉扩张，虽瓣膜本身无狭窄病变（相对性狭窄），也可以听到收缩期喷射性杂音，但在收缩早期增强，而且杂音时间持续较短。

（3）二尖瓣区舒张期杂音：梅毒性主动脉瓣反流到左心室的血流冲击在二尖瓣主瓣上，产生功能性二尖瓣狭窄引起舒张期隆隆样杂音（Austin Flint杂音），无收缩期前增强，不伴有心尖部第一心音增强和二尖瓣开放拍击音。而风湿性二尖瓣狭窄引起的舒张期隆隆样杂音伴收缩期前增强，心尖部第一心音增强和二尖瓣开放拍击音。

2. 梅毒血清学假阳性反应的鉴别

（1）VDRL 假阳性反应：在疾病的急性感染期（在 6 个月以内），要与非典型肺炎、疟疾和其他细菌或病毒感染鉴别。在疾病的慢性感染期（在 6 个月以上），要与自身免疫性疾病（如系统性红斑狼疮）、吸毒、麻风和少数老年人的假阳性反应鉴别。这些假阳性的效价在 1:8 或更低，这些患者应长期跟踪观察。

（2）FTA-ABS 假阳性：系统性红斑狼疮的病例有假阳性反应。可能是抗 DNA 抗体引起的一种链珠状的荧光、不同于真正梅毒阳性结果，应严密随访。

3. 心绞痛的鉴别　心绞痛是梅毒性冠状动脉口狭窄最常见的临床表现，由于病程进展缓慢，并得到侧支循环的支持，所以很少发生心肌梗死，当然不免同时伴有冠状动脉粥样硬化的存在。发病年龄比冠心病要早，常于夜间发病且发作持续时间较长。

【治疗】

治疗原则为单纯主动脉炎可用普鲁卡因青霉素抗梅毒治疗，若有主动脉瘤则手术治疗。

1. 单纯性主动脉炎　可用普鲁卡因青霉素每日（40～80）万单位，肌内注射 10～15 日；或者红霉素每日 2～3g，服用 10～20 日。若有主动脉关闭不全、心力衰竭或心绞痛者，应先给予次水杨酸铋油剂每次 0.1～0.2g，每 4 日肌内注射 1 次，注射 8～10 次后再给予青霉素肌内注射，由小剂量开始，20 万单位首次注射，用药 2～3 日后观察症状和心电图变化，若无反应则逐渐加量，一直增加到每日（60～100）万单位，共用 10 日。治疗过程中，应注意异蛋白反应的出现。

2. 巨大主动脉瘤　必须进行瘤体切除、人工血管置换术。有明显主动脉瓣关闭不全者，可行带瓣膜人工血管置换术。

对冠状动脉口狭窄者，可行冠状动脉口内膜切除术或冠状动脉旁路手术。

3. 梅毒性心血管病的治疗 重度主动脉瓣关闭不全需考虑做主动脉瓣置换术。有冠状动脉口狭窄可做冠状动脉口内膜切除术，或冠状动脉内支架植入术，或冠状动脉搭桥术。主动脉瘤产生压迫症状或迅速膨大，或有破裂的危险，或虽无症状但直径超过7cm，可手术切除动脉瘤，用同种动脉或人工血管移植。

【病情观察】

用药后观察心脏杂音改变、体征、血白细胞、血沉、血培养、超声心动图等。治疗有效者心脏杂音减弱甚至消失，症状缓解，阳性体征减轻或消失。入院后定期复查血常规、X线胸片、血清学检查等。观察上述实验室检查结果的动态变化，有助于确诊、调整治疗方案和估计预后。

【病历记录】

1. 在现病史、过去史及体格检查记录中记录能排除伤寒、结核、风湿热及心力衰竭等病的描述，记录有无基础心脏病史。对心力衰竭及肺、脑、肾等栓塞者，在病历上记录与患者及家属谈话的内容与意见。在病程记录中记载确诊的心电图依据、治疗内容及疗效观察。

2. 病程记录中要记录入院后检查血生化、梅毒血清学及特异性抗体、X线胸片等结果。抗梅毒药青霉素的用量、用法、用药途径、疗程及疗效。

3. 出院小结中记录入院时情况，入院后检查结果、确诊依据、主要治疗内容及疗效。出院医嘱中记录向患者交代的注意事项，如出院后应在2、4、6、9、12个月追踪观察血清学试验，直至VDRL滴度持续下降最终阴性，以后半年复查1次，总随访期3年。

【注意事项】

1. 医患沟通

（1）反复抽血常让患者难以接受，应向其交代有关本病的知识，告知血培养的重要性，使其能配合反复抽血的操作。在使用大剂量抗生素治疗时应事先交代不良反应，尤其是氨基糖苷类抗生素，必要时患者或家属应在病历上签名以示同意，有异常反应时应及时处理。

（2）告知本病可能并发症及预后。对出院患者应嘱门诊随访 3 年，复查血培养、血常规、超声心动图等。

2. 经验指导　单纯性主动脉炎的平均寿命与常人相近。梅毒性主动脉瓣关闭不全的无症状阶段为 2～10 年（平均 6 年），症状出现后平均寿命为 5～6 年，约 1/3 患者症状出现后可存活 10 年。存活时间主要取决于有无心力衰竭或心绞痛，如出现心力衰竭，一般存活 2～3 年，约 6% 患者可长达 10 年以上。大多数患者在心功能失代偿后迅速恶化，重体力劳动者预后尤差。有冠状动脉开口闭塞者预后多不良。主动脉瘤预后非常差，平均寿命在症状发生以后的 6～9 个月。2 年内死亡率为 80%，从症状发生到死亡短则 1 周，主要死于破裂和阻塞性肺炎。

第二节　感染性心内膜炎

感染性心内膜炎（infective endoceardilis）指因细菌、真菌和其他微生物（如病毒、立克次体、衣原体、螺旋体等）直接感染而产生心瓣膜或心室壁内膜的炎症，有别于由于风湿热、类风湿、系统性红斑狼疮等所致的非感染性心内膜炎。

【诊断】

（一）症状

1. 急性感染性心内膜炎　多发生于正常的心脏。病原菌通常是高毒力的细菌，如金黄色葡萄球菌或真菌。起病突然，伴高热、寒战，全身毒血症状明显，常是全身感染严重的一部分，病程多急骤凶险，易掩盖急性感染性心内膜炎的临床症状。由于心瓣膜和腱索的急剧损害，在短期内出现高调的杂音或原有的杂音性质迅速改变。常可迅速地发展为急性充血性心力衰竭导致死亡。在静脉注射麻醉药成瘾者中发生的右侧心脏的心内膜炎也多属急性。

在受累的心内膜上，尤其是霉菌的感染，可附着大而脆的赘生物，脱落的带菌栓子可引起多发性栓塞和转移性脓肿（包括心肌脓肿、脑脓肿和化脓性脑膜炎）。若栓子来自感染的右侧心腔，则可出现肺炎、肺动脉栓塞和单个或多个肺脓肿。皮肤可有多处瘀斑和紫癜样出血性损害。少数患者可有脾肿大。

2. 亚急性感染性心内膜炎　多数起病缓慢，有全身不适、疲倦、低热及体重减轻等非特异性症状。少数以并发症形式起病，如栓塞、不能解释的卒中、心瓣膜病的进行性加重、顽固性心力衰竭、肾小球肾炎和手术后出现心瓣膜杂音等。

发热最常见，热型以不规则者为最多，可为间歇型或弛张型，伴有畏寒和出汗。体温大多在 37.5～39℃，可高达 40℃以上，也可仅为低热。3%～15% 患者体温正常或低于正常，多见于老年、伴有栓塞或真菌性动脉瘤破裂引起脑出血和蛛网膜下腔出血以及严重心力衰竭、尿毒症的患者。此外未确诊本病前已应用过抗生素、退热药、激素者也可暂不发热。70%～90% 的患者有进行性贫血，有时病情严重，病程较长者常有全身疼痛。关节痛、低位背痛和肌肉痛在起病时较常见，主要累及腓肠肌和股部肌肉，踝、腕等关节，也可呈多发性关节受累。若有严重的骨痛，应考虑可能由于骨膜炎、骨膜下出血或栓塞、栓塞性动脉瘤压迫骨部或骨血管动脉瘤引起。老年患者热度可不高或无发热，心脏杂音不明显，而表现为神经、精神改变，心力衰竭或低血压。并易发生神经系统的并发症和肾功能不全。

（二）体征

1. 心脏杂音 主要是可听到原有心脏病的杂音或原来正常的心脏出现杂音。由于瓣叶或瓣膜支持结构的损害，多出现瓣膜关闭不全的反流性杂音。在病程中杂音性质的改变往往是由于贫血、心动过速或其他血流动力学上的改变所致。约15%患者开始时没有心脏杂音。

2. 周围体征 主要表现为皮肤黏膜损害，此可能与微栓塞或免疫系统激活导致微血管炎有关。由于抗生素的广泛应用，此类体征已不多见。

（1）瘀点：可出现在任何部位，以锁骨以上皮肤、口腔黏膜和眼结膜常见。瘀点中心呈白色或黄色，成群出现，持续数日消失，但可再出现。

（2）Osler 结：紫红色，黄豆大小，略高出皮肤，有压痛，常分布于指（趾）末端掌面、足底或大小鱼际处。

（3）出血：指（趾）甲下条纹状出血。

（4）Janeway 结：位于手掌或足底部的无痛性小结，直径 1～4mm。

（5）Roth 斑：视网膜上卵圆形出血斑，中心呈白色。

（6）杵状指（趾）：1/3 以上患者有杵状指（趾），多见于晚期患者，早期治疗则不出现。

3. 进行性贫血 贫血于病后数周发生，呈进行性，多为轻度至中度贫血，有时贫血可达严重程度，成为突出的表现。贫血主要为感染抑制骨髓所致。

4. 脾肿大 约2/3患者有轻度脾肿大（由免疫系统激活或脾栓塞所致），质软，有压痛。

（三）检查

1. 血培养 75%～85%患者血培养阳性，阳性血培养是诊断本病的最直接的证据，而且还可以随访菌血症是否持续。急性患者宜在应用抗生素前 1~2 小时内抽取 2~3 个血标本，亚急性者在应用抗生素前 24 小时采集 3~4 个血标本。应用广谱抗生素、激素、免疫抑制剂和有药瘾者，应加做真菌培养。如血培养阴性患者，更应加强对真菌的培养。观察时间至少 2 周，当培养结果阴性时应保持到 3 周，确诊必须 2 次以上血培养阳性。动脉血培养阳性率并不高于静脉血。罕见情况下，血培养阴性患者，骨髓培养可阳性。阳性者应作各种抗生素单独或联合的药物敏感试验，以便指导治疗。

2. 一般化验检查　红细胞和血红蛋白降低，偶可有溶血现象。白细胞计数在无并发症的患者可正常或轻度增高，有时可见到核左移。红细胞沉降率大多增快。半数以上患者可出现蛋白尿和镜下血尿。在并发急性肾小球肾炎、间质性肾炎或大的肾梗死时，可出现肉眼血尿、脓尿以及血尿素氮和肌酐增高。肠球菌性和金黄色葡萄球菌性心内膜炎常可导致菌尿症，因此作尿培养也有助于诊断。

3. 心电图检查　一般无特异性。在并发栓塞性心肌梗死、心包炎时可显示特征性改变，在伴有室间隔脓肿或瓣环脓肿时可出现不全性或完全性房室传导阻滞、束支传导阻滞或室性期前收缩。

4. 超声心动图检查　能探测到赘生物所在部位、大小、数目和形态，对血培养阴性的检查很有诊断价值。经食管超声心动图检查显著地优于经胸壁检查，检出率达 90%，能检出直径在 1~1.5mm 的赘生物。

5. 放射影像学检查　胸部 X 线检查仅对并发症如心力衰竭、肺梗死的诊断有帮助，发现人工瓣膜有异常摇动或移位时，提示可能并发感染性心内膜炎。CT 或螺旋 CT 对怀疑有较大的主动脉瓣周脓肿患者有助于诊断。MRI 的诊断作用可能更大。

6. 心导管检查和心血管造影 对诊断原有的心脏病变、评估瓣膜的功能，了解有无冠心病有帮助。但检查可能使赘生物脱落引起栓塞，加重心力衰竭，须慎重考虑。严格掌握适应证。

7. 血清免疫学检查 常显示免疫功能的应激和炎症反应。本病亚急性病例病程长达6周，50%类风湿因子呈阳性，经抗生素治疗后，其效价可迅速下降。约有90%患者的循环免疫复合物（CIC）阳性。

（四）诊断要点

1. 急性感染性心内膜炎诊断要点

（1）起病急骤，进展快，病程为数日或数周，高热、寒战等全身毒血症状明显，并有急性感染的实验室表现。

（2）多数患者心脏原无异常，多发生在化脓性感染的基础上；近年不少有静脉吸毒患者，致病菌直接侵入后形成心内膜炎症及赘生物，多发生右心心内膜炎症及赘生物，并常导致肺栓塞和肺部迁移性脓肿。

（3）临床发现多处转移性脓肿、血管栓塞和微血管出血，尿检查可发现红细胞和管型。

（4）超声心动图发现心脏瓣膜有赘生物、瓣膜破损或穿孔，并可发生腱索或乳头肌断裂，有新的心脏杂音出现。

（5）多次连续血培养阳性，可培养出致病菌毒性强的同一种细菌，如金黄色葡萄球菌、肺炎球菌、化脓性链球菌、革兰阴性杆菌等。

2. 亚急性感染性心内膜炎诊断要点

（1）大多数发生于风湿性心瓣膜病、先天性心脏病基础上；少数病例发病前有手术、器械检查或感染的病史。

（2）全身感染表现常有发热，热型不规则。实验室检查存在全身炎症或感染的证据。老年人有心力衰竭、尿毒症或用过抗生素者体温可能正常。

（3）进行性贫血，病程 1 月以上，60% 有脾肿大，可有乏力、肌肉关节酸痛，晚期约 1/3 患者有非发绀杵状指（趾）。

（4）心脏杂音发生改变或出现新的杂音。

（5）皮肤黏膜损害可见淤血点多分布于上腔静脉引起流区，亦可见于下肢、口腔及眼结膜处，中心呈白或黄色，持续数日，常成群反复出现；眼底可见到 Roth 斑、手掌或足底可见到无痛性 Janeway 结、手指和足趾可见痛性 Osler 结、指甲下条纹状出血等微血管栓塞征象。

（6）脏器栓塞包括脑、肾、脾、肺、冠状动脉、肠系膜及肢体动脉栓塞。

（7）发热期连续血培养，每小时抽血 1 次，连续 3 ~ 5 次，每次采血 10ml 以上，同时兼作厌氧菌和霉菌培养，可有阳性。

（8）血清免疫学检查可出现 γ-球蛋白血症、低补体血症，98% 免疫复合物阳性。

（9）二维超声心动图心瓣膜可见赘生物，诊断价值较大，敏感性和特异性均为 90%，对 <3mm 的赘生物，需经食管超声心动图方能检出。

（五）鉴别诊断

1. 风湿热 风湿热患者的脉搏增快明显，与体温升高不成正比；无显著贫血、脾肿大、栓塞现象，而常伴关节炎、环形红斑、抗溶血性链球菌抗体升高，抗风湿治疗有效，血培养及超声心动图检查，则对鉴别诊断价值更大。

2. 其他 长期发热的疾病如结核病、系统性红斑狼疮、左房黏液瘤、淋巴瘤、腹腔内感染等，只要加强临床观察，注意心脏体征，结合进行性贫血、栓塞、皮肤黏膜瘀点等表现，并作血培养及超声心动图检查，最终多能明确诊断。

【治疗】

治疗原则为早诊断、快治疗；选用有效、足量抗生素，长疗程治疗；如无效，尽早手术治疗。

1. 抗生素的应用 根据致病菌培养结果和致病菌对抗生素的敏感性选择抗生素。由于细菌多被纤维蛋白、血小板所掩盖，细菌位于赘生物的深层，抗生素只能通过血浆渗透进入赘生物。应用抗生素的原则：①选用杀菌剂：如青霉素、链霉素、先锋霉素、万古霉素等。②剂量要大：按体外杀菌浓度的 4~8 倍给药。若作杀菌效价测定，以患者血清二乘积稀释，加入血培养阳性细菌，如 1:8 或更高效价仍无细菌生长，表示抗生素有效，并且剂量已足够。③疗程要长：一般需 4~6 周，对抗生素敏感性差的细菌或有并发症的顽固病例可延长至 8 周。④尽早治疗：在连续血培养 4~6 次后，即开始试验治疗，根据临床特点及可能的感染途径，判定致病菌，并选用两种不同抗菌谱的抗生素联合应用。

2. 药物选择

（1）致病菌不明确者：β-内酰胺环类抗生素（青霉素、头孢霉素）和氨基糖苷类抗生素（链霉素、卡那霉素、庆大霉素）联合应用对大多数细菌有杀灭作用，故可首先选用。先以青霉素每日（1000~2000）万单位静脉滴注；链霉素每日 1.0g 肌内注射。有效时，可连续应用 6 周左右。若上述治疗无效时，可改用苯甲异噁唑青霉素，每日 6~12g 或甲氧西林，每日 6~12g，静脉滴注；亦可用万古霉素每日 2~3g，分 4~6 次静脉注射或静脉滴注。头孢菌素抗菌范围较广，对青霉素有耐药性者亦可选用此类抗生素。第一代头孢菌素对革兰阳性球菌作用较强；第二和第三代头孢菌素对革兰阳性和阴性杆菌都有较强的抗菌作用。如环乙烯胺头孢霉素（先锋霉素Ⅵ）、头孢他啶（复达新）等，每日 4~8g，分 3~4 次静脉推注；头孢呋辛（西力欣），每日 1.5~4.5g，分 3~4 次静脉注射。若血培养阳性，应根据药敏情况立即调整抗生素种类和剂量。

（2）致病菌为革兰阳性球菌者：可选用前述药物联合治疗。在应用大剂量青霉素时需注意：①可加用丙磺舒以减慢青霉素由肾脏排泄，可使青霉素浓度提高4倍，对无明显肾功能损害者，可给予丙磺舒每次0.5g，口服，每日3～4次；②青霉素钾盐，每100万单位含钾离子39.1mg，大剂量应用时，须注意高血钾。

（3）革兰阴性杆菌感染者：可参考表12-1，亦可选用头孢菌素。

表12-1 革兰阴性杆菌心内膜炎的抗生素治疗

致病菌	抗生素（每日剂量，分2～3次静脉注射）	疗程（周）
大肠埃希菌	①氨苄西林6～8g+卡那霉素1～1.5g；②氨苄西林6～8g+庆大霉素24万～32万单位	4～6
变形杆菌	氨苄西林6～8g+卡那霉素1～1.5g	4～6
肺炎杆菌	先锋霉素Ⅰ4～6g+庆大霉素（24～32）万单位	4～6
铜绿假单胞菌	①羧苄西林20～40g+庆大霉素（24～32）万单位；②羧苄西林20～40g+妥布霉素150～250mg	4～6
产碱杆菌	链霉素1.5～2g+氯霉素2g肌内注射	6
厌氧杆菌	①林可霉素1.8～2.4g+氯霉素2g；②红霉素1～1.5g+氯霉素2g	4～6
沙门菌属	①氯霉素2g+ *增效磺胺2g口服；②氨苄西林6g+ *增效磺胺2g口服	4～6

*注：增效磺胺为磺胺甲基异噁唑0.4g+甲氧苄氨嘧啶0.08g合剂

（4）霉菌感染：可用两性霉素B，首次1mg加入液体中静脉滴注，以后每日增加3～5mg，直到每日25～30mg，总剂量达3.0～5.0g，共6周。大蒜液、5-氟胞嘧啶、咪康唑或酮康唑均有一定作用，但疗效均不如两性霉素。

一般用药3～5日后，若体温下降，升高的白细胞下降，心率减慢，说明治疗有效；如经足量抗生素治疗仍无效果，则须停药数日观察，再送血培养。赘生物存在是抗生素彻底控制本病的难点，抗凝血治疗不能抑制赘生物形成，且有导致脏器出血的危险。

3. 治愈标准及复发　治疗后体温恢复正常，脾脏缩小，症状消失者，在抗生素疗程结束后的第 1、2、6 周分别做血培养，如临床未见复发，血培养阴性，则可以认为治愈。本病复发率 5%~10%，多在停药后 6 周复发。复发多与下列情况有关：①治疗前病程长；②抗生素不敏感，剂量或疗程不足；③有严重肺、脑或心内膜的损害。有上述情况者治疗时抗生素剂量应增大，疗程应延长；复发病例再治疗时，应采取联合用药，加大剂量并延长疗程。

4. 手术治疗　下述情况需考虑手术治疗：①瓣膜穿孔、破裂、腱索离断以及发生难治性急性心力衰竭；②人工瓣膜置换术后感染，内科治疗不能控制；③并发细菌性动脉瘤破裂或四肢大动脉栓塞；④先天性心脏病发生感染性心内膜炎，经系统治疗，仍不能控制时，手术应在加强支持疗法和抗生素控制下尽早进行。

【病情观察】

用药后观察体温、心脏杂音改变、栓塞体征、血白细胞、血沉、血培养、超声心动图等。治疗有效者体温先逐渐降至正常，心脏杂音减弱甚至消失，瘀斑等栓塞体征减轻或消失，尿中红细胞在 1 个月或更久消失，血沉常在治疗后 1~2 个月或疗程结束时恢复正常。疗程结束停药后，观察 3~5 日，无任何症状，再抽取血培养 3 次均无菌生长，临床上即达到治愈标准，可给予出院，此后应定期随访 2 年。治愈者由于心内膜瘢痕形成而造成严重的瓣膜变形和腱索增粗、缩短，可导致瓣膜狭窄和（或）关闭不全。

【病历记录】

在现病史、过去史及体格检查记录中记录能排除伤寒、结核、风湿热及心力衰竭等病的描述，记录有无基础心脏病史。对心力衰竭及肺、脑、肾等栓塞者，在病历上记录与患者家属谈话的内容和患方的意见。在病程记录中记载确诊的心电图依据、治疗内容及疗效观察。在出院小结中记录出院后预防服用药物的剂量与如何观察不良反应，并写明门诊随访的时间与复查内容。

【注意事项】

1. 医患沟通

（1）反复抽血常让患者难以接受，应向其讲明感染性心内膜炎的知识，告知血培养的重要性，使其能配合反复抽血的操作。在使用大剂量抗生素治疗时应事先交代不良反应，尤其是氨基糖苷类抗生素，必要时患者或家属应在病历上签名以示同意，有异常反应时应及时处理。

（2）告知患方本病可能并发症及预后。当治疗中发生肺、脑、肾等栓塞时，在积极处理同时须向患者说明。对出院患者应嘱门诊随访2年，复查血培养、血常规、超声心动图等。

2. 经验指导

（1）近20年来，由于抗生素的广泛应用，尤其是广谱头孢菌素的广泛应用，使本病的临床表现发生很大变化。过去所能看得到的 Osler 结、Roth 斑、Janeway 结已明显减少，而且典型的乐鸣性杂音或多变的心脏杂音也并不多见。如果现在仍按典型标准来诊断本病难免会漏诊、误诊。

（2）血培养是诊断的关键，应于治疗前采血，一般隔半小时至1小时采血5~10ml，至少3次。如已用过抗生素，须停药72小时后再抽血；如已用过大剂量的敏感抗生素，须停药1周后再抽血，或在培养基中加入硫酸镁、β-内酰胺酶、青霉素酶、对氨基苯甲酸等以破坏抗生素。可同时进行常规的需氧菌培养、厌氧菌培养、L型菌培养。如静脉血培养阴性，可抽动脉血培养，培养阴性者血标本须保留3周，提高阳性率。如多次血培养阴性，应注意真菌、支原体、病毒、立克次体感染的可能性。可进行真菌培养等检查。近来有报道肺炎支原体引起感染性心内膜炎。

（3）超声心动图可用于早期诊断，但不易发现太小的赘生物（<2mm），检查者经验不足也不能发现赘生物，赘生物的检出率为57%～81%。因此，不能认为未发现赘生物就排除本病的诊断。超声心动图也可动态观察赘生物的大小、部位变化，观察瓣膜脱垂、穿孔、腱索断裂等变化，从而指导治疗。

（4）本病复发率高，如又出现发热、贫血、多汗等现象，尤其是第一次患病时即出现严重肺、脑或心内膜损害者，应再次抽取血培养，联合应用抗生素，并需加大剂量和延长疗程。

（5）近年来由于抗生素的广泛应用使本病的病原谱发生了变迁，草绿色链球菌占绝对优势的年代已过去，而以金黄色葡萄球菌、铜绿假单胞菌、变形杆菌、大肠埃希菌占优势，尤其是耐甲氧西林金黄色葡萄球菌（MR-SA）、耐甲氧西林表皮葡萄球菌（MRSE）、产超广谱 β-内酰胺酶（ESBL）的革兰阴性杆菌在迅速增多。由于耐药菌株的增多，不能单纯地长期应用青霉素。最后应用含有 β-内酰胺酶抑制剂如克拉维酸、舒巴坦、他唑巴坦的复合抗生素制剂。如证实是 ESBL 感染可用碳青霉烯类（亚胺培南、美洛培南等）、头霉素类。注意不宜用两种 β-内酰胺类抗生素如青霉素类加头孢菌素类，以免诱导细菌产生 β-内酰胺酶。